임산부 운동
Exercising through Your Pregnancy

임산부 운동

Exercising Through Your Pregnancy

[개정2판]

JAMES F. CLAPP, III, M.D.
CATHERINE CRAM, M.S.

영 문 출 판 사

■ **대표 역자**
김우성 임산부 스포츠의학센터 맘스바디케어 대표

■ **공동 역자** (가나다 순)
안용우 미국 Loyola marymount University 스포츠의학과 조교수
이고은 리셋재활의학과의원 대표원장
장은욱 인하대학교 스포츠과학과 교수
전형필 동아대학교 체육학과/스포츠의학 대학원 부교수

EXERCISING THROUGH YOUR PREGNANCY

임산부 운동 개정2판

2021년 11월 10일 초판 인쇄
2021년 11월 17일 초판 발행

지 은 이 : James F. Clapp III and Catherine Cram
옮 긴 이 : 김 우 성 외
발 행 인 : 박 병 조
발 행 처 : 도서출판 영문출판사
등 록 : 1987년 12월 21일 제2-419호
주 소 : 서울시 강남구 삼성동 69-1
전 화 : (02) 514-5590, 776-5590
팩 스 : (02) 756-8943
E-mail : yeongmunsa@empal.com
홈페이지 : www.ymsbook.net
정 가 : 30,000원
ISBN 978-89-7224-515-5 93510

※ 파본은 교환해 드립니다.

역자 소개

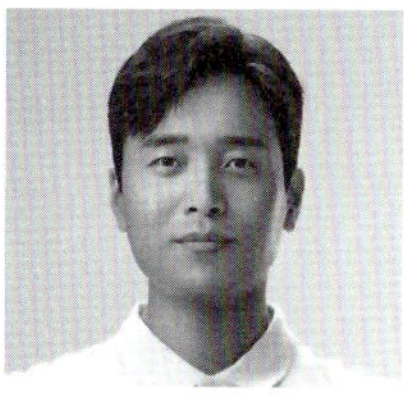

김우성(대표 역자)

현) 임산부 스포츠의학센터 맘스바디케어 대표
- 경희대학교 스포츠의학 전공
- 경희대학교, 단국대학교 초빙강사
- 임산부 운동 처방사 PEC

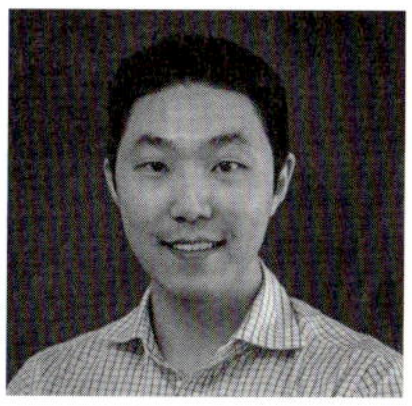

안용우

현) 미국 Loyola Marymount University 스포츠 의학과 조교수
전) 미국 New Mexico State University 조교수
- 델라웨어주립대 신경역학 박사
- 미국 선수트레이너 협회(NATA) 및 미국스포츠의학회(ACSM) 소속

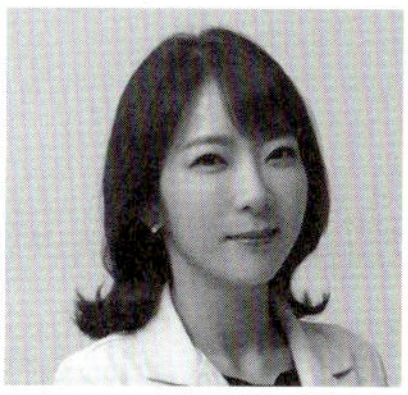

이고은

- 현) 리셋재활의학과의원 대표 원장
- 이파마스터 산전·산후 필라테스 교수
- 재활의학과 의학석사

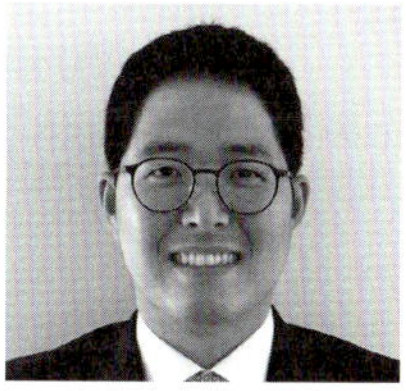

장은욱

- 현) 인하대학교 스포츠과학과 교수
- 오레곤 주립대학교 운동과학(신경역학) 박사
- 전) 서울 삼성썬더스 프로농구단 트레이너

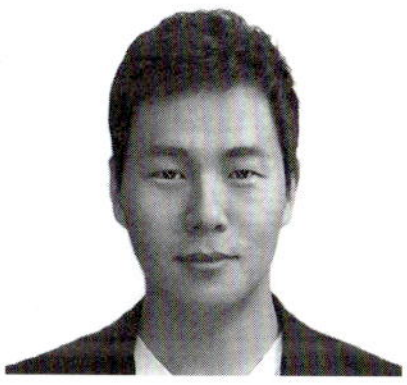

전형필

현) 동아대학교 체육학과/스포츠의학 대학원 부교수
전) 미국 아이다호 주립 대학교(University of Idaho) 선수트레이닝 대학원 조교수
전) 미국 마이애미 대학교(University of Miami, FL) 스포츠의학 박사

목 차

Contents

소개
Introduction

제임스 클랩 박사의 저서인 *'임산부 운동'*의 두 번째 버전에 기여한 것은 큰 영광이다. 운동생리학자인 나는 임산부와 산후 여성과 함께 일하면서 경력의 많은 부분을 보냈으며 제임스 클랩 박사의 책은 나의 가장 소중한 자원이 되었다. 이번 '임산부 운동'의 핵심은 제임스 클랩 박사의 많은 연구 결과를 기반으로 했으며, 제임스 클랩 박사의 연구는 태아 운동으로 인한 임산부 및 태아 혜택에 대한 이해를 발전시키는 길을 열었다.

'임산부 운동' 두 번째 개정판을 통해 최신 의학 기반의 임산부 운동 정보 및 지침을 제공하였으며 관련 운동을 업데이트 하게 되어 기쁘게 생각한다. 이 책의 개정된 정보 중 10장에서 임산부 건강 가이드 라인과 근력 및 유연성 훈련을 위한 운동 사진을 제공하는 새로운 섹션을 찾을 수 있다. 또한 자료 목록이 업데이트 되었으며 참고 자료 섹션에는 모성 체력 분야의 최신 연구가 포함되어 있다.

이 책이 임신 및 산후 회복 시 도움이 되길 바라며 임산부 운동이 제공할 수 있는 많은 혜택을 누리길 바란다.

Catherine Cram, M.S.

역자서문

Translator Preface

나는 남자임에도 불구하고 임산부를 지도하고 임산부스포츠의학센터를 운영하게 된 특별한 계기가 있었다.

약 11년 전 근무하던 피트니스센터에 임산부가 운동을 하러 왔었는데 임산부에 대해서 아는 것이 별로 없었기 때문에 상담도 제대로 할수 없었고 운동지도도 스트레칭만 조금 시켜드릴 뿐 할 수 있는 것이 거의 없었다. 임산부라는 대상을 만나 얼마나 초라하고 작아졌던지 그날의 기억이 아직도 너무 생생하다.

집에 돌아와 운동처방 관련 서적을 전부 뒤져보고 온라인 정보도 검색해 보았다. 체계적으로 공부할 수 있는 자료도 없었고 가르쳐주는 사설교육기관이나 학부, 대학원 수업 등도 국내에서는 찾아볼 수 없었다. 이런 사실이 나에게는 상당한 충격이었고 운동전문가임에도 불구하고 임산부에 대해 무지하다는 것도 충격적이었다.

여성에게 '임신 출산' 시기는 매우 중요하다.

임신 출산 과정을 통해 급격한 신체적 변화와 심리적 변화를 겪게되고 변화는 위기를 동반하기도 한다. 따라서 이 시기에 나타나는 이러한 변화를 잘 지나갈 수 있도록 많은 전문가의 노력이 필요하다.

다행히도 최근 들어 많은 산부인과 전문의들은 임산부가 합병증이 없거나 금기사항에 해당하지 않는다면, 다시말해 건강한 임산부라면 운동을 권장하고 있다. 그런데 그 방법이나 강도가 명확하지 않은 것이 사실이다. 그리고 대부분의 임산부들은 운동을 하지 않는다. 임신 중 운동을 꾸준히 하고 있는 임산부는 10명 중 1명밖에 안 된다는 기사를 본 기억이 난다.

역자서문

이 책을 통해서 적어도 두 가지의 변화를 기대할 수 있을 것 같다.

첫째는 임산부를 지도하는 운동전문가들에게 안전하고 올바른 가이드가 되어 줄 것이 분명하다. 내가 11년 전 임산부를 만났을 때와 같은 미숙함은 이 책 한 권을 읽게 되면 모두 사라지게 될 것이다.

둘째는 임산부의 운동에 대한 인식 개선을 기대할 수 있을 것 같다. 책의 초반에 기술되어 있는 임산부 운동이 임산부 본인과 태아에게 어떤 영향을 주는지에 대한 연구들은 너무나 흥미롭고 임산부 운동의 필요성에 대한 백마디 말보다 훌륭하다.

제임스클랩 교수의 '임산부 운동' 책은 임산부 운동에 대해서 하나하나 점으로 공부한 내용을 선이나 면으로 바라볼 수 있게 해주는 굉장히 체계적이고 탄탄한 책이다.

지금까지 본 임산부 운동 관련 교재 중 가장 통합적인 내용을 다루고 있는 것 같아 임산부 본인뿐 아니라 요가강사, 필라테스강사, 트레이너 등, 모든 영역의 임산부 운동지도자에게 좋은 도서임에 틀림없다.

국내 임산부 운동 관련 서적이 많지 않아 아쉬움이 많았는데 매우 좋은 책을 대표역자로 번역할 수 있게 되어 개인적으로 매우 기쁘게 생각하며 많은 임산부와 임산부를 지도하는 운동전문가에게 읽혀지길 바란다.

임산부스포츠의학센터 맘스바디케어 대표

김 우 성

1 운동이 임신에 미치는 영향
How Exercise Affects Pregnancy

나는 약 30년 전 임신 중 운동이 미치는 영향에 대해 관심이 생겼었다. 많은 여성들이 임신 중에도 운동을 계속하는 것을 선택했기 때문이다. 그러나 우리는 임신 중 운동이 태아나 여성에게 미치는 영향에 대해 거의 알지 못했다. 그 당시에는 두 학파가 있었다. 대부분의 의료 서비스 제공자를 포함하는 보수적인 학파는 임신 중 운동이 잠재적으로 해로울 수 있다고 생각했기 때문에 임산부의 건강을 위해 제한적이고 신중한 운동 방법을 권장했다. 이 접근법은 여러가지 모성 생활 방식 요소가 임신 결과를 손상시킬 수 있다는 사실과 운동을 포함한 몇 가지 생리학적 변화가 잠재적으로 임신에 해를 끼칠 수 있다는 지식에서 비롯되었다.

이와 다르게 자유로운 학파는 임신 기간 동안 정기적으로 운동을 한 젊은 여성들로 대표되었다. 이 여성들은 임신 중 격렬한 신체 활동이 정상일뿐만 아니라 도움이 된다고 느꼈고 임신 과정과 최종 결과를 개선하기 위해 건강한 여성에게 권장했다. 이 견해는 역사적 관점과 케이스 또는 개인적인 경험에서 비롯되었다.

이러한 양극화된 견해는 두 가지 일을 했다. 첫째, 그들은 활동적인 여성들, 그들의 의료 제공자, 그리고 종종 그들의 친구와 가족들 사이에 갈등을 일으켰다. 둘째, 그들은 임신 중 운동의 효과를 연구하기 위해 많은 다른 그룹을 자극했다.

연구 시작 Beginning the Research

이론적 우려가 많고 사실에 대한 지식이 거의 없었으며 임신 중에 격렬하게 운동하는 여성이 늘어나고 있었기 때문에 임신 기간 동안 운동을 유지 한 베테랑 여성 달리기 선수 및 에어로빅 댄스 강사를 연구해야 할 때라고 결정했다. 이 여성들에 대한 연구를 통해서 고강도(최대 능력의 65–90%) 체중 부하 운동을 빈도(주당 5회 이상), 장시간(30분에서 90분) 하는 운동이 어떤 영향을 미쳤는지 확인할 수 있었다. 임신 과정과 결과에 우리의 초기 연구는 처음에 중요한 것을 놓치는 것을 피하기 위해 많은 요인에 대한 객관적인 측정을 포함하도록 설계되었다.

연구 분석 Analyzing the Research

이러한 연구는 모든 관련자들에게 엄청난 시간과 노력이 필요했지만 금방 성과를 거두었다. 이 여성들 중 처음 10명의 정보를 분석하기 시작했을 때 우리는 놀라고 흥분됐다. 임신으로 인해 이 여성들은 규칙적인 운동 습관에 대한 신체 반응이 바뀌었다. 임신 초기에 휴식 시와 운동 중에 심박 수가 갑자기 높이 상승되었다. 이 반응은 너무 일찍 그리고 역동적이어서 몇몇 여성들을 놀라게 했지만, 이전에는 인식할 수 없었던 건강한 임신의 징후로 판명되었다.

임신 후반기에 이 여성들의 운동 중 심박 수는 다시 떨어졌다. 임신 후기에는 작업량이 같거나 더 높더라도 임신 전 기록된 수준까지 운동 심박 수를 조절하기가 어려웠다. 운동 중 필요한 에너지도 감소하여 신진 대사 효율이 향상되었음을 나타낸다. 마지막으로, 임신 중에는 운동 중과 운동 후에 혈당 수치가 떨어졌는데 이는 임신 전과는 정반대였다.

이러한 예상치 못한 극적인 변화는 운동이 임신 과정과 결과에 미치는 영향을 이해하는 것이 간단할 수 있다는 것을 의미했기 때문에 흥분되었다. 임신 호르몬 신호에 의해 유발된 많은 기능적 변화가 태아를 보호할 수 있는 방식으로 운동 반응의 다양한 측면을 수정한 것처럼 보였다.

또한 운동으로 인한 심혈관 및 대사 훈련 효과가 임신의 기능적 변화를 보호하는 방식으로 향상시키는 것으로 나타났다. 이 정보는 작은 것 같지만 건강하고 활동적인 여성이 임신 기간 동안 운동을 하는 것이 해를 끼치지 않고 이러한 수준을 유지할 수 있음을 최종적으로 확인하는 실험을 설계하는 데 도움이 되었다.

그 후 몇 년 동안 우리는 임신으로 인한 변화와 운동으로 인한 변화 사이의 상호 작용에 대한 이해를 높이기 위해 많은 실험을 수행했다.

운동이 임신에 미치는 영향에 대한 이해
Understanding How Exercise Affects Pregnancy

결국, 우리는 몇 가지 중요한 요소를 확인하여 규칙적이고, 반복적이고, 지속적이며, 중간 정도에서 고강도의 체중 부하 운동이 엄마와 아기의 임신 과정과 결과에 미치는 영향을 이해하게 되었다(빈도는 운동은 주당 3회 이상, 세션당 20분 이상 운동하는 것으로 고려되었다.). 그 결과 임산부를 위한 개별 운동 프로그램을 설계할 때 지침으로 사용할 몇 가지 합리적인 원칙을 개발할 수 있었다.

실제로 규칙적인 운동과 임신 사이의 생리학적 상호 작용의 기본 원리를 이해하면 임신을 고려 중이거나 이미 임신한 건강한 여성을 위한 적절하고 개별화된 운동 요법을 쉽게 설계할 수 있다. 이 장의 나머지 부분은 그 목표를 향해 시작하도록 설계되었다.

심장 및 순환계가 임신에 적응하는 방법
How the Heart and Circulatory System Adapts to Pregnancy

임신은 여성의 심장 및 혈액 순환 기능에 여러 단계에서 여러 방식으로 영향을 미친다. 이러한 변화는 배아, 태아 및 태반의 호르몬 신호에 의해 나타나게 된다. 임신 중에는 전체 순환계가 극적으로 변화하여 여성의 신체 요구와 성장하는 아이의 요구 증가를 지원한다.

불행히도, 이러한 변화는 또한 현기증, 메스꺼움, 믿기 힘든 피로, 변비, 부종, 빈번한 배뇨 등과 같은 임신의 많은 불편한 증상을 유발한다.

이러한 적응은 실제로 수정란이 자궁벽에 착상할 때 또는 그 무렵에 매우 일찍 시작

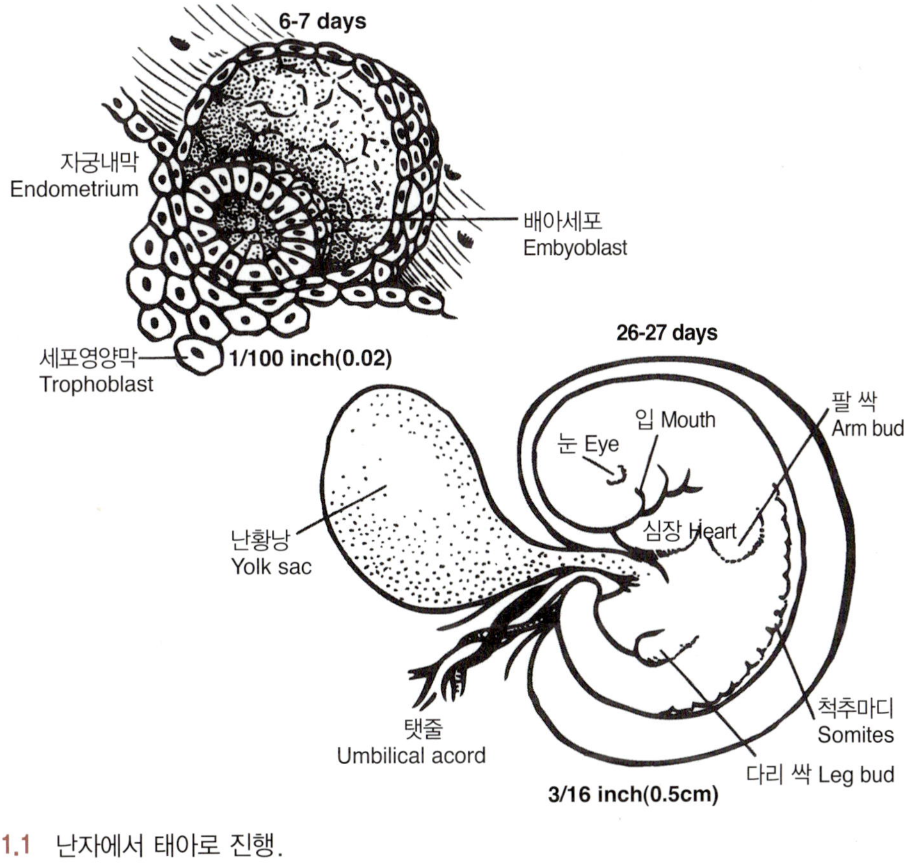

그림 1.1 난자에서 태아로 진행.

된다. 태반이 될 세포의 바깥 쪽 가장자리는 호르몬 신호를 방출하여 변화를 시작하여 여성의 혈관에 있는 대부분의 근육 세포에서 이완을 시작한다. 그 결과 전체 순환계(심장, 동맥 및 정맥)의 탄력과 부피가 거의 하룻밤 사이에 증가한다.

이것은 큰 문제를 일으킨다. 갑자기 혈액을 순환시켜서 채울만큼 충분하지 않다. 심장으로 돌아가는 혈액의 양과 심장에 있는 혈액의 양, 심장이 내보내는 혈액의 양이 감소한다. 그 결과, 특히 임산부가 일어설 때 혈압이 떨어진다. 심장의 혈액량 변화와 저혈압 등 신체는 혈관계가 *부족하다는* 것을 감지한다. 이에 대한 반응으로 심장과 부신에서 여러 호르몬이 방출되어 신체는 신장으로부터 염분과 물의 배출을 감소시킨다. 남아있는 여분의 염분과 물은 혈관계의 혈장 양을 빠르게 확장하여 부족한 문제를 해결하고 더 많은 양을 펌핑(심장 출력)하여 더 많은 혈액이 심장으로 되돌아가도록 허용하여 동맥압과 장기들로 가는 혈류를 개선한다. 결국, 초기 호르몬 신호에 대한 반응은 심장 부피(1회 박출량과 심방, 심실의 사이즈 증가)의 평균 15~20% 증가를 초래한다. 혈액량과 심장 박출량은 모두 약 40% 증가한다.

그러나 이 모든 작업에는 시간이 걸린다. 그 동안 여성은 다음과 같은 혈액부족의 모든 증상을 경험할 수 있다.

- 갑작스러운 피로감 변화
- 증가한 심박 수
- 메스꺼움
- 창백함
- 발한
- 현기증, 특히 빨리 일어나거나 서 있을 때

처음에는 이러한 증상이 무섭지만 혈액량이 늘어나면 점진적으로 감소하고 일반적으로 4개월이 지나면 사라진다.

임신에 대한 최종 순환기 적응은 운동을 포함한 다양한 스트레스에 대한 반응으로 스트레스 호르몬인 에피네프린과 노르에피네프린의 반응이 무뎌진다. 이러한 호르몬 및 유사 약물에 대한 혈관의 반응도 감소한다.

이러한 적응은 결국 높은 저항성, 평균 혈류량, 정상 혈류 속도를 낮은 저항, 높은 혈류량, 빠른 혈류속도로 전환한다. 이는 엄마의 체내에서 태아의 성장과 발달을 유지하는 데 필요한 것이다. 심장에서 펌핑하는 혈액량의 증가가 발생하는 혈관의 이완 및 확장 정도와 일치할 만큼 충분히 크지 않기 때문에 동맥의 압력은 상대적으로 낮다. 혈관 이완 및 확장은 피부, 신장 및 생식 조직에 공급하는 혈관에서 가장 두드러진다. 그 결과, 이용 가능한 추가 혈액의 많은 부분이 이러한 조직으로 이동하고, 그 혈액 흐름은 임신 전보다 극적으로 (2~20배) 증가한다.

이러한 혈류의 국소적 변화는 태아를 보호하지만 임산부에게 몇 가지 불편한 증상을 유발한다. 예를 들어, 피부 혈류의 증가는 피부 온도를 상승시킨다. 이렇게 하면 여성

> 운동은 혈액량, 심실 부피, 최대 심장 박출량, 혈관 성장, 열 발산 능력,
> 조직으로의 산소 및 영양분 전달을 증가시킨다.

이 열을 발산하는 능력이 향상되지만 따뜻하게 느끼고 홍조가 나타난다(특히, 손바닥과 얼굴). 신장 혈류의 증가는 배설물 제거를 개선하여 신장이 태아의 성장과 관련된 대사성 노폐물의 증가된 부하를 처리할 수 있도록 한다. 그러나 이는 또한 커지는 자궁의 압력과 함께 소변량을 증가시켜 빈번한 배뇨를 자극한다(달리기에게는 주된 문제). 마지막으로 생식 조직으로의 증가된 흐름은 산소와 영양소의 적절한 전달을 보장한다. 태반과 아기는 발달하지만, 이것은 또한 복부의 무거움과 골반의 불편감을 느끼게 한다.

심장 및 순환계가 운동에 적응하는 방법
How the Heart and Circulatory System Adapts to Exercise

운동에 대한 순환계의 적응을 확인한 많은 고전적 연구가 1960년대 말과 1970년대 초에 수행되었다. 그들은 규칙적이고 격렬한 운동 훈련이 혈액량, 심실의 크기, 매번의 심박동으로 펌핑되는 혈액량 및 달성할 수 있는 최대 심박출량을 증가시킨다는 것을 분명히 보여주었다. 또한 골격근내의 혈관 밀도 성장성도 증가했고 에너지를 생성하는 근육 세포 내부의 물질들도 증가시킨다.

또한 땀을 흘리는 능력을 높이고 피부 혈류를 증가시키는 데 필요한 체온을 낮춤으로써 개인의 열 발산 능력을 향상시킨다. 이러한 변화는 여러면에서 심혈관 능력, 운동 능력 및 효율성을 향상시킨다. 예를 들어, 운동 중에 혈류를 내부 장기에서 근육으로 이동해야 하는 필요성이 감소하고, 신체적 행동에 대한 심박 수, 혈압 및 열 반응이 감소한다. 이러한 적응 중 다섯 가지가 임신호르몬에 의해 유도된다는 것을 알고 있다.

- 혈액 순환의 양
- 피부 혈류 반응

- 심실의 크기
- 박동마다 펌핑되는 혈액의 양
- 조직으로의 산소 전달

상호적인 효과 Interactive Effects

이미 짐작 했겠지만 규칙적인 체중부하 운동으로 인한 변화는 실제로 임신으로 인한 변화를 보강해 준다. 확실히, 휴식 중인 정상 임산부의 순환 상태는 훈련된 비임신 여성의 운동 중 순환 상태와 많은 유사점을 가지고 있다(볼륨 확장, 과도한 운동성, 조직으로의 혈류량 증가 등).

더욱이, 건강한 여성이 임신 중에 운동을 계속 지속할 때 임신에 대한 심혈관 적응이 기존의 운동에 대한 적응에 가중된다는 것은 놀라운 일이 아니다. 상호 작용의 결과는 최소한 운동하지 않는 여성에 비해 가산적이다. 예를 들어, 임신 중 정기적으로 운동하는 여성의 혈장 용적, 적혈구 용적 및 총 혈액 용적은 운동을 하지 않고 앉아있는 여성보다 최소 10~15% 더 높다. 이것은 임신 중에 규칙적으로 운동하는 여성이 더 많은 순환 예비력을 가지고 있음을 의미하며, 이는 예상할 수 있는 것(운동, 일) 및 예상치 못한 것에 대한(출혈, 외상, 마취 등) 순환 스트레스를 모두 처리하는 능력을 향상시킨다.

> 임신에 대한 혈관 적응과 운동에 대한 효과를 결합하면
> 그 효과는 적어도 가산적이다.

마찬가지로 활동적인 여성이 임신했을 경우, 운동으로 인한 좌심실 용적의 증가를 향상시킨다. 그 결과, 심장에서 뛰는 혈액의 양이 건강하지만 주로 앉아서 지내는 습관의 임산부보다 30~50% 더 크다.

운동의 순환 요구와 임신의 순환 요구 사이의 유일한 잠재적 충돌은 혈액이 어디로 가는지이다. 운동하는 동안 심장, 근육, 피부, 부신에 공급되며 신장, 위장 및 생식 기관으로의 흐름이 감소한다. 임신 중에는 다른 구조로의 혈류 속도를 크게 바꾸지 않고 생식 조직, 신장 및 피부에 공급한다. 안전의 관점에서 볼 때, 문제는 운동, 임산부의 심혈관 적응이 운동할 때 근육과 태아에 적절한 혈류와 산소 전달을 동시에 유지하기에 충분한지 여부이다. 이후 장에서 논의하겠지만, 최근 데이터는 대부분의 상황에서 긍정적임을 나타낸다.

임신 중 운동 심박 수 분석

Interpreting Exercise Heart Rates during Pregnancy

임신 중 운동 강도 모니터링의 가장 혼란스러운 측면 중 하나는 심박 수 반응을 지침으로 사용할지 여부이다. 임신 전에 규칙적으로 운동하는 여성은 종종 운동에 대한 심박 수 반응을 훈련 강도 지침으로 사용한다. 위험 없이 운동을 통해 합리적인 훈련 효과를 달성하고 있는지 확인하기 위해 이 여성들은 목표 심박 수 범위를 결정하고 이 범위에서 심박 수를 유지하기 위해 노력할 수 있다. 그들은 차트에서 목표 심박 수 범위를 결정하거나 최대 심박 수의 70~85% 범위로 계산한다.

운동을 하는 여성은 임신 중에 운동에 대한 심박 수 반응이 변한다는 것을 빠르게 알아차리고 그 이유를 궁금해한다. 종종 나는 여성들이 심박 수에 관해 묻는 질문이 조심스러운 우려를 표현하고 일반적으로 안전, 건강 또는 운동 문제를 간접적으로 다루는 것을 발견했다. 예를 들어, “유산소 운동을 하면 왜 심박 수가 180을 넘나요?”라는 질문은 “아기한테 나의 심박 수를 그렇게 높게 높여도 안전합니까?”의 의미다.

대부분의 다른 질문뿐 아니라 이러한 질문에 대한 답은 다음과 같다. 그림 1.2는 심박 수가 임신 기간 동안 얼마나 열심히 일하고 있는지를 정확히 예측할 수 없고 따라서 안전, 건강 또는 운동에 대한 신뢰할 수 있는 척도가 아닌 이유를 자세히 설명한다. 사실, 자신의 심박 수와 임신 전 운동에 대한 반응에 대해 많이 알지 못하는 임산부라면 이를 모니터링

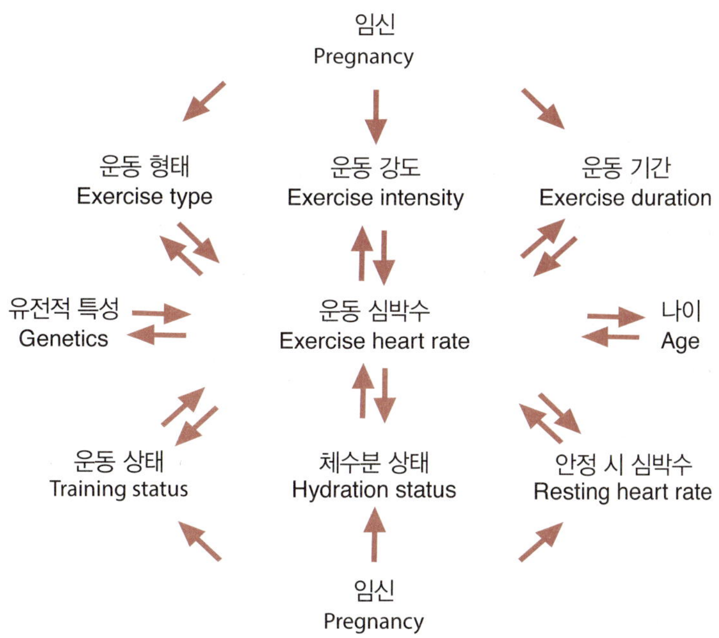

그림 1.2 난자에서 태아로 진행.

하지 않는 것이 더 나을 것이다.

실제로, Borg의 Rating of Perceived Exertion(RPE): '운동자각도' 척도를 사용하여 자신이 얼마나 열심히 일(운동)하고 있는지에 대한 임산부가 느끼는 운동강도(운동자각도)는 심박 수보다 운동 강도의 훨씬 더 나은 지표일 수 있다. 보그 척도(RPE)를 통해 개인은 자신이 일(운동)하고 있다고 느끼는 정도를 수치로 평가할 수 있으며, 아마도 임신 중 운동 강도를 모니터링하는 가장 좋은 방법일 것이다. Borg RPE 척도를 사용하는 방법은 2장에서 설명하겠다.

임신 여부에 관계없이 운동 중 심박 수 반응에만 의존하는 것이 운동 강도를 결정하는 가장 안전하거나 가장 적절한 방법이 아닌 몇 가지 이유가 있다. 모든 개인의 운동 강도와 심박 수 반응 사이에는 선형 관계가 있지만 안정 시 심박 수, 심박 수 반응 기울기, 최대 심박 수, 환경 요인 및 측정 기술은 개인마다 다르다. 심박 수 반응에만 의존해서는 안 되는 몇 가지 이유는 다음과 같다.

- 여성의 유전적 구성은 중등도에서 고강도 운동을 하는 동안 심박 수에 분당 15~30회의 차이를 일으킬 수 있다. 따라서 안정 시 심박 수가 낮은 사람은 모든 운동 강도에서 심박 수가 낮고 그 반대의 경우도 마찬가지이다.
- 20세의 운동목표 심박 수는 같은 운동 강도에서 35세의 경우보다 쉽게 분당 10~20회 더 높을 수 있다.
- 규칙적으로 훈련하는 사람(과훈련을 하지 않은 경우 제외)은 그렇지 않은 사람보다 동일한 작업량에서 더 낮은 심박 수를 보인다.
- 개인이 수분을 충분히 섭취하면 운동 심박 수는 수분 섭취량이 적을 때보다 낮고 운동 후반기에 혈장량이 정상적으로 감소하면 처음보다 심박 수가 높아진다 (이것은 장거리 달리기 선수들 사이에서 *크립*이라고 부른다).
- 운동에 대한 심박 수 반응의 크기는 운동에 따라 다르다. 체중 부하 활동(자전거 타기 또는 수영과 달리기) 및 개인이 운동에서 더 많은 총 근육량을 사용하거나 팔을 격렬하게 사용할 때(크로스컨트리 스키 또는 에어로빅, 달리기) 더 커진다.

휴식 및 운동 시 심박 수는 식사상태, 불안, 수면 부족 등과 관련하여 하루 중 시간에 따라 다르다.

심박 수에 대한 임신의 중첩된 영향은 임신 기간에 따라 달라지므로 심박 수 반응을 모니터링하는 것이 훨씬 더 혼란스럽다. 혈관이 이완되고 확장되고 혈액량이 아직 채워지지 않은 임신 초기에는 안정 시 심박 수가 증가한다. 심장이 박동할 때마다 정상적인 양의 혈액

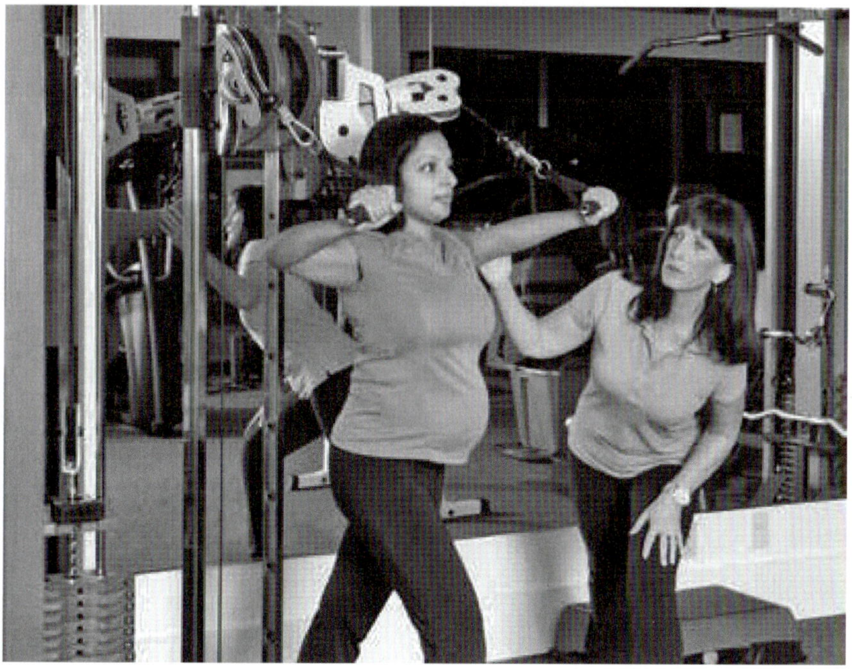

그림 1.3 임신이 진행됨에 따라 편안함을 위해 운동을 수정해야 할 수도 있다.

을 순환계통에 공급할 수 있는 양이 충분하지 않기 때문에 평소 강도로 운동하는 심박 수는 매우 높을 것이다. 따라서 심장은 운동하는 근육에 같은 양의 혈액을 공급하기 위해 더 자주 뛰어야 한다. 누군가가 체액이 너무 부족할 때 일어나는 것과 같은 일이다. 이런 임신 효과는 너무 일반적이고 규칙적으로 운동하는 여성은 평소보다 힘들지 않지만, 갑자기 운동 심박 수가 높게 치솟는 것을 보고 종종 임신을 알게된다.

임신이 진행됨에 따라, 확장된 동맥과 정맥을 채우기 위해서 혈액량이 급격히 증가하고, 심장이 매번 박동할 때 박출되는 양 또한 증가한다. 하지만, 휴식 시 심박출량이 상승하기 때문에 안정 시 심박 수는 떨어지지 않지만, 운동 심박 수는 점차적으로 떨어진다. 임신 중반까지 심박 수와 운동 강도의 관계는 일반적으로 임신 전과 유사하다. 임신 후기에는 규칙적인 운동과 임신의 복합적인 효과가 혈액량을 더욱 확장시키는 것으로 보인다. 이러한 변화는

> 임신 초기부터 프로게스테론의 증가는 호흡을 자극하여 아기에게 산소 전달을 개선시킨다. 또한 여성이 숨이 가쁘게 느껴지지만 폐 기능은 정상으로 유지된다.

아마도 운동 중에 심장이 매번 뛸 때마다 혈액의 양을 증가시킬 것이다. 왜냐하면 임신 마지막 10주 동안 많은 건강한 여성이 매우 많은 활동을 하지 않으면 자신이 생각하는 만큼의 심박

수를 얻을 수 없기 때문이다.

운동 시 목표심박 수를 정하는 것과 임신은 운동 상태에 영향을 미치는 변수로 포함된다. 예를 들어, 달리기에서 유산소 운동으로(걷기) 변경하면 목표 심박 수가 증가해야 하고 달리기에서 수영으로 변경하면 목표 심박 수가 감소해야 한다. 그리고 각 운동 지속 시간(세션이 길수록 목표 심박 수는 더 높아야 함)과 임산부 본인이 느끼는 운동강도(일반 심박수에서 더 쉽게 느껴지기 시작하면 목표 심박 수는 다음과 같아야 한다. 예전처럼 느껴질 때까지 증가) 역시 운동상태에 영향을 미치는 변수이다.

따라서 임신 중 운동 요법의 안전성, 건강 효과 및 운동 효과를 평가하기 위한 지침으로 표준 목표 심박 수 공식(예; 연령 예측 최대 심박 수의 70~85%)을 사용할 수 있다고 가정하는 것은 부족함이 있어 보인다. 임신 중 운동 심박 수는 지속적으로 모니터링하고 임신 맥락에서 해석하고 운동 강도와 생리적 효과(느낌, 산소 소모량, 태아 심박 수 반응, 피로감 등등)를 반영하는 일련의 측정값과 비교할 때에 가치가 있다.

이제 내가 왜 "그것은 상황에 따라 다르다"고 말했는지 알 것이다. 임신 초기에 고강도 유산소 운동을 하는 동안 180 이상의 심박 수는 대부분의 여성에게 정상이지만 임신 후기의 운동을 많이 한 건강한 여성에게는 비정상적이다. 마찬가지로, 일주일에 5~7시간 운동하는 건강한 여성이 최대 능력의 70%를 초과하여 운동할 때 임신 후기에 130~140의 운동 심박 수는 드문 일이 아니다. 요약하면, 나이나 임신 단계에 관계없이 임산부가 운동 전, 운동 중, 운동 후에 느끼는 감정은 심박 수보다 건강, 안전 및 운동의 질에 대한 더 나은 지표인 것으로 보인다.

폐와 태반에서의 가스교환 Lung and Placental Gas Transport

임신은 산모와 아기의 조직으로의 산소 전달을 개선하는 폐 기능에 여러 가지 영향을 미친다. 또한 자궁벽에 새로운 장기(태반)가 발달하여 엄마와 아기 사이의 산소와 이산화탄소 전달 효율을 극대화하도록 구조적으로 설계되었다. 이와 대조적으로 운동은 폐 자체에 직접적인 영향을 미치지는 않지만 호흡에 사용되는 근육을 강화함으로써 간접적으로 작용하여 분당 최대 환기량을 약간 증가시킨다. 또한 몸 전체의 조직이 산소를 효율적으로 얻고 사용하는 능력을 향상시킨다.

임신에 대한 적응 Adaptations to Pregnancy

폐 기능의 대부분은 임신으로 개선된다. 각각의 호흡 때마다 호흡의 깊이가 증가하기 때문에 안정 시 호흡의 양은 비임신기에 비해서 40~50% 이상 증가한다. 이러한 증가는 프로게스테론 수치가 높아진 결과이며, 이는 이산화탄소에 대한 뇌의 호흡 중추의 민감도를

증가시켜 *과호흡*을 시작한다. 이것은 종종 휴식 시나 가벼운 운동 중에 숨이 가쁜 느낌을 줄

> 운동은 폐 기능을 향상시키지 않지만 미세 순환 및 세포 수준에서
> 가스 전달 및 산소 가용성 및 사용을 향상시킨다.

수 있지만, 가스 교환이 일어나는 폐의 작은 기낭에서 산소 장력을 증가시키고 이산화탄소의 장력을 감소시키는 과정에서 발생하는 것이다. 이러한 가스 장력의 변화는 압력 변화를 만들어 폐에서 산소를 흡수하고 엄마와 아기의 혈액과 조직에서 이산화탄소를 제거하는 효율성을 향상시킨다. 모든 임산부는 심호흡 능력이 감소할 것이라고 생각하지만, 임신 중 흉곽의 높이와 확장은 실제로 개선된다. 최대 호흡 능력은 임신 전 수준 이상으로 유지된다.

임신으로 생긴 특별한 기관인 태반은 많은 기능을 가지고 있다. 그 중 하나는 *태아의 폐* 역할을 하는 것이다. 이와 같이 태반은 산모와 태아 사이에 산소와 이산화탄소의 운반을

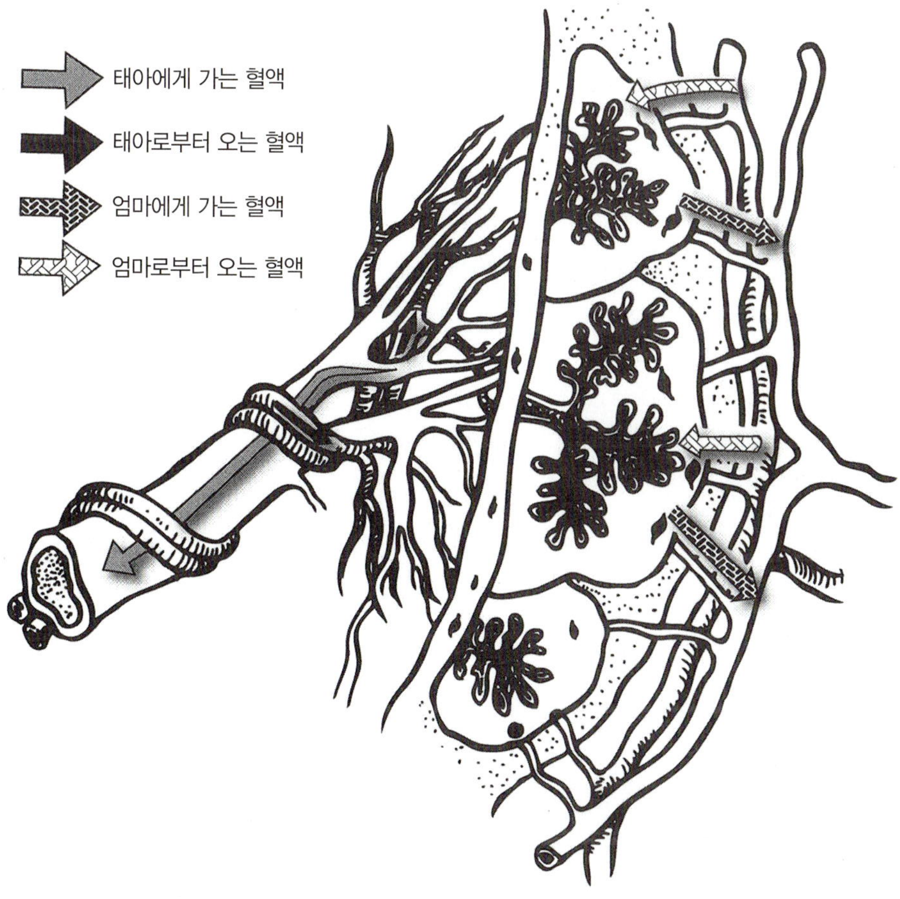

그림 1.4 태반의 혈류 기능.

유지하는 역할을 한다. 폐와 마찬가지로 스트레스가 많은 상황에서 태아에 대한 산소 전달을 유지하는 다양한 메커니즘을 가지고 있다. 이것은 산소 전달의 효율성을 향상시키는 혈관-융합막이라고 불리는 극도로 얇은 영역을 포함하는 크고 혈관이 많은 표면을 가지고 있어서 그렇다. 태반으로의 자궁 혈액의 흐르는 정도가 최대 50% 떨어질 때도 혈액 흐름은 높게 유지하고 두 순환 내의 혈관의 배열과 혈액 흐름의 방향들이 혈액 내 산소의 순환을 유지한다 (그림 1.4).

산모 및 태아 적혈구의 헤모글로빈 유형의 차이와 산모 및 태아 혈액의 산성도 또한 산소 전달을 훨씬 더 효율적으로 만든다. 이러한 기능적 적응에 대한 운동의 미묘한 영향은 태아의 산소 가용성을 제한하거나 향상시킬 수 있다.

운동에 대한 적응 Adaptations to Exercise

격한 운동 중 폐 내부의 혈류 분포의 변화는 가스 교환의 효율성을 향상시킨다. 그러나 우리는 규칙적인 운동이나 훈련에 대한 반응으로 호흡과 폐 기능의 대부분의 측면에서 장기적인 변화를 보지 못한다. 조직 및 세포 수준에서 규칙적인 운동의 혈관 및 대사 효과는 운동 중에 근육 세포로 산소를 운반하는 신체의 능력을 향상시킨다.

운동은 또한 세포가 그 산소를 사용하여 운동을 수행하는 능력을 향상시킨다. 이것은 근육에서 작은 새 모세혈관의 성장을 자극하여 산소 이동을 향상시켜 혈관과 근육과 혈액 사이의 거리를 줄인다. 이것은 근육 세포에 대한 산소와 영양소의 가용성을 향상시키고 세포가 대사상 노폐물을 더 쉽게 제거할 수 있도록 한다. 운동이 하는 두 번째 일은 세포의 *미토콘드리아* 수를 증가시켜 세포가 영양소로부터 에너지를 훨씬 더 빨리 생산할 수 있도록 하는 것이다.

이 둘의 조합은 근력과 지구력을 향상시킨다. 규칙적인 운동이 호흡기 기능의 장기적인 변화를 유발하지 않는다는 규칙에는 두 가지 예외가 있다. 이는 가스 교환과 폐 기능에 2차적으로 영향을 미치는 근육에 대한 훈련 효과 때문이다. 결과적으로 운동으로 훈련된 개인은 적당한 운동 중, 최대치의 운동

임신기간 동안:

- 정상 체온에 대한 신체의 설정값은 땀에 대한 설정값과 마찬가지로 감소한다. 따라서 임산부는 과도한 열을 발산하기 위해 더 쉽게 땀을 흘린다.
- 호르몬은 혈관 확장을 증가시켜 피부로의 혈류를 증가시켜 신체가 피부를 통해 열을 발산할 수 있도록 한다. 혈액량의 증가로 높은 수준에서 피부 혈류를 유지한다.
- 임산부가 숨쉬는 공기의 양이 40~50% 증가하면 호기를 통해 열을 제거하는 능력이 향상되고 체중이 증가하면 열을 발생하는 조직의 양도 증가한다.

운동:

- 혈액량을 증가시켜 피부 혈류를 개선하여 열 발산을 돕는다.
- 피부의 혈관 확장과 발한에 대한 핵심 온도 임계값을 낮춘다.

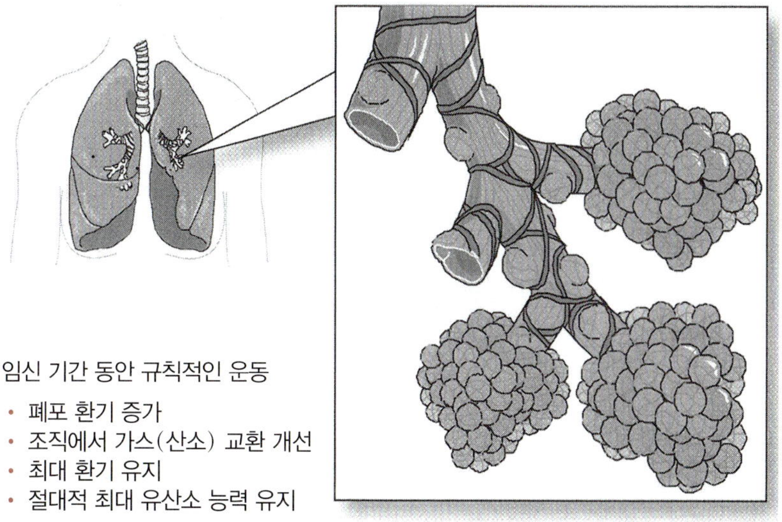

그림 1.5 임신과 운동에 대한 폐의 적응

중 동일한 양의 산소를 얻기 위해 더 적은 호흡을 하며 최대 호흡능력은 증가한다.

상호적인 효과 Interactive Effects

일반적인 의견과는 달리, 임신은 건강하고 운동을 하는 여성의 운동 중 폐 기능을 손상시키지 않는다. 실제로, 임신으로 인한 폐포 환기 증가로 인해 조직 수준에서 가스 전달이 실제로 개선되어야 한다. 최대 환기 및 절대 최대 유산소 능력은 임신 중에 유지된다. 운동과 임신이 결합되면 최대 유산소 능력이 5~10% 향상된다. 이러한 임신과 *운동 효과*는 출생 후 6개월에서 1년 사이에 가장 뚜렷하게 나타난다. 이것은 아기를 낳은 후 여성들이 국내 및 국제 육상 경기에서 향상된 성적에 대한 일화로 설명할 수 있다. 마찬가지로, 임신 12주차까지 심장과 혈액량이 크게 증가하면 *혈액 도핑*과 같은 효과가 나타난다. 이것은 임신 단계에 있었던 동구권 국가의 몇몇 여성 운동선수들이 1976년 올림픽에 참가했을 때 뛰어났던 경기력을 보면 부분적으로 설명이 가능하다.

임신은 폐 기능을 제한하지 않으며 임신과 운동 모두 신체 조직이 산소를 흡수하고 활용하는 능력을 향상시킨다.

태아의 관점에서 볼 때 자궁 내 산소 공급에 대한 운동과 임신을 통한 적응의 상호 작용 효과는 가중되고 보호적인 특징을 지닌다.

임신 중 규칙적인 운동:

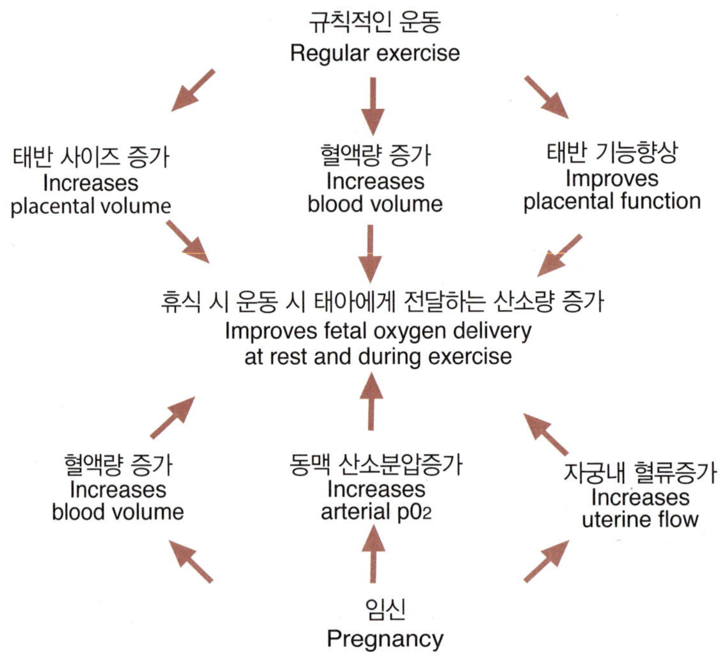

그림 1.6 산소화에 영향을 미치는 요인.

- 폐포 환기 증가 유도
- 조직 수준에서 가스 전달 개선
- 최대 환기 유지
- 절대 최대 유산소 능력을 유지

임신과 운동을 병행하면 출생 후 6개월에서 1년 사이에 V02max가 5~10% 향상될 수 있다.

첫째, 임신 중 규칙적인 운동은 태아를 산소 결핍으로부터 보호하는 데 도움이 되는 태반의 성장과 기능에 긍정적인 영향을 미친다. 임신 초기와 중기 동안 규칙적으로 운동하는 여성의 태반은 건강하지만 규칙적으로 운동하지 않는 여성보다 더 빨리 성장하고 기능이 더 좋다. 이것은 자궁 혈류의 속도에 관계없이 운동을 하지 않는 산모의 아기보다 운동을 하는

과도한 열상승을 조절하는 여성의 능력을 향상시키는 임신과 규칙적인 운동의 효과는 가중되고 더해진다. 결과적으로 규칙적으로 운동하는 여성은 운동을 하지 않는 여성보다 임신 중 더위 스트레스에 더 효과적으로 대처할 수 있다.

산모의 아기에게 더 많은 산소와 영양소가 전달될 수 있음을 의미한다. 대부분의 상황에서 이것은 아마도 중요하지 않을 것이다. 왜냐하면 문제가 있거나 혈류가 크게 감소하지 않는 한(출혈이나 격렬한 운동에서 발생할 수 있는 것처럼), 태반이 아기에게 적절하게 공급할 것이기 때문이다. 그러나 혈류가 낮은 수준으로 떨어지면 운동을 꾸준히 했던 여성의 태반은 태아의 영양과 산소 공급을 유지하는 데 더 나은 역할을 할 수 있다.

둘째, 운동과 임신은 모두 혈액량을 증가시키며, 이 둘을 합치면 효과가 가중되고 더해진다. 혈액량의 이러한 추가 증가는 다음과 같은 방식으로 태아를 보호하고 이점을 준다.

- 운동 및 자궁 혈류 속도를 급격히 감소시킬 수 있는 기타 예상치 못한 사건(출혈, 탈수, 마취 등) 중에 산모가 태반으로 가는 혈류 속도를 더 쉽게 유지하도록 한다.
- 일상 생활의 상황에서 자궁 혈류 속도를 증가시킬 수 있다.
- 마지막으로, 임신 중 증가된 폐포 환기와 환기에 대한 규칙적인 운동의 근육 효과는 산모와 아기 사이의 산소 전달을 향상시킨다.

체온과 땀 Body Temperature and Sweating

임신(성장 과정)과 규칙적인 운동(기계적 활동)은 둘다 산모의 몸이 저장하거나 제거해야 하는 여분의 열을 생성한다. 여성의 몸은 생성된 여분의 열을 제거하는 능력을 향상시켜 두 가지 열적 스트레스에 반응한다. 임신에 수반되는 체중과 신체 조직의 증가는 여성의 열 저장 능력을 향상시킨다. 실제로, 만삭에 임산부는 체온을 높이지 않고도 약 20% 더 많은 열을 생성할 수 있다. 왜냐하면 따뜻하게 유지해야 할 조직이 약 20% 더 있기 때문이다.

임신에 대한 적응 Adaptations to Pregnancy

산모의 체온과 체온 조절의 여러 측면은 임신 중에 극적으로 변한다. 우리는 프로게스테론 수치가 증가하면 여성의 기초 체온(숙면을 취한 후 아침에 일어나기 전에 가장 먼저 측정)이 월경 주기의 마지막 절반만큼 상승한다는 것을 알고 있다. 임신이 계속되면 임신 첫 20주 동안 높은 상태를 유지한다. 따라서 여성이 하루 종일 일어나 있으면 임신 중에 체온이 실제로는 떨어지는 것을 관찰했을 때 우리는 놀랐다. 임산부가 평상시에 운동을 시작하기 직전 10분 동안 서서 휴식을 취한 상태에서 직장 온도를 측정하였다.

임신 초기부터 여성들의 안정 시 체온은 급격히 떨어졌고 나머지 임신 기간 동안 계속해서 떨어졌다. 임신이 진행되면서 떨어졌을 뿐만 아니라 매 10분 동안 조용히 서 있는 동안 점차적으로 떨어졌다. 이것은 우리가 생각했던 것과는 달리 운동으로 인해 발생하는

> 임신은 피부와 폐를 통해 열을 제거하는 능력을 향상시켜
> 태아에게 안좋을 만큼 엄마의 체온이 상승되는 것을 줄인다.

과도한 열을 제거하는 것이 아마도 여성에게 문제가 되지 않을 것이라는 것을 의미했다. 실제로, 이러한 상황에서 산소 소비량을 측정한 결과, 임신 중 적응으로 인해 열을 제거하는 능력이 매우 향상되어 여성이 활동하지 않을 때 체온을 유지하기 위해 열 생산을 늘려야 한다는 것을 알 수 있다.

우리는 두 가지 주요 요인이 신체의 열 발산 능력을 증가시킨다는 것을 발견했다.

- 임신 초기에는 정상 체온에 대한 신체의 설정점이 감소한다. 기초 체온을 측정하는 초기 연구에서 이 발견은 성장하는 태아와 태반에 의해 생성되고 증가된 대사열과 기초 측정이 이루어진 단열 환경(담요 및 야간 의류)으로 인해 모호했을 것이다.
- 임신의 호르몬 환경은 피부 혈류의 현저한 증가를 유도하여 신체 여러 부위의 피부 온도를 화씨 3도에서 10도 사이로 높인다. 임산부의 피부를 분홍색으로 만드는 것은 혈류의 증가로 인해 일부 사람들은 이를 임신의 광채라고 부른다. 피부 온도의 이러한 변화는 여성 주변의 공기로 직접 열 손실 속도를 증가시킨다. 소위 임신의 광채는 그녀가 환경에 있는 물체에 훨씬 더 많은 열을 방출하여 따뜻하게 한다는 것을 의미한다.

임산부가 열을 더 빨리 발산할 수 있는 것과 관련된 다른 요인은 다음과 같다.

- 임신은 신체의 땀 설정을 낮추어 임신부가 심부 온도가 상승하기 시작하면 열을 제거하는 능력을 더욱 향상시킨다. 임신 중 대부분의 여성은 체온이 오르자마자 땀을 흘리기 시작한다. 피부가 이미 따뜻하기 때문에 땀은 즉시 증발하여 몸에서 열을 빼내어 식혀준다.
- 임산부가 숨쉬는 공기의 양이 40~50% 증가하면 내쉬는 공기가 여전히 체온에 있기 때문에 통풍이 개선되고 열을 제거하는 능력이 높아진다. 따라서 호흡을 통한 열 손실도 40~50% 증가한다.
- 혈액량과 체중 또는 질량의 증가는 임산부가 과도한 열을 처리하는 능력을 향상시킨다. 증가된 혈액량은 피부 혈류를 높은 수준으로 유지하여 피부의 열 손실을

개선한다. 체중 증가는 조직의 열 생성량을 임신 초기에는 5~10%, 조금 지난 기간에 20~25% 증가시켜 열 생성 증가에 대한 조절작용을 한다.

우리는 이러한 생리학적 변화를 유도하는 메커니즘을 완전히 이해하지 못하고 있었으나 아마도 호르몬에 의해서 열발산 기능이 향상되었다고 이해한다. 예를 들어, 에스트로겐은 안정 시 심부 온도와 혈관 확장 및 발한 임계값을 감소시켜 임신하지 않은 여성의 피부 혈류를 증가시키고 열 저장 용량 및 열 손실을 향상시키는 것으로 알려져 있다. 임신 중에도 같은 효과가 있을 가능성이 있다.

운동에 대한 적응 Adaptations to Exercise

규칙적이고 지속적인 운동은 열 스트레스에 대한 체온 조절 반응의 적어도 두 가지 측면을 변경한다. 앞서 언급했듯이 혈액량을 증가시켜 운동 중 피부 혈류를 높은 수준으로 유지하는 개인의 능력을 향상시키고 피부 혈관 확장과 발한에 대한 중심 온도 임계값을 감소시킨다. 둘 다 열에 대한 반응으로 열 발산 능력을 향상시킨다.

상호적인 효과 Interactive Effects

여성이 임신 중에 규칙적이고 지속적인 운동을 계속하면 열 적응이 서로를 보완하여 추가적인 긍정적 효과를 만든다. 따라서 이론적 우려에도 불구하고 규칙적으로 운동하는 여성은 임신하지 않을 때보다 임신했을 때 더위 스트레스에 더 효과적으로 대처할 수 있다. 열을 발산하고 저장하는 능력은 임신 중에 증가한다. 그 결과, 임신 초기에 열 스트레스를 견디는 능력이 약 30% 향상되고 임신 후기에는 최소 70% 향상된다. 실제로 여성이 임신 후기에 최대 능력의 65%로 운동을 하면 운동 중 심부 최고 체온이 임신 전 휴식 시의 수준까지 올라가지 않는다. 이는 운동이 강렬하거나 장기간 또는 극도로 덥고 습한 조건에서 수행되지 않는 한 임신 중 상당한 체온 상승을 유발하는 운동의 위험이 극히 낮다는 것을 의미한다. 따라서 적절한 수분 공급과 허용 가능한 운동 조건에서 운동 중 아기의 체온이 너무 높아지는 문제는 경기 중인 운동선수를 제외하고는 모든 임산부에게 문제가 되지 않을 수 있다.

대사 및 호르몬 반응 Metabolic and Hormonal Responses

새로운 존재의 성장과 발달에 필요한 대사 조절도 다양한 호르몬 신호에 의해 조절된다. 이러한 신호는 산모가 연료로 사용하는 영양소(탄수화물 대 지방)의 균형에 영향을 미치는 몇 가지 전통적인 호르몬 반응을 변경한다. 운동은 또한 연료로 사용되는 영양소의 균형과 신체적 스트레스에 대한 호르몬 반응의 크기를 변화시킨다.

임신에 대한 적응 Adaptations to Pregnancy

임신:

- 휴식 시 엄마의 대사율을 15~20% 증가
- 어머니의 칼로리 저장 능력을 증가
- 산모의 지방과 근육의 인슐린 저항성을 점진적으로 증가
- 임신 후기에 에너지로 지방 사용을 증가(아기의 경우, 포도당 절약)

규칙적인 운동:

- 여성이 생성할 수 있는 최대 에너지량과 1분에 사용할 수 있는 산소량 증가
- 신체 구성 부분의 무게 변화
- 휴식 시와 운동 중 에너지원으로 지방 사용 증가(당을 절약하고 혈당치를 더 일정하게 유지)
- 인슐린 저항성 감소
- 운동에 대한 스트레스 반응 감소

임신의 주요 특징은 성장 과정이라는 것이다. 이 새로운 조직이 형성되면서 임산부의 신진대사율은 안정 시 15~20% 증가하고 추가 칼로리도 저장한다. 임신 초기와 중기에 형성되는 새로운 조직의 대부분은 산모의 지방(3~5kg 또는 7~11파운드)이다. 지방은 칼로리가 풍부하기 때문에(그램당 9kcal) 이는 21,000~35,000kcal의 저장량을 나타낸다. 태아 태반의 성장은 임신 후기를 담당하며 산모의 체중 증가(3~5kg 또는 7~11파운드)에 거의 같은 양을 기여한다. 그러나 이러한 조직은 지방이 적기 때문에 단위 중량당 칼로리 함량이 낮아 9,000~15,000kcal에 불과하다. 임신의 추가적인 체액 정체 및 혈액량 팽창은 칼로리가 없지만, 상당한 양의 체중(4~7kg 또는 9~15파운드)을 차지한다. 그 결과, 서구 사회의 대부분의 여성에서 임신과 관련된 체중 증가는 평균 11~15kg(24~33파운드)이다.

그러나 각 구성 요소(지방 축적, 아기 크기 및 체액 정체)의 크기는 단일 문화권의 여성과 문화권 간에 매우 다양하다. 이는 각 요소들의 크기가 식이 및 활동과 같은 추가적인 비유전적 요인에 의해 영향을 받는다는 것을 암시한다. 예를 들어, 여성이 힘든 육체 노동을 하고 복합 탄수화물과 섬유질이 풍부한 제한식을 먹는 제3세계 국가에서는 산모의 체중 증가가 제한되고 지방 축적이 최소화되지만 아기의 크기는 산업화가 많이 진행된 나라보다 훨씬 작지 않다.

산모 지방과 근육의 인슐린 저항성이 점진적으로 증가하는 것도 주요 대사 변화 중 하나로, 임신부의 에너지 활용 패턴이 가벼운 당뇨병과 유사하다. 임신 중후반에는 이러한 변화로 휴식 중이나 운동 중에도 산모의 에너지 요구량을 공급하기 위해 사용되는 지방의 양이 증가한다. 태아의 관점에서, 이러한 변화는 산모의 탄수화물 활용(포도당)을 감소시켜 태아와 태반이 쉽게 사용할 수 있게 한다. 탄수화물은 일반적으로 주요 에너지원이기 때문에, 이러한 변화는 태아와 태반의 성장을 위한 적절한 영양 공급을 보장한다.

임신은 산모의 혈당치가 떨어질 때 간에서 저장된 당분의 방출을 증가시키는 호르몬

반응의 다양한 측면을 억제한다. 음식물이 장을 통과하는데 걸리는 시간도 길어지고,

> 규칙적인 운동은 전부는 아니더라도 근골격의 기능을 가장 잘 개선시켜주며,
> 난소 호르몬에 의해 뼈에 대한 효과가 강화된다.

이로 인해 혈액으로의 영양소 흡수율이 변한다. 아기의 포도당 수요 증가와 결합하면 여성이 먹지 않고 6~8시간 이상 먹으면 모계 혈당치가 급격히 떨어진다.

운동에 대한 적응 Adaptations to Exercise

규칙적인 운동은 신진대사율이나 체중을 일정하게 증가시키거나 감소시키지 않는다. 그러나 이것은 임산부가 발생시킬 수 있는 에너지의 최대량과 1분마다 사용할 수 있는 산소의 양을 증가시키고 신체 구성 요소의 무게를 변화시킨다. 건강한 가임 연령대 여성의 경우, 규칙적인 체중 부하 운동은 보통 최대 유산소 능력을 약 20% 향상시키며 지방을 사용하면서 근육과 뼈의 무게를 증가시킨다. 예를 들어, 135파운드의 체중이 나가는 두 명의 여성을

> 신진대사의 변화는 아기의 성장을 지원하기 위해 일어난다.
> 지방 축적, 인슐린 민감도 변화, 스트레스 반응 억제, 간 포도당 방출 등이 그것이다.

검사하고 그 중 한 명은 규칙적으로 운동을 하고 다른 한 명은 하지 않으면 운동을 훨씬 더 열심히 할 수 있고 체지방이 12파운드(9%) 적다. 수년 동안, 그 정도의 체지방은 규칙적인 운동에 의해 근육과 뼈로 전환되었다.

임신과 마찬가지로 규칙적인 운동은 휴식이나 운동 중에 지방을 에너지원으로 사용하는 것을 증가시킨다. 이것은 포도당(탄수화물)을 절약하고 단식 또는 지속적인 운동 중에 혈당을 운동을 하지 않는 사람에게서 보다 더 오랜 시간 정상 수준으로 유지한다. 운동은 임신과 달리 인슐린 저항성을 떨어뜨려 식후와 휴식기간 동안 인체가 당분을 쉽게 근육에 저장할 수 있도록 한다. 마지막으로, 훈련은 최대 유산소 능력을 증가시키기 때문에, 어떠한 작업도 수행하는 데 필요한 최대 용량의 백분율을 감소시킨다. 이것은 운동에 대한 스트레스 반응을 감소시킨다(혈액을 내부 장기에서 근육으로 우회시킬 필요성 및 스트레스 호르몬의 방출 포함).

상호적인 효과 Interactive Effects

대부분의 측면에서 규칙적인 운동과 임신으로 유발되는 대사 변화는 서로를 보완한다. 순 효과는 다음과 같다.

- 산모의 에너지 지방 의존도를 높여 태아와 태반의 포도당 및 산소 가용성을 향상시킨다.
- 스트레스 반응의 호르몬 및 순환 측면을 억제하여 운동 중 자궁 혈류 감소를 최소화한다.

그러나 임신 중 간에서 포도당이 분비되는 것을 억제하는 것은 규칙적인 운동이 만들어 내는 인슐린 민감도의 증가와 함께 운동 중 아기의 사용 가능한 포도당을 감소시키고 음식 섭취가 부족할 경우 휴식을 취해야 할 수 있다.

근육, 인대, 뼈의 적응 방법 How Muscle, Ligament, and Bones Adapt

임신과 규칙적인 운동은 근육, 인대, 뼈에 다양한 영향을 미친다. 임신에 대한 영향은 자세히 탐구되지 않았지만, 운동의 효과는 철저히 연구되었다.

임신 적응 *Adaptations to Pregnancy*

안타깝게도 임신과 관련된 근육, 인대, 뼈의 기능 변화는 그들이 마땅히 받아야 할 주목을 받지 못했다. 분명히 여성의 체중 증가(종종 임신 전 체중의 15~25%)와 복부 확대는 등, 골반, 엉덩이, 다리에 대한 기계적 스트레스를 증가시킨다. 여성의 무게중심 변화(상 · 하향)와 골반 · 엉덩이 · 허리를 안정시키는 인대의 스트레칭과 느슨함은 관절가동성을 떨어뜨리고 근골격 스트레스를 증가시킨다. 이러한 변화를 감안할 때, 근골격계 질환과 부상이 더 흔하지 않다는 것은 놀라운 일이다. 이러한 변화와 관련된 유일한 일반적인 근골격계 불편사항은 허리 통증이다.

여러 실험실에서 칼슘 균형과 임신 중 골밀도 변화를 조사했다. 비록 제한적이지만 그들의 발견은 안심할 수 있다. 뼈 성분의 변화율이 증가하더라도 골 무기질이 유지되는 것으로 보인다. 그 이유 중 하나는 임신 중에 장내 칼슘 흡수가 더 효율적이기 때문일 수 있다.

임신 중에 머리, 목, 어깨 및 말초 관절의 인대 지지와 긴장에 어떤 일이 발생하는지에 대해서는 논란의 여지가 있다. 대부분은 골반의 인대 이완(엉덩이와 요천추)이 몸 전체에 존재한다고 가정한다. 이를 뒷받침하는 증거가 많은 관절에 제공되었지만 상당한 외력이

> 임신과 규칙적인 운동을 병행하면 대부분의 상황에서 산모가 적절하고 규칙적으로 식사를 할 경우 아기에게 포도당과 산소 공급이 개선된다.

가해질 때만 제공된다. 골반의 인대 느슨함(엉덩이 및 요추)이 몸 전체에 나타난다. 이를

뒷받침하는 증거는 많은 관절부에 제공되었지만 상당한 외부 힘이 가해질 때만 제시되었다.

아무도 임신 중에 근육량이 변하는지 근육의 기능(수축의 힘과 속도)이 변하는지 여부를 살펴본 적이 없다. 하지만, 몇몇 관측들은 근육량과 힘이 모두 증가한다는 것을 암시한다. 첫째, 유일하게 측정되었던 연구에서 임신 후 마른 체질량이 임신 전보다 약 5% 증가하였다. 뼈 미네랄이 변함이 없는 만큼 근육량이 증가했기 때문일 것이다. 둘째, 여성이 늦은 임신 기간 동안 20파운드 이상의 추가 체중을 지니고 다닌다는 사실은 하지의 근육 크기와 힘을 증가시켜야 한다. 그러나 이전의 연구 결과는 여성들이 이러한 질량과 체력을 장기적으로 유지하지 못한다는 것을 보여준다.

운동에 대한 적응 Adaptations to Exercise

많은 연구들이 규칙적인 운동 훈련이 근육, 인대, 뼈에 많은 긍정적인 영향을 미친다는 것을 입증했다. 이것은 근육량과 수축의 힘과 속도를 증가시키고 협응력을 향상시킨다. 훈련의 기계적 적응력은 인대가 당겨질 때 버티는 강도 및 골밀도도 향상시킨다. 그러나 이러한 효과는 부위마다 다르며, 이는 스트레스에 대한 반응이며 따라서 개인의 특정 훈련 프로그램에 따라 다르다라는 것을 의미한다. 웨이트 트레이닝을 하지 않거나 다른 상체 운동을 많이 하는 건강한 여성의 상체근육과 하체근육의 뚜렷한 강도의 차이는 전형적인 예이다.

> 운동은 신진대사 능력, 인슐린 민감도, 근육량, 에너지 공급을 위한 지방 저장소의 사용을 증가시킨다.

마지막으로, 여성의 난소호르몬(에스트로겐과 프로게스테론)은 뼈의 변화, 뼈의 재건, 골밀도 등에 긍정적인 영향을 미치기 때문에 뼈에 미치는 운동 효과를 강화한다. 골격 교체와 리모델링에서 프로게스테론의 구체적인 역할만으로는 논란의 여지가 있다. 모든 연구자들이 명확한 효과가 있다는 것을 입증할 수 없었기 때문이다.

상호적인 효과 Interactive Effects

이론적으로 운동의 효과는 임신이 근육량과 힘에 미치는 영향을 상쇄하거나 강화한다. 그러나 우리 연구소는 임신 중 건강하고 신체적으로 활동적인 여성들이 발생하는 낮은 체질량의 증가에 규칙적인 운동이 주는 어떠한 추가적인 효과를 보지 못했다.

마찬가지로, 고농도의 에스트로겐과 프로게스테론은 운동에 대한 지속적인 기계적 스트레스와 함께 뼈의 리모델링을 강화하고 골밀도를 높여야 한다고 생각할 것이다. 그러나 적어도 두 집단은 운동과 임신이 골밀도에 미치는 전반적인 추가적 효과를 명확히 보여주지 못했다. 또한, 이들의 데이터에 따르면 추가적인 효과가 있다면 위치마다 다를 수 있으며 임신 단계와 운동 유형에 따라 달라질 수 있다.

규칙적인 운동은 임신이 인대 이완에 미치는 영향을 상쇄하고, 힘을 증진시키며, 근육톤을 유지하고, 요통 및 기타 근골격계 문제발생을 줄여준다. 또한 여성의 자궁이 커지고 돌출될 때 허리 힘과 좋은 자세, 복부 근육 톤을 유지함으로써 여성의 무게중심의 불가피한

> 운동훈련은 피부의 혈관 확장을 시작하고 낮은 체온에서 땀을 흘림으로써 여성의 열 제거 능력을 향상시킨다.

상하 이동을 최소화한다. 우리의 실험실과 운동과 관련된 부상, 신체적 증상학, 신체적 효율성, 최대 유산소 능력, 임신 체중 증가, 그리고 피하 지방 침적을 다루는 다른 사람들의 데이터가 이 결론을 뒷받침한다.

요약 Summary

임신 중 운동에 대한 의학적 안전에 대한 문제는 높은 체온, 태반과 아기에게 산소와 영양소 전달 감소, 기계적 스트레스, 외상 등이 아기나 산모에게 피해를 줄 수 있다는 우려에 따른 것이다. 그러나 운동과 임신을 결합하는 생리학적 효과는 예상과 다르며 이러한 우려를 뒷받침하지 못한다. 그 이유는 운동으로부터의 기능적 변화가 임신의 기능적 변화를 보상하거나 보완하고 그 반대이기 때문이다. 따라서 이 조합은 심혈관계통, 대사계통, 체온조절, 기계적 스트레스 조건 하에서 엄마와 아기 모두에게 안전하게 범위가 확대되는 생리학적 변화를 일으킨다. 따라서 이러한 적응은 임신, 출산 후 예상치 못한 의료 문제가 발생할 경우 두 가지 모두를 보호할 수 있다.

운동 스트레스의 측면에서 보면, 혈액량 및 혈관 반응성의 변화는 태반으로의 혈류를 유지한다. 환기와 태반 발달의 변화는 신진대사의 변화와 결합해 산모의 기능을 저하시키지 않으면서 아기의 성장에 산소와 에너지를 생산하는 포도당의 가용성을 향상시킨다. 마찬가지로, 열을 방출하는 능력이 향상되어 열손상으로부터 보호되며, 규칙적인 운동의 근골격 및 인대 효과는 산모를 심각한 증상이나 부상으로부터 보호해 준다.

2 운동이 출산과 임신 초기에 미치는 영향

Exercise Effects on Fertility and Early Pregnancy

이번 장에서는 운동이 임신, 출산 과정에 미치는 영향과 의학적, 안전상의 우려에 대한 의견차이에 이야기해 볼 것이다. 또한 많은 운동하는 여성, 트레이너들 그리고 의료인들을 고민하게 만드는 2가지 질문에 답변에 대한 필요한 정보를 제공하는 것을 목표로 한다.

- 규칙적이고 지속적인 운동이 여성의 임신 가능성에 부정적 영향을 미치는가?
- 임신 초기 3개월 동안 하는 규칙적이고 지속적인 운동이 부정적 영향을 끼치는가?

출산과 운동-오해 Fertility and Exercise-Misconceptions

일부 의료 종사자들은 지속적으로 높은 강도의 훈련을 받거나 운동을 하는 여성들이 운동선수가 아닌 여성들에 비해 더 높은 수준의 임신과 관련된 문제를 가지고 있을 것이라고 생각한다. 이러한 고정관념에는 종종 임신과 그 과정 및 결과에 가지는 해로운 영향을 미치는 3가지 특징이 포함되며 보통 규칙적으로 운동하는 여성들은 이럴 것이라고 가정을 한다.

- 저체중이고, 정상 이하의 체지방을 가지고 있다.
- 충분한 칼로리를 섭취하지 않는다.
- 운동이 신체적, 정신적 스트레스를 만든다.

이 3가지 오해는 흔히들 그렇게 생각하고 있지만 대부분의 운동하는 여성들에게 적용되는 것은 아니기에 다시 논의되어야 한다. 첫 번째 고정관념인 운동하는 여성들이 저체중이고 너무 말랐다는 사실은 그들이 임신과 출산에 관련된 기능에 문제가 있는 것처럼 해석된다. 이러한 고정관념은 섭식장애가 있는 여성들을 대상으로 한 연구에 기반하는데, 이 연구에서는 정상적인 월경과 난소 기능을 위해서는 여성의 몸에는 18~21% 이상의 지방이 필요하다고 제안했다.

불행하게도, 이 초기 연구에 참여한 여성들이 운동 선수가 아니었다는 점이 간과되었고 이것은 모든 마른 여성 운동 선수들이 비정상적인 생리 주기를 가지고 있고 임신하는데 어려움을 가지고 있다는 생각을 야기했다. 또한, 임신 전 엄마의 체중과 출생 시 아기의 신장와 몇몇 임신 합병증 사이에 관계에 대한 연구 보고가 있다. 이에 마르고 운동하는 여성들은 저체중아를 포함한 몇 가지의 임신 후기 합병증 위험 가능성이 있다는 결론에 도달하게 되었다.

하지만, 낮은 체지방률이 월경기능, 배란, 임신 능력에 부정적 영향을 준다는 것은 잘못된 의견이다. 영양상태가 좋은 여성에서 신장 당 체중이 매우 낮은 경우를 제외하고는, 임신 전 체중은 아이의 출생 체중과 임신 합병증에 미치는 영향이 매우 미미하다고 보고되었다. 따라서, 규칙적으로 운동하는 여성에서 체중이나 체지방량 때문에 임신의 어려움이 증가하지는 않는다. 그럼에도 불구하고 많은 의료인들은 여전히 마르고 가벼운 신체적으로 활동적인 여성은 불임을 유발하는 배란 장애의 발생률이 증가하고 저체중아를 출산할 가능성이 높다고 생각한다.

두 번째 고정관념인 운동하는 여성들이 너무 적게 먹는다는 사실은 그들이 영양실조 또는 섭식 장애를 가지고 있다는 의미로 해석된다. 영양실조와 섭식장애는 배란과 월경 이상 그리고 좋지 않은 임신 결과와 연관이 있기 때문에, 이런 추론에 의하면 운동하는 여성은 그 위험이 증가해야 한다. 이 위험은 추가적인 위험요소를 가지고 있는 몇몇의 여성들에게는

> 많은 의료인들은 운동하는 대부분의 여성들은 저체중, 영양실조,
> 스트레스 때문에 비정상적인 생식기능을 경험한다고 잘못 생각하고 있다.

사실일 수도 있다. 대부분의 운동하는 건강한 여성들은 칼로리 섭취와 영양상 양과 질에서 평균보다 훨씬 나은 식습관을 가지고 있고, 좀 더 건강하고 균형잡힌 식단을 먹으려 한다.

세 번째 고정관념인 운동하는 여성은 항상 스트레스를 받고 지쳐있다는 사실은 지나친 신체적 또는 감정적 스트레스가 난소 기능을 억제하는 것으로 알려져 있기 때문에 생식기능장애의 "경고 신호"로 해석된다. 하지만 즐겁게 운동을 하는 여성들은 운동을 스트레스 유발제보다는 스트레스 완화제라고 생각한다. 실제로, 운동하는 여성들은 운동하는 데 보내는 시간을 더욱 소중하게 생각하고 지키려고 한다. 왜냐하면 그들은 그 시간을 바쁘고 지친 삶 속에서의 개인적인 휴식 시간으로 여기기 때문이다.

임신에 관한 이슈들 Fertility Issues

규칙적이고 강도있는 운동이 임신에 미치는 영향에 대한 질문에 대해 예전부터 명확하게 대답하지 못한 여러가지 이유가 있다. 첫 번째, 불임은 흔하게 발생하며(커플 중 5~10% 정도의 빈도), 운동을 하는 사람도 흔하다(기혼, 가임기 여성의 10~25%가 운동을 한다.). 따라서 우연히 임신에 어려움을 겪었던 많은 여성들이 규칙적으로 운동을 했을 것이다. 또한 이러한 연관성이 진단과 치료에 대한 접근에 혼돈을 야기한다. 예를 들어, 만약 불임의 원인을 찾는 것이 어렵거나 큰 비용이 발생하는 경우, 의사들은 불임의 원인으로 생활방식 요인을 찾아볼 것이다. 이것은 규칙적으로 운동을 하는 불임 문제가 있는 많은 여성들에게 "저는 당신의 불임 원인에 대한 이유를 찾기가 힘드네요. 아마도 운동을 줄이고 약간 체중이 증가한다면 문제는 해결될 것입니다."로 적용된다. 이런 상황은 난임에 대한 추가적인 검사 및 진단을 늦어지게 만든다.

또 다른 이유는 운동이 여성의 불임에 기여한다는 의견이 지배적이었기 때문에 아무도 운동이 출산에 미치는 영향에 대해 심각하게 보지 않았다는 것이다. 1980년대의 이 오래된

> 대부분의 건강한 여성들은 그들의 임신 결과에 영향없이 강도 높게 운동할 수 있다.

의견은 두 가지 연구 결과에 의해 과학적으로 지지를 받았다. 그들은 운동이 난소에서 난자의 생산과 배란을 조절하는 호르몬 분비의 정상적인 패턴을 억제하거나 변화시킬 수 있다고 발표했다. 연구의 결과는 명확했지만 첫 번째 연구에서의 훈련 프로그램은 전형적이지 않았다(운동을 해오지 않던 여성들에게서 갑작스러운 고강도 훈련이 적용되었다.). 두 번째 연구에서는, 운동 이외에 영양 섭취와 생활 스트레스 요인들의 기여를 간과하였다. 결론적으로 두 개의 어떤 연구에서도 여성들의 임신 능력에 대해 직접적으로 테스트가 이루어지지 않았다.

규칙적으로 운동을 하는 그룹에서의 임신 이슈들 Fertility of Regular Exercisers

우리가 임신 중 운동에 대한 영향에 대해 연구를 시작했을 때, 특별히 아래에 대해 묻고자 했다.

- 연구들이 옳게 행해졌는가?
- 규칙적으로 운동하는 여성들이 그렇지 않은 여성들보다 임신을 원할 때 더 많은 문제를 가지고 있는가?

다음 질문에 답하기 위해서, 우리는 임신을 계획하고 있는 건강하고 신체적으로 활동적인 여성들 250쌍 이상을 모집했다. 여성들 중 60%는 첫 임신을 계획하고 있었고, 아무도 유산이나 임신을 성공하지 못한 경험은 없었다. 나머지는 두 번째 또는 세 번째 임신을 계획 중이였고, 실험 편견(bias)을 피하기 위해서 유산 이력이 있거나 불임을 야기하는 질병을 가진 사람들은 이 연구에서 제외했다.

대조 그룹의 여성들의 유일한 차이점은 한 그룹은 지속적으로 체중 부하 운동을 하고 있었고(대부분 유산소 운동이나 달리기였다.), 나머지 한 그룹은 그러지 않았다는 것이다. 운동을 하는 그들의 대부분은 *즐겁게 즐기는 운동선수*였다(즉, 그들은 지속적으로 주 3~5회, 20~60분 정도로 운동을 했다; 이 그룹의 오직 15%만이 유산소 운동 수업을 가르치거나 일 년에 3번 이상은 시합에 참가했다.). 그러나, 개인 간의 운동 수행 정도 차이는 다양했다. 각 운동 세션 시간은 범위가 20~135분까지로, 평균 47분이었다. 개인 운동 강도는 최대산소소비량 51~90% 사이로 평균이 64%이었다. 대부분에서, 운동 강도는 Borg 운동자각도(RPE)(그림 2.2 참조) 14에서 18사이에 해당하는 매우 어려운 정도였고, 맥박이 분당 145~190회로 상승하였다. 일주일 중 운동 세션의 수는 3~11회로, 가장 많은 횟수는 4회였다.

우리의 접근 방식은 간단했다. 우리는 불임(6개월 이내에 임신을 할 수 없는 경우로 정의)에 대해 엄격한 정의를 적용했고, 운동을 지속하게 했으며 임신에 성공하는 시간까지를 기속했다. 그리고 나서 우리는 두 그룹의 불임률을 비교했다.

그림 2.1은 연구의 결과를 보여준다. 연구에서 시행한 수준의 운동은 임신의 결과에 어떤 차이도 만들지 못했다. 또한 운동을 했던 그룹과 신체적으로 활동성을 유지했던 대조군 모두에서 불임률은 5~6%로 나왔다. 뿐만 아니라, 비록 예외적으로 높은 강도로 운동을 했던

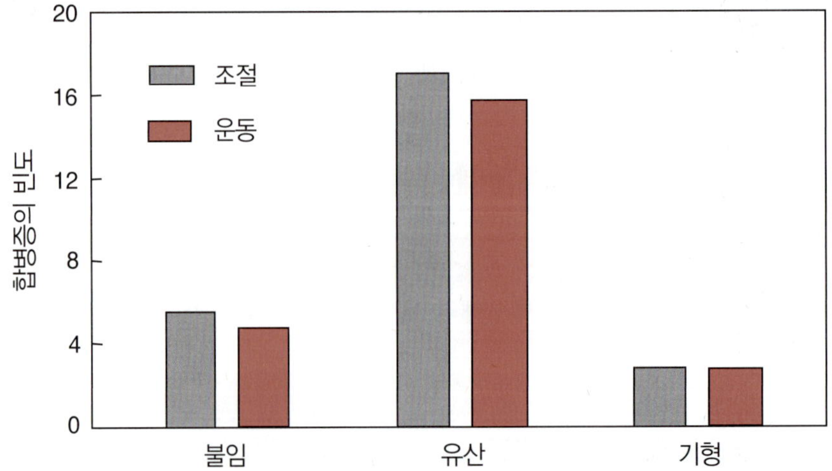

그림 2.1 운동, 불임, 그리고 초기 임신 결과. 운동하는 여성과 그렇지 않은 여성의 합병증 빈도는 거의 같다는 것에 주목해라.

20	최대로 힘들다.
19	매우 매우 힘들다.
17 - 18	매우 힘들다.
15 - 16	힘들다.
13 - 14	약간 힘들다.
10 - 12	가볍다.
8 - 9	매우 가볍다.
7	매우 매우 가볍다.
1 - 6	전혀 힘들지 않다.

그림 2.2 Borg 운동 자각도(RPE) 표.

여성들의 수가 적었지만, 이 그룹 내에서의 운동량에 따른 불임률의 증가나 불임에 영향을 미치는 운동 역치량을 확인할 수 없었다. 그들에게서 운동은 재미있고 기분을 좋게 만들었다. 따라서, 운동이 정상적인 배란과 월경 기능에 영향을 줄 수 있을지라도 후향적으로 연구를 살펴볼 때 불임의 기왕력이 없던 여성에서 운동 자체가 임신에 어떤 영향을 미친다는 것을 발견할 수 없었다.

이런 관점에서, 대부분의 건강한 여성들은 임신에 영향을 받지 않고 운동으로 많은 신체적 이득을 얻을 수 있다는 것을 의미한다. 적당히 힘들게 느껴지는 강도(보통 개인의 최대 유산소 능력의 55% 이상)의 체중부하 운동은 일주일에 3번 또는 그 이상, 20분 또는 더 길게 유지하는 것으로 충분하다. 이것은 Borg 등급 13–14(다소 힘듬)에서 자각도 6–20까지의 수준이다. 우리는 그림 2.2의 등급을 다시 만들었다. 이는 간편한 척도로 임신 중에 심박수를 측정하는 것보다 더 쉽고 정확하다. 개개인의 최대 운동 수행력에 비해 상대적으로 얼마나 힘든가를 체크하는 것이 정확한 지표라는 논리적인 원칙에 근거를 두었다. 예를 들어, “6”은 당신이 침대에서 휴식할 때 정도이고, “11”은 활동적으로 걸을 때 느끼는 정도, “20”은 피곤해서 쓰러질 정도의 강도이다.

만약 당신이 더욱 건강해지고 운동의 효과를 얻고 싶다면(보통은 그 양에 비례해서 이득을 얻게 된다.) 당신의 임신 결과에 지장없이 최소한의 건강 유지를 위해 필요한 운동량보다 더 많은 운동을 할 수 있다. 그러나, 주의할 점이 있다. 이 권고사항은 특정 여성 그룹과 운동의 특정 범위에서 나온 연구 결과를 토대로 한다.; 그러므로, 모든 운동이나 모든 여성에게 적용되지 않을 수도 있다. 운동 강도의 역치점은 불임에 영향을 미치는 지점 이상에 존재한다. 비록 그 역치점이 높을지라도, 다른 이유(영양, 업무, 대인관계 스트레스 등등)로부터 오는 스트레스로 인해 낮아질 수 있다. 그러므로, 불임은 대학이나 국가대표 운동선수들처럼 훨씬 높은 강도의 운동을 할 때 많은 여성들에게 문제가 될지도 모른다. 기존에 배란장애 또는 기관장애(예; 자궁관 폐쇄) 또는 정신 질환(예; 신경성 식욕부진)을 겪었던 여성에게 운동을 시키는 경우에도 마찬가지일 것이다.

운동하지 않는 그룹에서의 임신 이슈들
The Fertility of Non-exercisers

이 그룹의 여성들의 가장 중요한 질문은 "여성이 임신을 준비하는 동시에 운동 프로그램을 시작해야 하는가?"이다. 안타깝게도, 이전에 운동량이 없던 여성들이 건강 증진을 위해 참여했던 운동 프로그램의 종류에 대해 수집 가능한 정보는 없었다(예를 들어, 활발한 보행, 유산소 운동, 사이클, 계단 오르기 등등). 매우 강도있는 운동 프로그램을 시작했던 여성들에 관한 한 연구에서는 만약 임신 이전에 규칙적으로 운동을 하지 않았던 여성이라면 임신 중에 강도 높은 운동을 시작하는 것을 피해야 한다고 제안한다. 이는 월경 및 배란 주기에 영향을 줄 수 있기 때문이다.

그렇지만, 반대되는 근거가 없다면 대부분의 저강도 프로그램(Borg's RPE에서 적당히 힘든 12에서 14정도에 가까운 난이도로 인식한다.) 초반에는 지속적인 지구력 훈련을 20분 이하로 제한하고, 유연성 개발을 강조하기에 (충분한 스트레칭) 비교적 신체적 스트레스가 낮기 때문에 문제가 되지 않는다.

임신초기 문제들 Early Pregnancy Issues

임신 중 운동과 관련하여 염려되는 점들은 체온 상승, 자궁 혈류 감소, 호르몬 수치의 변화 그리고 점프와 달리기로 인한 기계적 스트레스가 자궁외 또는 난관 임신, 자연유산, 태아 발달 상의 결함을 야기하거나 태반의 이상 발달을 빈번하게 야기할 수도 야기할 수도 있지 않을까 하는 우려이다.

하지만 이런 우려를 뒷받침하는 연구 보고는 없었다. 그러므로, 우리는 연구를 시작했을 때 "만약 여성이 임신 초기에 임신 이전의 강도로 계속해서 운동을 한다면 합병증의 발생 빈도가 증가할 것인가?"라는 질문을 했다. 이 질문에 대한 대답을 위해, 우리는 임신 기간 동안 연구군에 대해 계속적으로 관찰했다. 또한 낙태나, 임신에 어려움의 경험을 가지고 있어 초기 연구에서 배제되었던 80쌍 이상의 커플을 연구에 추가하였다.

유산과 선천적 결함 Miscarriage and Congenital Defects

착상 바로 후에 종종 발생하는 유산은 규칙적으로 운동하는 여성에게 죄책감과 연관된 문제로 연결될 수 있다. 이런 경우는 자주 발생하기 때문에 3번 연달아 발생하지 않는 한 비정상이라 여겨지지 않는다. 얼마나 흔한지는 연구하는 여성의 전반적인 건강 상태와 얼마나 열심히 찾느냐에 달려있다. 우리는 보통 이 비율이 15~20% 정도일 것이라고 기대했다. 운동하는 여성들의 임신과 관련된 죄책감 문제를 피하기 위해서는 임신과 유산에 관한 진단에 있어 더욱 신중해야 한다. 왜냐하면 운동하는 여성들은 이에 대한 관심이 많기에 집에서 종종 스스로 자가 임신 테스트를 하기 때문이다. 그래서, 우리는 정확하게 모든 자연 유산의 경우를 확인하고 분류하기 위해 아주 임신 초기때부터 임신 테스트와 초음파 검사를 시행하였다.

임신 초기에 계속해서 유산소 운동이나 달리기를 한다고 해서 자연 유산의 발생이 증가하거나 감소하지 않는다. 임신 중 달리기를 했던 그룹을 대상으로 한 후향성 연구에 따르면,

> 임신 초기 동안 계속해서 활발한 운동을 한다고 해서 유산이나 선천적 기형 발생률이 증가하지 않는다.

임신 초기에 중간 레벨의 레크레이션 달리기 프로그램에 의해 자연유산의 비율이 증가하지 않았다.

비슷하게, 임신 초기 동안의 체중 부하 운동으로 인한 선천적 기형의 발생률은 운동을 하지 않은 그룹과 비교해 양쪽 모두 2~3%에 머물며 증가하지 않았다. 또한 이 비율은 일반 대중에서의 발생률과도 같다. 비록 이 낮은 발생률을 확신하기 위해서는 우리가 수천 명의 여성들을 연구해야 한다는 것을 의미하지만, 임신 초기 동안 계속적으로 규칙적인 운동을 하는 것이 태아의 선천적 장애를 발생시키지 않는다. 게다가 임신 중 체열 발산 능력의 향상이 열 스트레스로 인해 기형을 유발할 수 있다는 결론을 뒷받침할 수 있는 근거를 찾을 수 없었는데 이는 임신 초기 동안 운동을 유지하기로 선택한 대부분의 여성들에게 보통의 컨디션에서는 어떠한 문제도 되지 않을 것을 의미한다.

결론적으로, 우리는 이 수준에서의 지속적인 운동이 태반 성장 및 발달 이상과 연관된 질환 발생률을 증가시킨다는 증거를 찾지 못했다. 구체적으로, 이러한 질환들로는 태반이 자궁입구쪽에 착상한 전치태반, 아기가 태어나기 전에 태반이 자궁 벽에서 떨어져 나가는 태반 조기박리, 부진한 태반 성장 또는 태반 손상, 그리고 임신 중 고혈압의 발생(임신성 고혈압)이 포함된다. 출생 시 발생하는 선천성 결함 문제와 같이 수치가 중요한 관점이다. 연구에 참여한 양쪽 그룹과 일반 대중들에서 이런 합병증의 발생 빈도는 매우 낮기 때문에, 수천 명

의 여성들을 연구하지 않는 한 임신 초기 동안의 규칙적인 운동이 하나 또는 그 이상의 합병증의 발생에 기여하는지 예방하는지 확신할 수 없다. 여전히, 만약 영향을 끼친다면 그 확률은 상당히 작을 것이다. 만약 아니라면 우리는 지금쯤 그 추세를 확인했을 것이다.

따라서, 여성들은 유산이나 선천적 태아 결함, 태반 쪽의 문제 발생 확률이 높아질 가능성이 없이 그들의 운동 방법을 유지하고 건강 상태를 유지하거나 향상시킬 수 있다. 우리가 관찰했던 운동 수준의 범위는 넓었지만, 논의된 한계 내에서, 기본적 건강을 유지하기 위한 최소 운동 수준(중등도 강도로 주 3회, 20분) 보다는 더 많은 양이 운동이 임신과 관련된 위험을 높이지 않고 더 많은 이점을 제공하기 위해서 필요할 것으로 보인다.

요약 Summary

임신을 준비하는 중 또는 임신 초기에 하는 운동의 안정성에 대한 우려는 예전부터 있었지만 이는 연구 전체가 아닌 일부 결과와 정보들을 단편적으로 해석한 결과에서 비롯된 것이다. 이러한 우려는 운동을 즐기는 여성 운동선수들이 실제 그렇지 않음에도 불구하고 운동으로 인한 문제를 겪고 있다고 보는 일부 의료인들에 의해 만들어졌다.

이런 우려에도 불구하고, 우리의 연구나 다른 연구에서도 임신을 계획하고 있거나 임신 초기에 임신을 쉽게 하기 위해서, 또는 유산의 위험, 난관 임신, 선천적 결함 또는 태반 질환을 줄이기 위해 건강한 여성이 그들의 운동 습관을 바꿔야 한다는 증거는 없다. 이번에는 운동프로그램을 시작에 관한 것은 연구되지 않았지만, Borg RPE표에서 12에서 14 정도로 제한되어야 할 것이다(60% 이상 그리고 각 세션은 20~30분으로 제한).

3 태반성장에 운동이 미치는 영향

Exercise Effects on Fetoplacental Growth

이번 장에서는 임신 중 후반에 운동을 하는 것이 진통 유발과 태아 성장을 방해한다는 이론적인 우려와 임산부가 분만 직전까지 운동을 계속했을 때 보이는 실제 결과 사이의 불일치에 초점을 두었다. 임신 후반부에 운동을 하는 여성들이 종종하는 질문에 대한 정보를 제공할 것이다.

- 만약 운동을 계속하면 조산 가능성이 있을까?
- 운동을 할 때 자궁 수축이 있다면 분만의 징조인가?
- 어떤 사람들은 제가 임신 6개월이라는걸 알면 놀라는데,
제 아이가 너무 작은 건가요?
- 제가 더 임신 개월 수가 많은데, 제 동생은 왜 더 배가 부른 걸까요?
- 이번 임신은 배도 훨씬 작고 컨디션도 좋은데, 이번 임신 기간 동안 운동을 해서 그런 걸까요?

나는 신체적 스트레스에 대한 배경정보를 시작으로, 신체적 스트레스와 임신 합병증을 연결하는 중요한 기본 기전에 초점을 두었다. 그리고 나는 운동을 자주하는 운동선수들에 대한 결과를 살폈다. 비록 효과는 매우 다르지만, 이 두 가지에 대해 언급할 것인데 신체적 스트레스에 관한 교훈이 매우 가치가 있으며 이는 임신 중 개별화된 운동 프로그램을 만들때 적용할 수 있기 때문이다.

신체적 스트레스, 태아 성장 그리고 임신 기간

Physical Stress, Fetal Growth, and Pregnancy Length

운동이 조산을 일으키거나 태아의 성장을 제한할 수도 있다는 우려는 두 가지 근거없는 사실에 기인한다. 첫 번째는 스트레스 호르몬의 증가와 함께 운동과 관련된 자궁 혈류와 혈당의 감소가 예정보다 일찍 자궁 수축을 일으키거나 아기에게 필요한 영양분을 빼앗을지도 모른다는 입증되지 않은 우려이다. 첫 번째 우려를 더 강조하게 만드는 두 번째 우려는 산업 의학 연구에서 나온 것으로, 여러 타입의 직장 내 신체적 스트레스가 출산 예정일 3주 이상 전에 분만이 시작되는 조산확률을 높인다는 것이다.

연구결과들은 이러한 스트레스들이 출생 시에 표준보다 체중이 적은 저체중아 출산을 증가시켰다고 보고한다. 게다가 연구를 통해 직장 내 신체적 스트레스를 줄이는 것이 조산과 저체중아 출산과 같은 두 가지 문제를 줄인다고 명확하게 보고했다. 이러한 연구 결과들과 연관하여, 많은 사람들이 신체적 스트레스는 장소와 상관없이 같은 신체적 스트레스라고 생각하도록 만들었다. 결과적으로, 활발한 운동 활동도 직장 내 신체적 스트레스와 같이 임신에 영향을 미칠 것이라고 가정하도록 하여 운동을 피해야 한다고 생각하도록 만들었다(임신한 여성이 운동으로 인한 죄책감을 가지는 또 다른 예가 된다.).

그러나, 직장 내에서의 신체적 스트레스와 여가 운동에서부터 얻는 스트레스는 꽤 차이가 있다. 이것들이 업무와 관련된 신체적 스트레스에 포함된다:

- 4시간 또는 그 이상 서 있는 근무
- 오랜 시간 동안 걷는 것
- 장시간 근무
- 자주 무거운 것을 드는 것

여러가지 결합된 효과들은 임신한 여성들에게 극심한 피로감으로 나타날 것이다. 근무가 끝날 때쯤 정기적으로 피로를 느낀다면, 근무 조건이 변하지 않는 한 조산 위험이 높다는 것을 보여주는 중요한 경고 신호이다. 실제로, 몇몇의 조사관들은 조산과 저체중아 출산의 위험도를 평가하기 위해 임신한 직업 여성들을 위한 *직무 피로 지수(job fatigue index score)*를 만들었다.

이러한 스트레스는 조산을 일으키거나 태아의 성장을 저해하기 전에 극심한 피로 증상으로 나타나며 생리학적 신호 역할을 한다. 임신 여부에 관계없이 어떤 건강한 사람에게서도 피로는 보통 심한 탈수와 영양 결핍이 있음을 시사한다. 임신한 여성이 4시간 이상 지속해서 서 있거나 오랜 시간 바쁘게 근무를 할 경우, 같은 현상이 나타날 수 있다. 전반적인 증상의 기전은(바쁜 직업, 부동 자세로 서 있는 직업, 탈수, 극심한 피로)는 연구되지 않았지만, 아마도 이렇게 될 것이다:

- 근무가 바쁘고 휴식시간이 충분하지 않아 물을 충분히 마시지 못한다.
- 물을 마실 수 있다 하더라도 화장실을 자주 가야 하기 때문에 마시지 않을 것이다.
- 탈수증은 오랜 시간 서 있는 동안 다리 정맥에 혈액이 정체되면서 더 악화되게 된다.
- 다리와 발목의 부종은 확장된 정맥으로부터 생긴 역압이 모세혈관으로부터 조직으로 체액이 새어 나가도록 만들어 나타나게 된다.
- 만약 자주 먹지 않는다면, 그녀의 혈당은 떨어질 것이다.
- 피로감이 발생한다.

운이 나쁘게도 여성과 태아에게, 이 일련의 사건들은 임신 초기에 몇몇의 생리학적 적응 문제를 만든다.: 중심 순환에 충분한 혈액량이 유지되지 않아 심장 혈액 박출량과 영양 공급이 이상적 수준으로 유지되지 않는다. 결과적으로 혈압과 자궁으로 흐르는 혈류량이

> 즐겁게 자주하는 운동은 조기 진통이나 조산의 가능성을 실제로 감소시킬 것이다.

장기간에 걸쳐서 감소된다. 혈류량이 감소하면 혈당 저하와 함께, 산소공급량이 제한되고 아기에게 영양 공급이 느려져 아이의 성장이 느려지고 자궁 근육이 예민해지고 조산의 위험이 증가한다.

즐겁게 자주하는 운동이 이런 심각한 피로, 다리 혈류 정체 또는 저혈압 같은 대부분의 문제를 만들지 않는다는 것이 알려지자, 연구자들은 직장 내 신체적 스트레스와 여가 운동으로부터의 신체적 스트레스를 구분하여 조산이나 저체중아 출산과 연관이 있는지 확인하기 시작하였다. 현재까지, 모든 연구들은 여가 운동이 임신 결과에 예상과는 다른 영향을 미친다는 것을 보여준다. 저체중아 출산이나 조산 발생을 증가시키지 않았고, 실제로는 그 발생을 감소시킬지도 모른다.

이 결과는 이미 챕터 2에서 논의된 아이디어와 일맥상통한다. 예를 들어, 임신과 운동의 기능적 적응 사이의 상호작용에 의해 만들어진 생리학적 상태는 대부분의 상황에서 순환과 신진대사의 스트레스로부터 보호된다. 이제 여성이 임신 중후반 동안에 계속해서 활발하고 지속적으로 체중 부하 운동을 했을 때, 같은 결과가 생기는지 살펴보자.

규칙적인 운동과 조산 Regular Exercise and Premature Birth

우리가 연구를 시작했을 때 가진 질문 중 하나가 "임신 동안 지속적인 체중 부하 운동(자전거와 수영이 아닌 달리기 또는 에어로빅)을 유지하는 것이 조산의 위험을 높이는가?"

였다. 우리는 또한 갑작스러운 발차기로 인한 충격이나 반동, 탄도 운동(ballistic movement)들이 조기 양막 파수를 일으킬 수 있을지 고민했다. 이 질문에 대답하기 위해 우리는 마지막 생리 주기에서 7주 또는 7주 반에서 8주 후에 임신 초기 테스트, 정확한 생리와 성관계 이력, 초기 초음파 검사를 통해서 연구에 등록한 여성들의 정확한 분만 예정일을 조사했다.

우리는 임신 기간 동안 기본 체력 유지 수준 이상의 강도 또는 지속적으로 체중 부하 운동을 하는 여성들의 운동수행 정도를 관찰했다. 우리는 이들을 출산 시기가 일치하는 대조군(규칙적인 운동을 하지는 않지만 활동적인 라이프 스타일을 유지하는 여성그룹) 그룹과 비교했다.

운동 특성 Exercise Characteristics

운동 그룹은 2가지 운동 수행 기준을 충족해야 했다. 첫 번째로 임신 전 운동 수준의 50% 이상 강도로 운동을 유지해야 했다. 두 번째로 기초 체력 수준을 유지하기 위해 요구되는 운동 수준(중등도 강도로 일주일에 3번 20분 정도) 그 이상으로 운동 수준을 유지해야 했다. 따라서, 임신 전에 일주일에 5번 유산소 운동을 하다가 임신 중후반에 2번으로 줄인 여성은 운동 그룹에 포함시키지 않았다. 달리기를 하는 주자들의 경우에도 최대 유산소 능력의 65%로 30분씩 일주일에 3번을 계속해서 달렸을지라도 그들의 주간 주행거리의 50% 이상 감소한 경우에는 포함시키지 않았다.

그러나, 운동 그룹의 70% 이상 여성들은 2가지 운동의 기준을 계속해서 충족시켰고, 대부분의 임신 전 운동 수준의 50% 이상의 운동 수준을 유지하였다. 지난 3개월 동안, 그들

임신동안 규칙적으로 활발한 운동을 계속하는 것은
양막 파열이나 조기 분만의 발생률을 증가시키지 않는다.

의 평균 운동 강도(최대 유산소 능력의 66%에서 59%로)는 약간 떨어졌지만, 주당 운동하는 시간이 증가하는 경우도 많았다. 그 결과, 개개인의 운동 수행 수준이 임신 전 수준의 50~130%까지 였고 평균은 71%였다.

절반가량의 여성들은 임신 30주까지 운동을 유지하였고 절반은 임신 전 수준의 50% 정도로 운동량을 줄였다. 주된 이유 중 첫 번째는 출산을 준비하기 시작하면서 여유 시간이 없었기 때문이다. 두 번째 이유는 운동이 아기에게 해로울 수 있고 조산을 일으킬지도 모른다는 걱정을 하는 주변 사람들(엄마, 남편, 친구 또는 의사)의 걱정 때문이다. 세 번째 이유는 그들 스스로에 대한 걱정때문이다. 신체적 불편함은 거의 없었고, 부상이 운동 중단의 원

> 지속적으로 활발한 운동을 유지하는 것은 임신 기간 동안 전반적으로
> 태아의 성장을 저해하는 것 없이 태아의 지방을 감소시킨다.

인이 되지는 않았다. 실제로 우리의 연구에 참여한 250여명의 여성 중에 임신 후기에 운동 관련 부상으로 운동을 그만 둔 경우는 없었다.

우리는 모든 여성들을 추적 관찰했고, 나머지 두 그룹 아닌 세 그룹으로 나누어 정확한 출산 시기에 대한 정보를 조사했다. 200명 이상의 여성들은 출산 전 일주일까지 활발한 운동을 계속했고, 임신 초중반 동안 격렬하게 운동을 했던 80명 이상의 여성들은 운동을 줄이거나 중단했다. 세 번째 그룹은 지속적으로 운동을 하지는 않았지만 가끔 테니스, 걷기, 공원가꾸기 등을 하는 약 250명의 여성들로 구성되었다.

연구 결과 Study Results

결과를 살펴본 결과, 반복적인 달리기 운동과 갑작스러운 유산소 운동 동작은 진통이 시작되기 전에 양수 파열을 일으키지 않는다는 것이 확실했다. 임신 37주가 시작되기 전에 이런 가능성은 매우 낮고, 세 그룹에서 모두 똑같았다. 이것은 또한 임신 말기에도 마찬가지이다. 자궁 경부가 열리기 시작하더라도 여성들은 진통 전에 양막 파수 없이 유산소 운동을

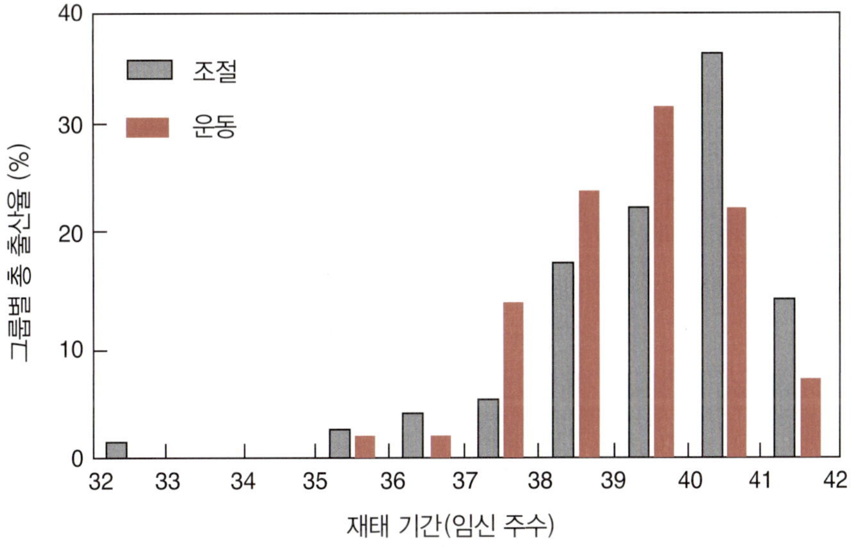

그림 3.1 운동과 출산 시기. 두 가지를 주목하라. 운동은 조산아 출산을 증가시키지 않았고, 운동하는 여성들은 37주 이후부터 예정일 사이 좀 더 일찍 출산했다.

지속할 수 있었다.

그림 3.1에서는 신체적 활동성을 유지한 대조그룹과 운동을 지속했던 연구 그룹 사이의 분만 주수를 보여준다. 임신 32주부터 42주까지 각 주마다 출산한 여성들의 두 그룹 사이 비율을 보여준다.

임신기간 동안 규칙적인 운동을 지속하는 것이 37주 이전의 미숙아 출산율을 높인다는 증거는 없다. 그러나, 37주 후에는 완전 다른 결과를 보인다. 37주 이후 각 3주 동안은 운동을 지속한 그룹의 여성들이 출산율이 더 높았다. 그 결과, 출산 예정일 전에 출산한 사람들(72%)은 대조군(48%)보다 많았다.

게다가, 대조군 여성들은 출산 예정일에서 2주가 지날때까지 출산율이 운동한 여성들을 따라잡지 못했는데, 이것은 분만이 시작되기 전까지 규칙적이고 지속적으로 운동을 한 여성이 규칙적인 운동을 하지 않는 활동적인 생활습관을 가진 여성들보다 보통 5~7일 정도 빨리 출산한다는 것을 의미한다. 실제로 이것은 운동의 효과라고 볼 수 있다.

또한 선량 반응 효과(dose-response effect)가 있는지 알아봤다. 운동을 많이 한 여성이 운동을 적게 한 여성보다 분만을 일찍 했을까? 우리는 어떠한 일관된 관계도 감지

> 임신 중 규칙적인 운동을 시작하는 것이 조산의 확률을 높이지 않는다.

하지 못했다. 적당히 어렵거나 힘든 수준으로 하루에 20분 이상 일주일에 3번씩 유지하는 한, 절대적 운동량과 상대적 운동량 어떤 것도 결과에 차이를 만들어 내지 않았다.

마지막으로, 임신 중반에 운동을 멈춘 여성 그룹의 출산 시기는 대조군과 다르지 않았다. 따라서 만약 임신 초중기에 열심히 운동을 하고 중단했다면, 분만 시기는 달라지지 않는다. 예정일보다 5~7일 정도 일찍 출산하는 이익을 확실히 얻기 위해서는 분만 예정일까지 운동을 지속해야 한다. 운동량은 단지 기본 체력 수준을 유지하기 위한 정도면 된다(일주일에 3회 또는 그 이상 20분씩 적당히 어렵지만 힘든 수준). 이 이하 수준으로 낮춘다면 운동의 장점을 얻을 수 없을 것이다.

우리는 임신 중후반에 예정일보다 분만을 앞당기는 운동의 유형이나 운동량이 있는지 판단할 수 없었다. 이것은 임신 전에 규칙적으로 또는 임신 기간 동안 계속해서 경쟁 운동에 참여했던 여성들은 위험성을 증가시키지 않고 같은 수준의 운동 수준을 유지할 수 있다는 것을 나타낸다. 비록 케이스는 많지 않았지만, 그들은 조산의 위험을 증가시키지 않고 임신 전 운동 수준의 110~130%까지 올릴 수 있을 것으로 보인다.

하지만 임신 중에 운동 프로그램을 시작한 여성들은 어떨까?

임신 중 피트니스 프로그램의 시작
Starting a Fitness Program during Pregnancy

불행하게도, 임신할 즈음 또는 임신 초기에 기본적인 운동을 시작하는 것에 대한 영향은 조사된 바가 없었다. 그러나 지난 15년 동안 임신 중기에 운동을 시작하는 것에 대한 효과에 대해 조사한 많은 연구들이 있다. 운동은 보통 임신 4개월 초기에 시작해서 예정일까지 지속되었다. 연구에서의 운동 유형은 수영, 실내 싸이클, 걷기 그리고 써킷 트레이닝이 포함되었다. 몇몇 연구에서, 여성들은 체력 향상이 입증될 만큼의 충분한 운동을 했다. 하지만 결과를 조합했을 때 활동량이 거의 없는 여성들과 비교 시 분만 시기는 차이가 나지 않았다.

규칙적인 운동이 태아의 성장에 미치는 영향
Effects of Regular Exercise on Fetal Growth

규칙적인 운동이 아기의 성장에 미치는 영향을 조사하기 위해, 우리는 연구하고 있는 여성들에게서 태어난 아기들을 출생한 지 24시간 이내에 상세하게 체크하였다. 우리는 신중하게 표준화된 접근법을 이용해 아기의 체중, 신장, 머리 사이즈(머리둘레), 바지 사이즈(복부 둘레), 그리고 비만(피하지방 두께)을 측정했다. 그 후에 세 그룹사이 측정치들을 비교했다(운동을 계속한 그룹, 통제한 그룹, 운동을 멈춘 그룹). 두 그룹을 대조군과 비교한 결과는 그림 3.2에 나와 있다. 표 3.1은 세 그룹을 비교한 것이다.

그림 3.2에서는 계속 운동을 한 여성들이 출산한 아기들의 출생 체중의 분포가 왼쪽

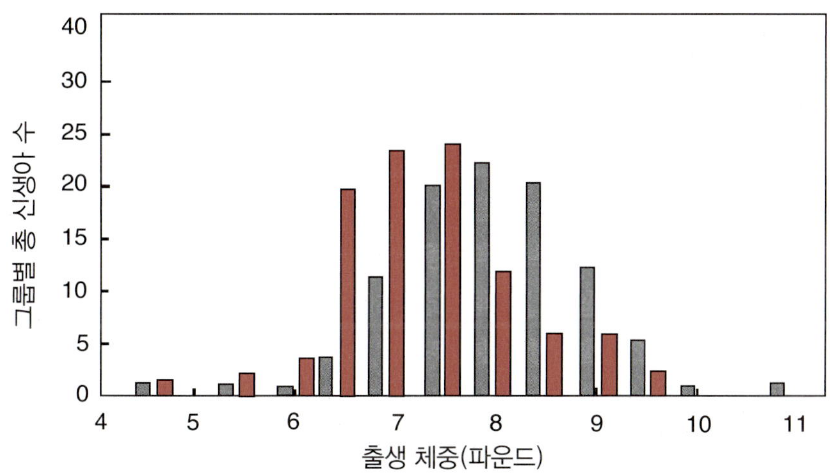

그림 3.2 운동과 출생 시 체중. 2가지를 주목하라. 운동하는 여성들에게서 저체중아 출산은 없었지만 정상 체중보다 조금 가벼운 아기를 출산하였고, 몇몇만이 과체중아를 출생하였다.

표 3.1
태아 성장에 임신 기간 동안의 규칙적인 운동이 미치는 효과

	운동지속 그룹	대조군	운동중단 그룹
체중 (파운드, 온스)	7-2	8-0	8-8
체중 백분율	43	63	73
신장 (인치)	20.24	20.24	20.35
체중/신장 비율	3.52	3.95	4.18
머리 둘레 (인치)	13.78	13.82	13.90
복부 둘레 (인치)	12.44	13.46	14.00
머리/복부 둘레 비율	1.11	1.03	.99
체지방률 %	10.70	15.90	18.70

참고: 세 그룹의 영아들에게서 얻은 수치의 평균값을 테이블에 표기하였다.
체중이 많이 나가는 아기일수록 상대적으로 키도 컸다. 체중/신장 비율이 높을수록 통통한 아기이고 머리/복부 둘레 비율이 높을수록 마른 아기임을 의미한다.

으로 이동하는 것을 보여준다. 운동 그룹에서는 무게가 7파운드 8온스(3.5g) 미만인 아기들이 더 많았고, 무게가 많이 나가는 아기들은 적었다. 이 변화에 대한 결과로, 운동 그룹에서 아기들의 평균 출생 몸무게는 14온스 약 400g) 더 적게 나갔다(8파운드 vs 7파운드 2온스. 3.6g vs 3.2g). 게다가, 피하지방 두께는 대조군보다 더 얇았다(11-16% 체지방). 그러나, 운동하는 그룹에서 저체중 아기의 발생률은 증가하지 않았고(5파운드 8온스 미만, 2.5g 미만), 신장과 머리 성장 모두 영향 받지 않았다. 아기들은 대조군과 비교시 뇌, 장기, 근육 그리고 뼈 발달에 있어 같은 성장속도를 보였다. 하지만 지방량은 그렇지 않았다. 즉, 큰 머리와 작은 배를 가지고 있었고 팔과 다리에 지방이 많지 않았다.

또한 엄마가 임신 전에 했던 운동량보다는 임신 후기에 한 운동의 양이 이러한 효과를 증가시키는 것으로 판명되었다. 예를 들어, 일주일마다 15마일에서 20마일로 달리는 거리를 늘려온 여성은 임신 후기에 35마일에서 25마일로 달리기 거리를 줄인 여성보다 1파운드정도 무게가 적게 나가는 아이를 낳았다. 비록 첫번째 여성은 두번째 여성보다 주당 주행거리가 25% 정도 적었지만 말이다.

마지막으로, 체지방량의 차이는 약 8온스(227g)정도였다(대조군 아기들의 체지방량 [20온스] - 운동그룹 아기의 체지방량[12온스]). 5~7일 일찍 태어난 아기와 무게 3~4온스 정도 차이로(임신 후기에는 태아는 일주일에 약 5온스 늘어난다.) 모든 출생 시 무게의 차이를 설명할 수 있다. 따라서, 운동으로 인해 성장이 감소하는 단 하나의 조직은 아기의 지방이다. 다음 질문은 "만약 크다는 것이 단지 뚱뚱한 것이라면, 태어날 때 큰 것이 더 좋은 것인가?"이다.

임신 후반 규칙적인 운동의 중단
Stopping Regular Exercise Later in Pregnancy

표 3.1에서 보이는 것처럼, 임신 초기에 강도 높게 운동을 유지하다가 임신 후기에 중단한 그룹은 연구 그룹 중에서 가장 무거운 체중과(8파운드, 8온스) 체지방률이 높은(19%) 아기를 출산했다. 이유는 초기 운동이 태반을 발달을 활성화시키기 때문으로 보인다. 일단 엄마가 운동을 멈추면, 아기에게 성장을 활성화시키는 열량과 영양분이 많이 공급되게 된다. 계산해보면, 5와 1/2온스의 증가(약 70%)는 단순히 지방량의 증가에 기인한다. 임신 후기에 운동을 중단하면 체지방이 더 많은 큰 아기를 낳는 경향이 있다.

임신 중 규칙적인 운동의 시작
Starting Regular Exercise during Pregnancy

우리의 연구자료에 따르면, 임신 두 번째 달에 운동을 시작하는 것은 출생 무게와 신생아 지방량은 감소시키지만, 다른 연구에서 보고된 것(일주일에 3번, 15~20분)보다 운동의 기간과 빈도가 높아야 (일주일에 5번, 40분, 적당히 힘든 강도) 그 결과를 기대할 수 있다.

규칙적인 운동이 태반성장에 미치는 영향
How Regular Exercise Affects Placental Growth

우리는 만약 운동이 아기의 성장에 영향을 미친다면 태반의 성장에도 영향을 미칠것이라고 추론했다. 그래서 우리는 특별한 초음파 기술을 사용해 아기가 좀 더 빨리 자라는 임신 중기(16~24주 사이) 동안의 대조군과 운동하는 사람들 그룹의 태반 성장을 측정하고, 그림 3.3의 놀라운 결과를 얻었다.

보이는 것처럼, 이것은 많은 것을 설명한다. 운동은 태반의 성장을 조금도 늦추지 않았다. 오히려 태반의 성장을 증가시켰고, 궁극적으로 임신 후기에 태반의 기능을 향상시켰다. 운동이 지속되는 경우, 태반은 임신 중기에 거의 1/3정도 성장했고, 만삭 쯤에는 표면 면적과 혈관이 약 15%정도 더 많아졌다. 이것은 임신 초기에 운동을 하다가 후기에 멈추는 것이 왜 큰 아기를 낳게 하는지 설명한다. 규칙적인 운동이 임신에 미치는 영향의 또 다른

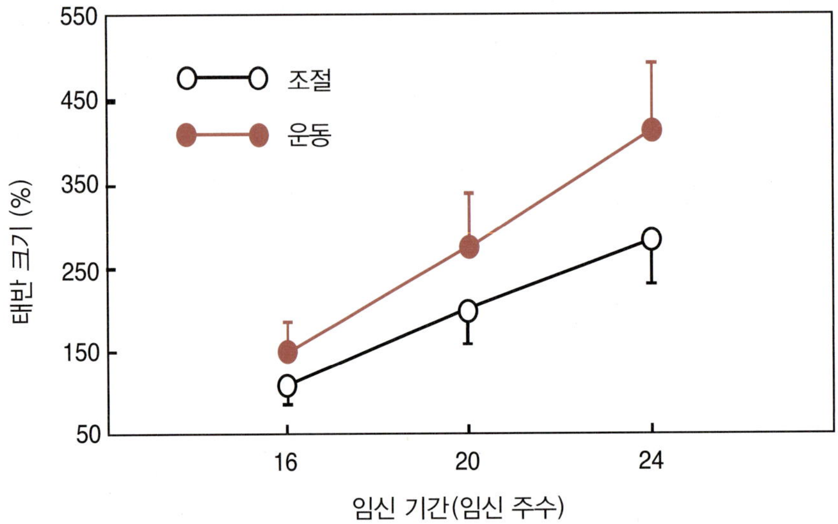

그림 3.3 운동과 태반의 성장. 운동하는 여성의 태반은 그렇지 않은 여성들의 태반보다 더 빨리 자란다.

예로 규칙적 운동은 임신 후기 합병증으로 인한 태아 위험을 줄여줄 수 있다.

요약

이제 우리는 운동, 조산, 그리고 태아와 태반 성장률 사이의 상호작용에 대해 살펴볼 것이다. 왜냐하면 그것은 전체적인 운동 프로그램을 설계할 때 매우 중요하기 때문이다. 먼저, 지난 연구의 결과에서 보듯이 규칙적인 운동 프로그램을 계속하거나 시작하는 것은 임신 전보다 임신 기간 중 양막파열이나 조산의 위험을 증가시키지 않는다.

게다가, 이것은 달리기, 다양한 형태의 유산소 운동, 크로스컨트리 스키, 계단오르기, 자전거 타기 그리고 서킷 트레이닝을 포함한 많은 운동 모드에서 사실로 보여진다. 그러나 임신기간까지 많은 체중 부하 운동을 하면 약 50%의 확률에서 출산 예정일보다 조금 빨리 출산을 할 확률이 증가하는 것을 나타낸다(만약 임신한 여성이라면 확실하게 증가). 비체중 부하운동은 출산시기를 바꾸지는 않고, 현저하게 수준을 줄인 상태에서 계속해서 체중 부하 운동을 하거나 완전히 멈춘 여성들에게도 마찬가지이다.

3 태반성장에 운동이 미치는 영향

만약 여성이 임신 중기 내내 일주일에 3번, 20분 동안 적당히 힘든 수준으로 운동을 한다면, 평균보다 나은 태반의 성장과 기능 용량을 활발하게 하는데 충분하다. 만약, 임신 후기 내내 같은 수준으로 운동한다면, 다른 태아 조직의 성장을 방해하는 것 없이 과도한 태아 지방 축적을 통제하는데 충분하다. 그러나, 운동을 줄이거나 그만둔다면 , 모두 물거품이 되어버린다. 이런 경우 훨씬 더 크고 뚱뚱한 아기를 가지게 될 것이다. 만약 그녀가 이전에 운동을 하지 않았거나 임신 기간에 처음으로 운동을 시작했다면, 태반의 성장 촉진이 가능하지만, 과도한 지방 축적을 제한하기 위해서는 임신 후기에 거의 2배의 운동이 필요하다. 다음으로, 임신 중 운동이 2가지 산후에 미치는 영향인 영아에서의 수유와 성장에 관한 또 다른 관심 영역을 살펴보려고 한다.

4 운동이 태아와 유아기에 미치는 영향

Exercise Effects on Fetus and Early Childhood

우리가 연구를 시작했을 때, 임신 중 운동 문제에 관심이 있는 대부분의 사람들은 운동의 생리학적 요구가 태아에게 해를 끼칠 수 있다는 우려를 나타냈다. 운동은 아기의 체온을 높이거나 필요한 산소, 포도당 또는 다른 영양분을 빼앗을 것이라고 믿어졌다. 이곳은 연구하기 어려운 영역이기 때문에, 아무도 이 우려를 뒷받침할 객관적 발견이 있는지 판단하려고 하지 않았다. 마찬가지로, 임신 기간 동안 규칙적인 운동이 출산 후와 분만 기간 동안 아이에게 도움이 된다는 객관적인 증거가 있는지 여부를 판단하려는 사람은 아무도 없었다. 이용 가능한 가장 좋은 정보는 아기의 신체적, 정신적 상태를 측정하는 총계인 압가(Apgar) 스코어가 임신 기간 내내 운동을 한 여성의 자녀들에게 우울하지 않았다는 것이다.

나는 항상 태아의 행복에 대한 문제를 위험요소-이익관계의 질문의 관점으로 바라보았다. 임산부의 지속적이고 고강도의 활발한 운동활동 참여를 지지하기 전에 이와 같은 질문에 대한 적절한 대답이 필요하다. 따라서, 나는 태아의 잠재적 위험 및 이익 문제를 다루기 위해 고안된 하나 이상의 요소를 포함했다. 또한 이와 관련된 많은 것들에 대한 논의를 이미 진행했다(유산, 선천적 기형, 미성숙, 잠재적 위험을 내포한 열 스트레스 등). 지금까지 임산부의 운동참여와 관련된 위험요소에 대한 증거는 불충분 하지만 동시에 이익이 존재한다는 것도 발견하지 못했다는 사실을 기억할 것이다.

이번 장은 우리의 연구를 통해 발견한 산모운동이 태아에게 제공하는 여러가지 이익에 대해 초점을 맞추고 논의를 진행할 것이다. 임신 중 여러 차례에 진행할 수 있는 산모운동에 대한 아기들의 반응으로 시작하여, 산모들이 운동을 할 경우 더 좋은 건강상태를 유지하고, 출산의 스트레스를 더 잘 견딜 수 있는 여러가지 증거들을 제공한다. 다음으로, 이렇게 운동을 진행하는 산모와 그렇지 않은 산모의 자궁 안쪽에서의 태아 발달패턴의 차이에 대한 근거를 제시한다. 마지막으로, 운동하는 여성에게서 태어난 아기들이 신체적으로 활동이 적은 산모로부터 태어난 아기와 비교했을 때 가질 수 있는 장점을 이해하는데 도움이 되는 몇 가지 정보에 대해 논의한다. 그리고 나서, 장기적인 형태측정학 및 신경 발달 추적 연구들을 결과를 제공한다.

산모운동에 대한 아기의 신체적 반응
Baby's Physical Responses to Maternal Exercise

우리가 연구에서 가장 먼저 살펴본 것은 산모 운동에 대한 반응으로써 아기의 심장박동수, 장 기능, 그리고 신체 활동을 포함했다. 이러한 지표는 규칙적인 산모 운동이 자궁혈류 및 산소 전달의 간헐적인 감소에 효과적으로 대처하는 아기의 능력을 향상시킨다는 것을 나타낸다. 이러한 생리학적 이점은 임신중 외상, 다른 응급의료 상황, 분만 시 합병증과 같은 예기치 못한 임신성 스트레스가 발생할 때 추가적인 보호를 제공하기 때문에 태아의 실제적 생존 가치를 높여준다.

태아의 심박 수 반응 Fetal Heart Rate Response

많은 연구자들이 운동이 태아의 심박 수에 미치는 영향에 대해 연구하였으나 연구마다 상반되는 결과를 보여주고 있다. 대부분의 초기 연구에서는 태아의 심박 수는 변화가 없었지만, 몇몇 연구에서는 증가하고 때로는 감소하는 결과를 보여주었다. 이러한 결과는 운동요법의 특성 또는 여성의 특성에 따른 다양한 반응이 존재할 수 있음을 시사하였다. 그래서 우리는 태아의 심박 수 반응이 운동의 다양한 구성요소(유형, 강도, 지속 시간), 여성의 특징(건강과 체력 수준) 또는 임신과 관련된 특성(건강 상태, 임신 초기 및 말기 등)과 어떤 관련성이 있는지 연구하기로 결정했다. 그 이후 우리는 다양한 상황에서 가능한 많은 여성으로부터 운동 전, 운동 중, 운동 후의 태아 심박 수를 측정하였다.

우리가 처음으로 주목한 것은 거의 100%의 여성들에게서 태아 심박 수가 운동 중 그리고 운동 직후에 증가했다는 것이다. 이것은 아마도 아기가 운동하는 동안 가벼운 스트레스를 경험하고 있다는 것을 보여주며, 이것은 심박 수의 반사적 증가를 야기시켰다. 따라서, 적어도 우리가 연구한 수백 명의 운동 여성들의 아기들에게 *정상적*이거나 일반적인 반응은 운동 중 심박 수의 증가이며, 운동 세션이 끝나면 점차적으로 운동 전 기준 심박 수로 되돌아가는 것이다.

우리는 운동의 많은 요소들이 태아의 심장 박동수 반응 차이를 만들어 낸다는 것을 발견하였다.

- 운동*지속* 시간이 중요했다. 태아의 일정한 심박 수 반응을 확인하기 위해서는 최소 10분 이상의 운동이 요구되었다. 이 때문에 많은 연구자들이 태아의 심박 수 반응을 보지 못한 이유가 설명되었는데, 왜냐하면 이전 연구자들이 적용한 산모의 운동 지속 시간이 10에 미치지 못했기 때문이다. 다른 모든 조건이 동일하다고 가정하면, 산모가 10분 이상 운동을 하면 할수록, 태아의 심박 수는 점점 증가하게 된다. 이것은 마치 오랫동안 운동을 계속할 때, 일반적으로 확인 가능한 심박 수의 증가 비율과 비슷했다. 이것은 스트레스 이론과 일치했다.
- 운동 *유형* 또한 중요했다. 중력에 대항하여 신체를 움직이기 위해 산모의 근육의 많은 부분을 사용해야 하는 활동(에어로빅, 달리기, 계단오르기, 등산, 크로스컨드리 스키 등)은 근육 사용이 상대적으로 적은 활동(수영, 자전거타기, 조정, 승마 등)과 비교하였을 때 더 큰 태아의 심박 수 변화를 확인할 수 있었다. 이 발견은 운동 지속시간에 따라 태아의 심박 수 차이가 생긴다는 발견과 함께 우리에게 중요한 단서를 제공해 주었다. 즉, 태아의 심박 수가 증가하게 된 이유는 아마도 자궁의 혈류량 감소였을 것이다. 왜냐하면 더 많은 근육을 사용하고 오랜 시간 동안 운동을 지속하게 되면, 근육에 필요한 혈액의 양이 증가하게 되고 내장기관의 혈류량 감소를 통한 신체 전반적인 혈류량 재분배가 필요하기 때문이다. 자궁의 혈류량이 감소하게 되면 태아를 위한 산소량이 감소하게 된다. 태아의 혈관에 있는 특별한 세포는 이러한 변화를 감지하고 산소의 부족을 보완하기 위해 스트레스 반응을 일으킨다.
- 운동 *강도*도 중요한 요인이다. 우리의 해석이 맞는지 확인하기 위해 산모가 더 열심히 운동을 진행하였을 때 운동에 대한 태아의 심박 수 반응 변화를 살펴보았고, 그 결과 태아의 심박 수는 강도가 증가할수록 동일하게 증가하는 것을 확인할 수 있었다. 산모가 더 열심히 운동할수록 자궁의 혈류량은 감소하고 이에 대한 반응으로 태아의 심박 수 증가는 커진다.
- 마지막으로, 태아의 *신경계*의 성숙에 따른 심박 수의 반응이 증가하는지에 대한 검사를 진행하였다. 출산이 가까워 질수록 태아의 심박 수는 증가할 것이라는 가설을 가지고 있었으며, 우리의 해석이 정확하다면, 우리가 예상한 결과를 볼 수 있었다.

따라서 태아 심박 수의 증가는 아기가 경험하는 스트레스의 크기에 따라 직접적으로 달라지는 것이 분명해 보였다. 이 때문에, 태아가 경험한 스트레스가 얼마나 정상적인지, 그리고 얼마나 과한지에 대한 의문이 제기되었다.

스트레스의 정도의 안전한 상한선 결정
Determining the Safe Upper Limit of Stress

첫번째 단계로, 우리는 초음파 기법을 사용하여 태아의 뇌로 전달되는 혈류량이 증가되기에 충분한 스트레스의 정도에 대해 알아내었다. 이것은 비록 정상적인 보호 반응이였지만, 혈류량이 증가했다는 사실은 상한선이 정확하지 않은 상태에서 위험할 수 있다는 점을 시사하였다. 그래서 안전한 상한선을 결정하기 위해 다른 요소들을 살펴보았다.

태아의 내장 기능 Fetal Bowel Function

우리는 태아가 자궁 안에서 내장을 움직이고, 조절능력을 잃는 정도의 충분한 스트레스를 받고 있는지 살펴보았다. 아기가 스트레스를 받으면 내장으로 흐르는 혈액의 양(즉, 산소공급량)이 감소하여 내장이 움직이도록 자극한다. 태아를 통과하는 물질을 메코늄(meconium)이라고 하는데, 태아를 둘러싸고 있는 액체와 막에 짙은 녹색을 띄게 하기 때문에, 만약 분만 중 막이 깨지게 되면 쉽게 발견할 수 있다.

그래서 우리는 지난 몇 주 동안 매우 높은 수준에 운동을 참여하고, 또는 오랫동안 운동에 참여한 여성들의 태아를 자세히 살펴보았다. 산모 운동 중에 심박 수가 분당 5회 이상 증가했던 태아들도 분만 시 메코늄에 체액이 묻어 있는지 연구하였다. 그러나 아기들에게서는 메코늄을 확인할 수 없었으며, 이것은 태아 심박 수가 운동 전 보다 분당 25-35회 더 높은 것이 정상적인 반응이였을 것으로 해석할 수 있었다. 왜냐하면 이것은 아기가 내장을 움직여야 할 만큼 충분히 산소수치를 낮게 떨어뜨리지 않았기 때문이다.

태아의 호흡 및 활동 Fetal Breathing and Activity

다음으로는 산모가 운동하는 동안 아기의 호흡과 활동에 대해 살펴보았다. 한가지 기억해야 할 사실은 아기들은 태어나기 전, 이미 저와 여러분(성인)과 많이 닮아 있다는 것이다. 몸이 좋지 않을 때는 움직임을 멈추고, 충분한 산소를 공급받지 못할 때는 숨을 헐떡이는 것을 초음파를 통해 확인할 수 있다. 그래서 우리는 운동이 효과가 있는지 관찰했다.

> 지속적인 운동에 대한 태아의 정상적인 반응은 심박 수의 증가이다.

우리는 태아가 숨을 헐떡이는 것을 본적은 없지만, 처음에는 거의 100%의 아기들이 조용하고, 산모가 운동을 멈춘 후 몇 분 동안 호흡을 하지 않는다는 것에 주목했다. 다만 운동 전 20분 동안의 태아의 신체활동 및 호흡과 운동 후 20분 동안의 반응을 비교했을 때, 호흡 동작은 약간 줄어들고 신체활동은 변화가 없음을 확인할 수 있었다. 휴식 후 아기의 어깨 움직임을 운동 후와 비교하면, 실제로 운동 후 활동량이 증가했음을 볼 수 있었다. 산모의 운동은 저산소에 의한 태아의 호흡 및 활동을 변화시키지 못했기 때문에, 아기의 심박 수 증가는 산소의 부족으로 인한 변화가 아니라 운동에 대한 정상적인 스트레스라는 결론을 내릴 수 있었다.

만약 태아의 심박 수가 너무 높다면

태아의 심박 수가 매우 높아지거나(분당 180회 이상), 분당 20박 이하 감소하거나, 운동 후 태아가 오랫동안 조용히 있을 경우(30분 이상) 어떻게 해야 할 것인가에 대한 궁금증에 대한 내용. 이러한 태아 반응은 임신성 합병증을 가지고 있지 않은 산모에게서는 거의 나타나지 않는다. 따라서, 이러한 일이 발생된다면, 이 현상을 경고로 해석하고 추가적인 의학적 진단 및 평가가 요구된다. 급성으로는, 산모는 왼쪽으로 누운 후 수분을 섭취하고 아기의 심박 수와 활동성을 관찰해야 한다. 아기의 심박 수와 활동은 즉시 정상 수준으로 돌아가야 한다. 그 이후 의사에게 알려야 한다. 다른 증거가 확실하지 않는 한, 이러한 반응은 산모의 산소시스템(폐, 혈류, 태반기능 등)의 일부 연결이 정상적으로 작동하고 있지 않다는 것을 가정할 수 있다. 산모는 이러한 원인이 정확하게 규명되고 문제가 해결될 때까지 운동을 통해 산소 시스템에 스트레스를 제공해서는 안된다.

당신은 아마도 이렇게 질문할 수 있을 것이다: "어떻게 아기의 이상 반응을 알 수 있나요?"

"아기의 반응을 확인하기 위해 무엇을 해야 하나요?"

태아의 심장 박동을 주기적으로 관찰하거나 운동 후 태아의 활동에 특별한 주의를 기울이지 않는 한, 이런 일들이 발생되고 있다는 것을 알 수 없을 것이다. 아기의 움직임이 많은 산모들에게 안정감을 제공하기 때문에 주기적으로 아기의 움직임을 체크하는 것이 필요하다. 태아의 심박 수 확인을 위해서는 특별한 장비와 훈련을 필요로 하지만, 연습을 통해서 산모 스스로 확인할 수 있을 것이다. 하지만, 우리의 경험에 비추어 볼 때 건강하고 정상적인 임신을 하고 있는 산모에게 태아 심박 수 자가 평가를 추천하지는 않는다.

태아의 심박 수 감소 Drop in Fetal Heart Rate

지금까지 운동 중 또는 운동 후에 태아의 심박 수의 증가에 대해 이야기를 했지만, 반대로 심박 수의 감소의 가능성도 존재한다. 이러한 심박 수 반응을 인식하고, 만약의 경우를 대비하여 심박 수 반응이 무엇을 의미하는지 이해하는 것이 중요하다. 산소의 갑작스러운 부족현상은 태아의 심박 수를 급격하게 떨어뜨리고 산소 공급이 원활해질 때까지 낮은 심박 수

> 임신 중 · 후반에 산모 운동 후 30분 동안 태아의 발길질이 없거나
> 심박 수가 떨어지는 현상의 발생은 상황이 명확하게 확인되기 전까지
> 운동을 중지하라는 경고 신호로 해석할 수 있다.

상태를 유지한다는 사실은 이미 알려져 있다. 따라서, 태아의 심박 수 감소에는 다양한 원인이 있지만, 분당 심박 수가 20회 이상(20초 이상) 감소하는 것은 심각한 산소부족으로 해석되어야 한다.

이러한 일이 일어날까? 물론 그렇다. 선행 연구 문헌에는 산모 운동에 대한 태아의 심박 수 반응이 15–20% 정도 발생한다고 보고되었다. 그러나 이러한 태아의 심박 수 반응은 일반적으로 연구자들이 상대적으로 운동에 적합하지 않은 산모를 대상으로 운동을 실시하고, 그들이 견딜 수 있는 최대 수준으로 급격하게 운동강도를 증가시킬 때 관찰되는 현상이

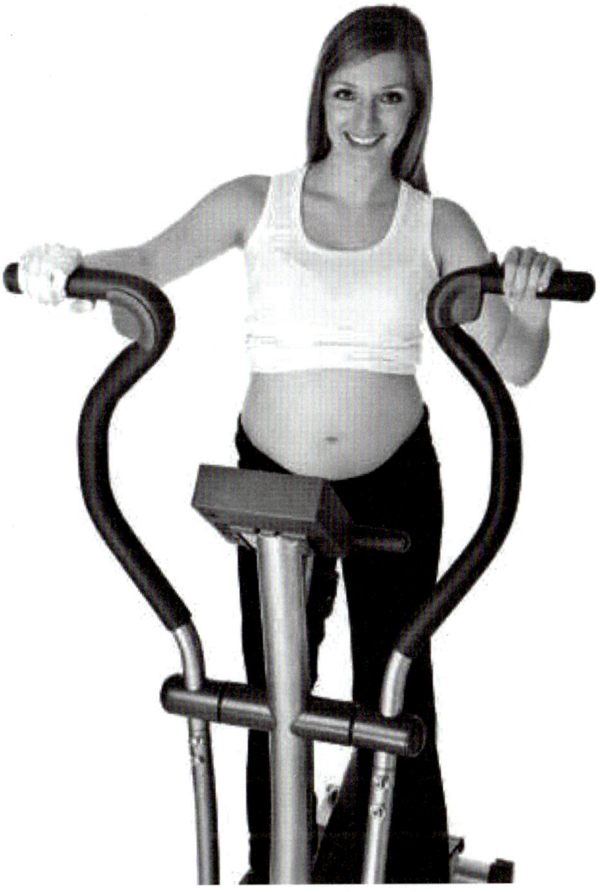

그림 4.1 적어도 한 회당 최소 20분 정도 유지하고 즐길 수 있는 유산소 운동을 선택한다.

다. 내가 아는 한, 운동 경험이 적은 산모들에게 매우 격렬한 운동이 자궁의 혈류를 감소시켜 아기에게 심각한 산소 부족 현상을 일으킬 수 있다는 것을 의미한다. 건강한 여성이 최대 수준까지 운동을 할 때 이와 같은 현상이 발생하는지 여부는 아직 정확하게 밝혀지지 않았다. 왜냐하면 아직 실질적이고 직접적인 실험이 이루어지지 않았기 때문이다. 하지만 지금까지 우리가 진행한 건강한 여성을 대상으로 최대 능력의 85% 이상으로 운동할 때 태아 심박수의 반응을 확인한 적이 없다. 운동에 대한 태아 심박 수 반응이 건강한 여성에게 발생된 적이 있는가? 그렇다. 하지만 드물다. 우리는 2천회가 넘는 운동 세션을 모니터링 했고 두 명의 산모를 관찰하였다. 두 경우 모두 분만에 가까워서 태아의 머리가 산모의 골반 아래쪽으로 내려와 있을 때였다. 두 여성 모두 지속적으로 운동에 참여하였고 곧 분만을 하였다. 두 아기 모두 분만 중에 문제가 없었고 양수는 깨끗했다. 따라서 우리는 운동 중 심박 수 하락이 아마도 산소 부족에 의한 것이 아니라, 산모의 골만 구조로부터 머리에 가해지는 압박에 의한 것이라고 생각한다.

이러한 반응에 대한 해석 Interpreting These Responses

태아의 심박 수가 증가하고 감소하지 않는다는 것은 규칙적인 운동에 의한 적응이 심장 조직의 산소결핍 없이 산소 전달의 현저한 감소에 완전히 적응할 수 있다는 것을 의미한다. 마찬가지로 분만이 가까워져 올 때 격렬한 운동 또는 장시간 운동이 태아의 내장 움직임을 야기시키지 않는다는 것은 내장으로 산소공급하는데 큰 문제가 없다는 것을 의미한다.

태아의 호흡 움직임과 신체활동이 정상으로 유지된다는 사실은 뇌와 근육으로 적절하게 산소공급이 이루어지고 있음을 의미한다. 따라서, 운동하는 산모의 아기는 아마도 운동하지 않는 (좌식생활을 하는) 산모의 아기보다 잠재적인 문제들을 다룰 수 있는 능력이 훨씬 더 잘 준비되어 있을 것이다. 그 잠재적인 문제는 분만이다. 이 문제에 대해 살펴보도록 하겠다.

분만 시 태아의 컨디션 Baby's Condition during Labor

만약 운동하는 여성의 태아가 더 큰 심혈관 보유량을 가지고 있다면, 분만의 시작과 분만에 대한 태아의 반응에는 큰 차이점이 있어야 한다. 진통 시작 시 심혈관 보유량 감소를 적게 확인할 수 있으며 태아의 심박 수 패턴은 분만 중에 더 안정적이어야 한다. 출산 후 아기의 컨디션과 실제 자궁 밖의 생활에 적응하는 능력도 더 좋아야 한다.

분만 시작 시기 Beginning of Labor

우리의 연구에서, 산모 운동을 지속적으로 실시한 여성에게서 태어난 250명 이상의 아기들 중 단지 4명만이 분만이 시작될 때 산부인과 합병증을 가지고 있었다. 이 결과는 산부인과적 질환의 발병률 관점에서 매우 낮은 것이며(1~2%), 활동이 적고 운동을 하지 않은 산모 그룹(약 5%) 및 운동을 진행하다가 멈춘 산모그룹(약 10%) 보다도 훨씬 낮은 발병률을 보여주었다. 그러나 우려사항으로 산모 운동 그룹에서 양수의 감소였다. 이러한 양수 감소는 운동을 하지 않으나 활동적인 그룹에서 5회, 임신 중기에 산모 운동을 중단한 그룹에서 2회 발생되었다. 다른 특이적인 우려사항으로는 태아의 크기가 너무 크거나, 출산 예정일에서 많이 넘어가서 출산한 경우를 확인한 것이다(운동그룹 1명, 대조그룹 7명). 또한 심각한 성장 제한(운동그룹 1명, 대조군 3명), 산모 고혈압, 질 출혈 등의 특이적 사례도 존재했다. 모든 그룹에서 이러한 합병증의 발생률 차이는 통계적으로 유의하지 않지만, 산모 운동 그룹에서의 발병률 빈도가 약간 낮다는 것은 산모 운동하는 여성들의 아기들이 분만을 시작할 때 더 건강한 상태에 있을 수 있다는 것을 암시한다.

> 운동하는 산모의 신생아는 자궁 밖의 생명체로 전이되는데 문제가 없고,
> 새로운 환경에 대한 경각심이 강하며, 돌보기 쉬운 경향이 있다.

다음으로, 우리는 임신 말기의 산모 운동 참여가 아기의 산소공급에 부정적인 영향을 미치지 않는다는 것을 확인하기 위해 산모 운동 초기에 양수의 에리트로포이에틴(호르몬)의 수치를 측정했다. 에리트로포이에틴은 체내 산소 농도가 낮아지면 분비되는 호르몬으로, 인체를 자극하여 적혈구를 더 많이 생산하여 산소 전달을 개선시키는 역할을 한다. 이것은 고지대에 사는 사람들 및 심각한 폐질환을 가진 사람들의 적혈구 수를 증가시키는 호르몬이다. 또한 출생 전 산소농도가 낮을 경우 산소 부족을 나타내는 매우 민감한 표시로 이해할 수 있다. 에리트로포이에틴이 본연의 역할을 정확하게 한 후, 신장을 통해 배설되고, 태아의 경우 이 호르몬이 얼마동안 태아 주변의 액체에 존재하다가 결과적으로 사라진다는 것을 의미한다. 그래서 출산 전까지 산모 운동을 한 여성과 임신 말기에 산모 운동을 하지 않은 여성의 양수 샘플을 채취하여 비교하였다.

> 출생 전 소리 및 진동 자극은 아기의 뇌 발달을 가속화 할 수 있다.

여러분들이 예상할 수 있듯, 에리트로포이에틴의 수치는 산모 운동 그룹에서 높지 않았으며 실제로 더 낮은 경향이 있었다. 이 결과는 산모 운동을 지속적으로 참여한 그룹의 아

기들은 그렇지 않은 그룹과 비교하였을 때 더 적은 산소 부족을 경험했다는 것으로 해석할 수 있다.

분만 과정 중 During Labor

우리가 가장 먼저 살펴본 분만 과정 중 발생되는 현상은 분만 시 자궁 수축에 대한 아기의 심박 수 반응이었다. 우리는 산모 운동을 계속한 여성들의 아기들이 운동을 중단한 여성들보다 자궁 수축 스트레스를 더 잘 견디어 냈다는 증거를 발견했다. 다음으로 산모의 운동으로 인해 아기가 탯줄에 엉키는 현상이 발생되는지에 대해 살펴보았다. 탯줄이 엉키는 현상은 출산 과정의 마지막에 아기가 자궁의 매우 낮은 위치에 있을 때 종종 발견되어 문제를 일으킬 수 있다. 그러나 산모 운동 여성들이게서 탯줄 엉킴 현상의 발생률은 증가하지 않았으며 오히려 감소하였다. 이러한 발견은 매우 놀라웠다. 우리는 얼마나 많은 아기들이 분만 과정 중 내장을 움직여야 할 만큼 스트레스를 받았는지 확인하기 위하여 메코니움을 확인하였으며, 산모 운동을 한 여성들의 아기들에서 그 수치가 훨씬 낮았다.

마지막으로, 출산 시 산모 운동 여성과 대조군의 탯줄을 통해 혈액 샘플을 채취하여 여러가지 주요 사항들을 측정했다. 첫째, 에리트로포이에틴의 수치가 낮게 유지되어 분만 시 적절한 산소공급량을 확인했다. 둘째, 운동한 산모의 아기들의 혈액 내 적혈구의 비율이 더 낮았고, 이것은 아기들이 일정 시간 동안 상대적으로 스트레스를 받지 않았음을 보여준다. 혈액 내 산(acid) 축적 량에서도 마찬가지 결과를 볼 수 있었다. 그래서, 이러한 모든 증거들은 운동을 한 여성들의 아기들은 더 많은 생리학적 보호를 받고 있다는 것을 보여주었다. 또한 분만과 임신 말기의 일반적인 스트레스에 의한 분만 중 주의가 필요한 위험 경고 징후를 만들어 내지 않았다.

신생아 상태 Neonatal Condition

먼저 아기들이 태어났을 때, 우리는 아기들이 자궁으로부터 세상밖으로 환경 변화에 적응할 준비가 얼마나 잘 되어있는지 확인하기 위하여, 출생 후 몇일 동안 어떻게 지내왔는지를 조사했다. 산모 운동을 한 여성의 아기들은 뚱뚱하지 않았기 때문에, 우리는 그들이 체온을 유지하는데 문제가 있는지 살펴보았다. 그들은 체온 조절 문제가 없었다. 그리고 출생 후 체중감소에 의한 어려움을 겪지 않았으며, 빠르게 출생 시 체중으로 회복했다. 또한 아기들의 혈당 수치가 정상인지 확인하였고 대부분 정상을 유지하였다. 현재까지 아기의 저혈당 현상이 발생한 사례는 단 4건에 불과하며 모두 대조군 및 운동을 중단한 여성에게서 태어난 아기들이다. 나는 이러한 발견을 산모 운동을 한 여성으로부터 태어난 아기들이 굶주리지 않았으며 정상 신진대사 작용을 가지고 있는 것으로 해석한다. 따라서 산모 운동을 한 여성들의 아기들은 더 가볍고 날씬하지만, 그들은 보통 성장 지체를 동반하는 신생아시기의 어떠한 질병 징후를 보이지 않는다. 이것은 이 아기들이 정상이며, 운동을 하지 않은 대조군 여성의 아기들이 더 크게 자란 상태에서 태어난다는 것을 암시한다.

산모 운동이 왜 아기들에게 좋은 것인가?
Why Babies Benefit from Maternal Exercise

규칙적인 운동이 분만 스트레스로부터 회복이 빠른 아기, 그리고 장기적으로 건강한 아기와 어떤 관련이 있는가? 우리는 이 흥미로운 질문에 대한 모든 답을 알고 있지는 않지만, 몇 가지 좋은 추측을 가지고 있다.

간헐적 스트레스와 자극의 가치
Value of Intermittent Stress and Stimuli

모든 생물학적 시스템이 스트레스와 자극에 반응하고 변화한다는 증거가 있다. 이것은 유아기, 아동기, 청소년기, 성인기 발달에 모두 해당된다. 실제로 성인의 운동 훈련 자극과 스트레스에 의해 야기되는 기능적 변화가 좋은 예이다. 또 다른 예로는 시각, 청각, 언어의 발달이다. 눈의 망막으로부터 자극이 없다면 뇌의 광학 영역이 올바르게 발달하지 않는다. 소리와 뇌의 청각 경로에서도 마찬가지이다. 아이를 가진 사람은 누구나 언어발달을 위한 대화의 중요성 및 가치를 잘 알고 있다.

아마도 우리는 왜 스트레스와 자극에 대한 반응이 태어나기 전에 달라져야만 하는지 스스로 궁금증을 가져야 할 것이다. 여성이 운동을 할 때, 실제로 그녀는 긍정적인 방법으로 아기의 발육과 성숙을 변화시킬 수 있는 자극을 만든다. 첫째, 우리가 이야기했던 연료와 산소 공급의 간헐적인 변화가 있다. 아직까지 밝혀지지 않았지만, 아마도 운동 자극은 아기와 태반을 더 효율적으로 만들 것으로 추측한다. 그 다음, 소리와 진동 간극이 간헐적으로 증가

> 산모 운동을 실시한 여성으로부터의 아기들의 출생 후 성장 및 발달의 지표들은 운동을 하지 않은 대조군 여성의 아이들과 같거나 더 좋다.

한다. 아기가 산모의 환경에서 발생되는 많은 일들을 들을 수 있다는 것은 분명하다. 그렇기 때문에 이러한 간헐적 자극은 태아의 발달 속도를 높이고 뇌의 많은 신경경로들을 성숙시키기 시작할 것이다. 실제로, 태어나기 전에 아기에게 말하고 읽는 것뿐 아니라 클래식 연주를

들려주면 아기에게 더 편안한 자극을 제공해주고, 태어난 후 더 안정적이고 편안한 아이가 될 것이라고 믿는 사람들이 많이 있다. 또한 간헐적으로 심박 수, 온도, 그리고 다른 생리학적 요소의 변화도 볼 수 있다. 아마도 이러한 변화들은 심장의 발달 능력과 열 조절 시스템을 향상시킬 것이다.

특정 자극 반응 Specific Stimulus Responses

지금까지 밝혀진 많은 데이터들은 운동이 태아, 신생아, 그리고 유아에 미치는 자극-반응에 대한 설명을 뒷받침한다. 산모 혈액량의 추가적 증가, 태반의 성장 및 기능 향상, 열 방출 능력의 증가는 임신과 운동 자극에 대한 분명한 산모 반응의 예이다. 비록 우리가 아기들을 직접적으로 검사하지 않았지만, 우리가 아기의 회복력을 측정하기 위해 확인한 반응들은 단순히 운동이 산모에게 유도한 변화의 결과가 아니라는 것을 암시한다. 예를 들어, 태반 쪽의 혈관 부피가 증가하고, 출생 시 탯줄에서 얻은 혈액은 적혈구 구성 비율이 줄어든 상태이다. 이 두 가지 관찰 결과는 운동하는 산모로부터 태어난 아기들이 혈액량을 증가시켰다는 것을 암시한다. 이것은 산모와 마찬가지로, 아기가 스트레스를 받을 때 모든 조직으로 흐르는 혈류를 유지하는데 도움을 줄 수 있다. 또한 출생 전과 출생 후의 행동 변화를 통해 산모 운동이 일으키는 여러 자극은 아기에게 장기적으로 가치 있는 신체 적응을 시작시켰음을 암시한다.

장기적 결과 Long-Term Outcome

산부인과 의사 또는 산파가 겪는 가장 큰 어려움은, 문제가 발생했을 때 그 문제를 가장 잘 관리할 수 있는 방법을 결정하는 것이다. 그 이유로는 유사한 문제에 대한 관리 방법의 정보가 거의 없기 때문이다. 따라서 어떤 관리 방법이 아기에게 가장 좋은 장기적인 결과를 가져다 주는지 알 수 없다.

이러한 이유로, 우리는 장기적인 결과에 대한 추가적인 정보가 없다면, 산모 운동에 대한 이야기가 불완전할 것이라고 생각했다. 임신 중 운동의 안전과 이점에 대해 명확하게 이야기할 수 있는 근거는 아기가 어떻게 출생하는가에 달려있다.

- 과체중 또는 저체중인가?
- 다른 아기들과 비교했을 때 성장 발달이 앞서 있는가? 아니면 뒤쳐져 있는가?
- 출생 이후에 손상이 발생될 가능성에 대한 증거가 있는가?

이러한 질문들을 알 수 있는 유일한 방법은 아기들을 추적하여 테스트하는 것이다. 그래서 우리는 심리학자들과 함께 이 아기들이 어떻게 성장하였는지 보기 위해 인생에서 가장 좋은 시점이 언제인지 논의하였다. 우리가 찾은 정답은 초등학교 4학년 이후였다. 실질적으로 이렇게 오랜 시간이 지난 후에 그들이 내 주변에 있을지는 장담할 수 없었다. 그래서 우리는 아기들을 만 1세, 그리고 정규 교육을 시작하기 직전인, 만 5세에 테스트하기로 결정하였다.

만 1세 One Year of Age

지금까지 우리는 거의 100명에 가까운 만 1세 아기들을 평가했다. 평가 결과는 임신 기간 동안 운동을 지속한 여성으로부터 출산한 아기들에게 유리하게 나타났다. 두 그룹(산모 운동 그룹군 대조군) 아기들의 신체적 구성에는 차이가 없었다. 몸무게, 크기, 머리둘레 크기, 지방량 모두 같았다. 지방량의 결과는 우리를 놀라게 했지만, 이것은 아마도 우리가 선택한 측정시기일 것으로 추정한다. 모든 아기들은 걷는 법을 배우기 전까지 지방이 많은 상태이지만, 걷기 시작하면 점점 날씬해진다. 불행히도 우리 연구에 참여한 대부분의 아기들은 1세 때부터 걷기 시작했다.

운동하는 여성에게서 태어난 아기들은 1세때 표준화된 지능 검사를 더 잘 수행하는 것처럼 보인다. 지금까지의 결과를 보면, 베일리 표준 유아 발달 검사(the standardized Bayley Scales of Infant Development test)에서 대조군의 아기들 보다 훨씬 나은 성과를 보여주었다. 이 아기들은 적은 차이지만 더 나은 정신적, 신체적 능력을 보여주었다.

만 5세 Five Years of Age

우리는 만 5세때 일련의 초기 평가를 완료하였다. 그 결과는 흥미로웠다. 결과 해석에 앞서서 우리가 모든 아기들을 평가한 것이 아니라는 점을 지적하는 것이 중요하다. 왜냐하면 우리는 운동 이외의 수많은 요소들이 이 문제를 혼란스럽게 할 수 있다는 것을 우려했기 때문이다. 대신 임신 기간 동안 지속적으로 격렬한 운동을 했으며, 임신 중, 분만, 출산, 신생아, 유년기 동안 분별 가능한 문제가 없는 여성에게서 태어난 20명의 아기를 선발했다. 우리는 그들의 성장과 발달을 비교하기 위해 신체적으로 활동적인 대조군 여성으로부터 출생한 20명의 아기들을 선발했다. 또한 성장과 발육에 영향을 미치는 여러가지 산전 및 산후 요인에 대해 주의 깊게 비교 대조하였다. 예를 들어, 우리는 부모의 체중, 신장, 교육수준, 그리고 사회 경제적 요인들을 비교군 간 일치시켰다. 또한 출산 후 어머니의 신체활동, 직업, 성별, 출생순서, 일반적 건강 상태, 모유 수유 여부, 추정 칼로리 섭취량, 가족의 여가활동 종류, 육아 유형 등을 일치시켰다. 이어 다섯 번째 생일 후 한달 내에 체중, 신장 등을 측정했으며,

아이 어머니의 산모 운동 참여 여부에 대한 정보를 모르는 심리학자가 이틀 동안 심신 건강에 대한 정밀 평가를 실시했다. 모든 연구결과는 임신 중 산모 운동이 아무런 해가 되지 않으며 아기의 장기적인 성장 결과를 개선할 수 있다는 것을 보여준다.

- 산모 운동을 한 여성의 자녀와 운동하지 않은 자녀 사이의 신장, 사지길이, 머리 및 가슴둘레의 차이는 없었다.
- 운동을 한 여성의 자녀는 출생 시 지방량 뿐 아니라 체중이 약간 적었으며, 대조군의 자녀와 비교했을 때 뚱뚱하지 않았다.
- 두 그룹 사이에 학업 준비 능력(독해 및 수학), 신체 조정능력, 특별한 재주, 시각-운동 통합 능력에서 어떠한 차이도 없었다.

임신 중 산모 운동을 한 여성의 자녀들은 대조군과 비교했을 때 일반적인 지능 및 언어능력 평가에서 훨씬 더 높은 점수를 기록하였다.

태어날 때 날씬했던 아기들은 영아기 및 유아기를 거치면서 정상적으로 성장하면서 여전히 날씬한 신체를 가지고 있었다. 만약 이러한 신체적 특성이 유지된다면, 성인이 되었을 때 심혈관 질환 및 대사질환 유발 위험이 줄어들기 때문에 장기적인 이익을 얻을 수 있을 것이다.

마찬가지로, 우리는 임신 기간 동안 운동하는 산모에 의해 아기의 정신발달 및 운동발달이 손상되었다는 증거를 찾을 수 없었다.

요약 Summary

지속적이고 과도한 산모 운동이 태아를 해치고 장기적인 문제를 발생시킬 것이라는 우려에도 불구하고, 우리가 연구하고 찾아본 모든 결과에서 임신 중 산모 운동이 자궁 속의 태아에게 장단기적 이익을 준다는 증거를 발견했다. 이 의견에 대한 증거는 광범위하다. 이 증거에는 태아의 심장 박동수, 운동에 대한 행동 반응이 포함되며, 이러한 운동을 실시한 여성의 아기들이 그렇지 않은 아기들보다 임신 말기, 분만, 출산 등의 스트레스를 더 잘 견디어 낸다는 생화학적, 임상적 증거가 포함되어 있다.

또한 임신 중 태반 성장과 기능을 조사한 연구결과와 출생 시점, 영아기 및 유아기까지의 신체 형태학 측면 및 행동 결과의 평가도 포함된다. 이러한 연구들은 산모 운동을 실시하는 여성의 자녀들이 많은 부분에서 장점을 가지고 있는 것을 보여주었고, 신체적 결손과 관련된 어떠한 증거도 발견하지 못했다. 사실, 우리는 임신과 수유 기간 동안 여성의 지속적인 운동 참여에 의해 발생되는 장단기적 문제를 아직 발견하지 못했다.

5 산모 운동의 이점들
Benefits of Maternal Exercise

산모의 이점들에 대해 질문을 할 때, “운동”이라는 단어는 사람마다 다른 의미를 가지고 있다는 것을 인식하는 것이 중요하다. 이미 우리가 논의했던 내용들을 보면, 사람들이 운동이라고 부르는 많은 신체활동들이 임신 중과 결과에 부정적인 영향을 미치지 않는다는 것은 분명하다. 하지만, 이러한 많은 요법들은 임신에 도움이 될 충분한 운동 자극을 제공하지도 않는다.

이 장에서는 산모들이 운동 참여의 이점을 얻기 위해 수행해야 하는 최소한의 운동량인 운동 임계수준을 설정하려고 한다. 그 다음, 산모가 임계수준을 넘어서는 운동을 수행했을 때 운동으로부터 얻을 수 있는 이점이 증가하는지 여부를 논의하고, 소위 용량-반응 효과(dose-response effect)가 있는지 결정한다. 또한 다양한 운동 참여 이점을 달성하는데 있어서 가장 중요한 것으로 보이는 운동 변수들(유형, 빈도, 강도, 기간)을 식별하였다.

또한 피트니스, 체중 증가, 분만 기간과 같은 객관적인 정보를 포함한 상당히 광범위한 운동의 이점에 대해 조사하였다. 또한 면역기능, 웰빙과 같은 객관적으로 정량화하기 어려운 몇가지 사항에 대해서도 논의하였다. 임신 중 운동 기간 및 시기의 차이점이 만들어내는 다른 점을 조사하기 위하여 세 개의 그룹(임신 기간 동안 규칙적으로 운동을 하는 산모, 운동을 지속적으로 하다가 중단한 산모, 임신이 되었을 때 처음 운동을 시작한 산모)을 나누어 각 그룹의 산모 운동의 유익한 효과에 대해 알아보았다.

우리가 쉽고 객관적으로 측정할 수 있는 운동의 효과부터 들여다보자.
여기에는 다음의 내용이 포함된다:

- 산모의 체중 증가 및 지방 축적
- 산모의 불편감 및 부상
- 분만 과정 및 결과
- 임신 합병증
- 산모의 체력

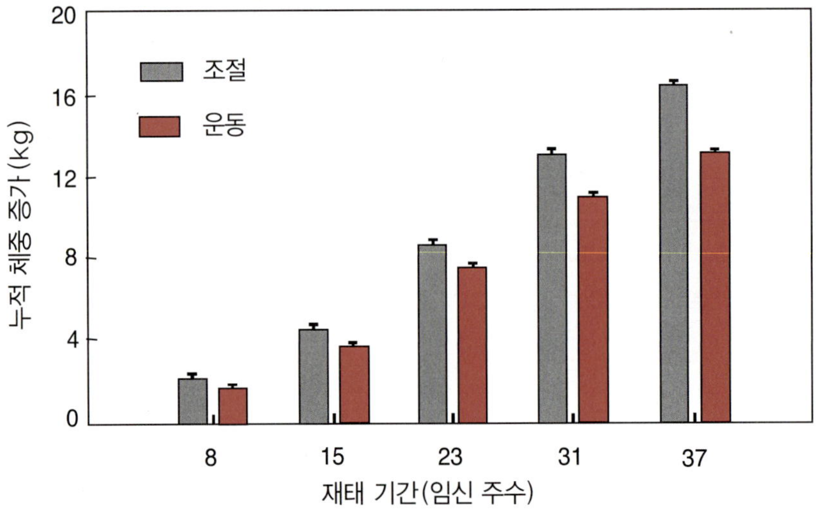

그림 5.1 규칙적인 운동은 임신 중 체중을 감소시킨다.

산모의 체중 증가 및 지방 축적 감소

Reduced Maternal Weight Gain and Fat Accumulation

처음 이 주제에 대한 연구를 시작했을 때, 우리는 규칙적인 산모 운동이 임신 중의 체중 증가를 제한하는지, 그리고 만약 그렇다면 언제, 어떤 조직이 운동에 대한 영향을 받는지에 대한 궁금증을 가지고 있었다. 우리의 초기 연구 관찰 결과에 따르면, 임신 기간 동안 운동을 지속적으로 실시한 산모의 체중증가는 그렇지 않은 산모보다 평균 3.6kg(8파운드) 더 낮았다. 이러한 결과를 재확인하기 위하여 임신 전, 임신 중, 그리고 임신 후 체중 증가 및 신체의 5개 부위의 피부 두겹 두께를 측정하는 세부적 연구가 이루어졌다.

임신 기간 중 규칙적인 운동이 체중 증가 및 지방 축적량에 미치는 영향은 그림 5.1과 5.2에 나타나 있다.

보시다시피, 우리는 임신 기간 중 운동을 지속하는 것이 체중 증가, 지방 축적, 지방량 유지에 현저한 영향을 미친다는 것을 발견했다. 게다가, 그 효과는 임신 후반기(20주 이후)에 훨씬 더 두드러졌다. 전체 체중 증가량은 산모 운동을 한 그룹에서 3kg 또는 7파운드(그림 5.1 참조), 피부 두겹은 15mm 적은 수치를 보여주었다. 이러한 피부 두겹 두께 변화의 차이는 규칙적으로 산모 운동을 수행한 여성에게서 체지방량이 약 3% 이상 증가하지 않은 것을 의미하며(그림 5.2 참조), 임신 말기가 될수록 이러한 그룹간 차이가 증가하는 것을 확인할 수 있다. 이것은 운동을 할수록 체중 증가와 지방 유지에 미치는 영향이 점점 더 커지는 것을 의미한다.

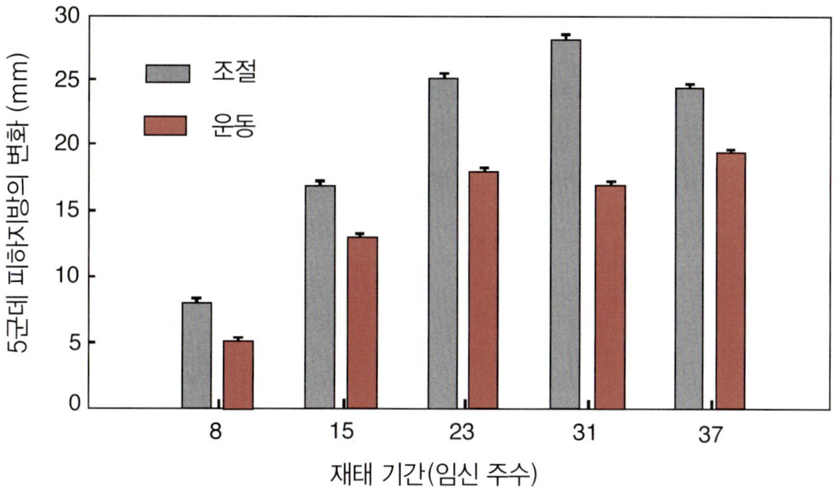

그림 5.2 규칙적인 운동은 임신 중 지방 축적량을 감소시킨다.

그림 5.1과 5.2에 따르면, 체중 및 피부 두겹의 그룹간 차이는 75% 이상의 차이가 발생한 임신 후반기에 이르기 전까지는 크지 않았다. 최종 결과는 산모 운동을 지속적으로 실시한 여성들은 임신 기간 동안 날씬한 외모를 유지하였다; 그들은 임신한 것처럼 보이지 않는다! 저를 믿기 바랍니다; 이 현상은 임신 기간 동안 많은 여성들의 신체 자가 이미지에 큰 도움을 준다. 그러나 이렇게 날씬한 몸을 가진 것이 임신 기간 중 영양실조의 결과 및 영양실조라는 뜻은 아니다. 이들의 평균 체중 증가(약 13kg)와 피부 두겹 두께 증가(10mm)는 정상 임신 범위 내에 있다.

위와 같은 사실을 발견한 후, 우리는 출산 후 규칙적으로 운동을 지속하는 것이 산후 체중 및 지방 감소에 같은 영향을 미치지 않는다는 것을 알고 놀랐다. 사실, 운동 효과는 미미했다. 출산 후 체중 감소의 차이는 3개월 동안 2파운드(0.9kg) 미만이였으며, 지방 감소에는 전혀 차이가 없었다(그림 5.3). 우리는 어떻게 이러한 일이 발생되는지 이해하지 못했다. 연구의 시작 시점에 이러한 현상을 발견했을 때, 연구 과정 중의 실수라고 이해했으나, 많은 여성들을 대상으로 진행한 연구에서도 같은 결과를 확인하였다.

산후 체중 감소를 위한 운동에 대한 다른 연구에서는 출산 후 체중 변화가 없는 이유에 대한 한가지 추가적인 요인을 발견하였는데, 이 내용은 격렬한 운동을 함에도 불구하고

> 임신 중 규칙적인 운동 참여는 체중 증가와 지방 축적을 제한하지만, 운동만으로 출산 후 체중감소율의 증가가 발생하지는 않는다.

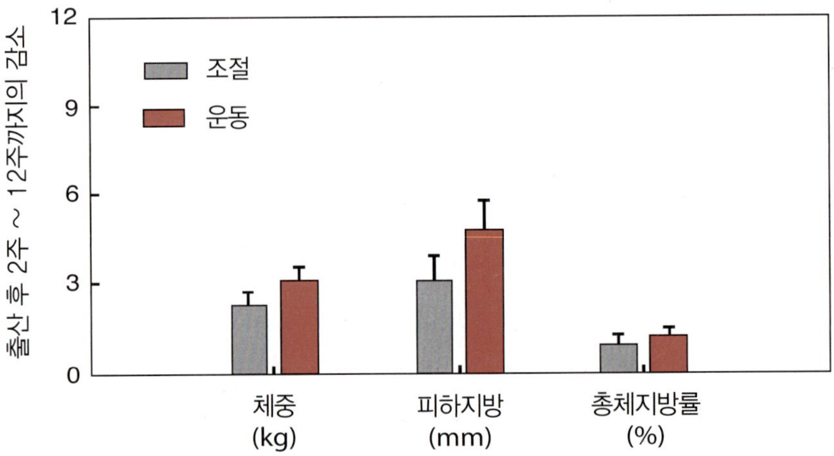

그림 5.3 출산 후 운동과 체중 감소.

체중 감소 거의 또는 전혀 영향을 미치지 않는지 설명하고 있다. 칼로리 섭취량(들어간 것)은 물론 칼로리 소비량(나간 것)까지 꼼꼼하게 측정한 결과, 운동을 하면서 모유 수유를 하는 여성은 자신의 에너지 필요량(일상생활 + 운동)과 아기의 섭취량(모유 생산량)을 충당하기 위해 하루 섭취량을 늘리는 것으로 확인되었다. 칼로리 섭취량을 칼로리 요구량과 소비량에 맞게 늘리게 되면 몸무게의 변화는 발생하지 않는다.

이제 많은 여성들이 임신을 하게 되면 중요한 질문을 던진다: 지금 운동을 시작한다면, 남은 임신 기간 동안 체중 증가를 줄일 수 있나요? 불행히도, 임신 중 운동 프로그램에 참여하는 것이 임신 중 체중 증가에 미치는 영향을 비판적으로 살펴본 연구는 거의 없으며, 그 효과에 대한 정확한 결론은 찾기가 어렵다.

그러나 이러한 연구들의 운동프로그램을 살펴보면, 대부분 임신 중기에 산모 운동을 시작하고 운동량이 제한되었으며 운동의 종류는 비체중지지 운동(non-weight bearing exercise)이 대부분이였다. 이것은 연구에서 실시한 운동이 체중 조절을 위해 필요한 운동량의 임계 수준 이하일 수 있을 것이라는 것을 우리에게 시사했다.

이러한 가능성을 확인하기 위하여, 우리의 산모 운동 프로그램에는 운동 유형(체중지지운동: weight-bearing exercise)과 운동 강도(최대 능력의 55% 수준)를 일정하게 유지했으며, 운동 빈도와 지속시간을 다르게 하여 적용하였다. 우리의 연구결과에 따르면 임신 3개월에 운동을 시작하는 산모의 체중 증가와 지방 축적 감소의 효과를 달성하기 위해 필요한

> 임신 중 적당한 강도의 규칙적인 운동은 체중 증가 및 지방 축적을 제한하지만, 일주일에 3시간 이상 운동에 참여해야 한다.

운동의 임계 수준은 일주일에 3-5회/20분 운동에서 일주일에 5회/40분 운동 사이라는 것을 보여주었다. 낮은 운동 수준의 산모의 경우에도 신체적으로 활동적인 대조군 여성의 변화와 유사한 것을 확인할 수 있었다(그림 4.1 참조). 높은 운동 수준의 산모의 경우, 신체적 변화는 임신 기간 동안 운동을 규칙적으로 참여하는 여성들의 변화와 비슷하였다.

따라서, 임신 중 체중 증가 및 지방 보유량을 낮추기 위해 필요한 운동량은, 임신 중 운동에 참여를 시작한 여성이 임신 전 운동을 지속하던 산모에 비해 더 높은 임계값이 필요하다.

이것이 왜 사실인지는 불분명하다. 그러나 한가지 가능한 설명은 여성의 체중 증가와 지방 보유량을 낮추기 위해서는 매일 섭취하는 칼로리 중 일정 비율을 운동으로 소비해야 한다는 것이다. 이전에 운동 경험이 없는 여성이 자신의 최대 능력의 55% 수준으로 운동할 때 소비하는 절대적인 칼로리양은 운동 경험이 많은 여성이 같은 강도로 운동할 때 소비하는 칼로리양과 비교하였을 때 낮은 수준을 보여주기 때문에, 훨씬 더 오랜시간 동안 운동을 지속해야 한다. 어쨌든, 질문(임신 중 규칙적인 체중지지 운동은 산모의 체중 증가를 제한하는가?)에 대한 대답은 산모의 사전 운동 경험 수준, 운동의 종류, 빈도, 운동 기간에 따라 "예" 또는 "아니오"로 대답할 수 있다.

임신 중에 운동을 중단하거나 운동량을 줄인 산모의 경우 어떤 결과가 있었을까? 짐작하셨군요! 이러한 산모들은 운동을 하지 않았지만 신체적으로 활동적인 대조군 산모의 체중 증가율 및 지방 축적량을 빠르게 따라잡았고, 임신 말기에는 결국 그들을 역전하였다. 결과적으로 임신 중 운동을 중단한 산모들은 대조군과 비교했을 때, 전체적인 체중 증가(약 5파운드)와 지방 축적량(1-2%)을 보여주었다. 아직까지 우리는 왜 운동을 중단한 산모들이 더 많은 체중 증가를 보여주었는지에 대해 명확한 대답을 가지고 있지 않다. 그러나 가장 가능성 있는 추측은 칼로리 섭취량을 변경하지 않고 운동을 중단하였을 때의 결과로 설명하는 것이다.

산모의 불편감 및 부상 감소 Less Maternal Discomfort and Injury

임신 중 규칙적인 운동프로그램을 시작 또는 지속적으로 운동에 참여하는 것이 임신에 의해 발생되는 산모의 불편감에 미치는 영향에 대한 연구는 아직 시작되지 않았다. 산모의 부상도 마찬가지이다. 그럼에도 불구하고, 부상, 통증 등에 대해 보고된 내용은 매우 적으며 이것은 아마도 임신 중 운동 참여와 관련된 불편감과 부상 발생률이 실제로 증가하지 않는다는 것을 시사한다. 또한, 처음 100명의 산모를 대상으로 얻은 데이터를 검토했을 때, 우리는 한 명의 부상(임신 초기 크로스컨트리 스키 경기 중 관절 탈구)만을 확인할 수 있었다.

허리, 다리, 또는 골반의 불편감 발생률은 산모운동 그룹에서 10% 미만, 대조군에서

40% 이상을 보여주었다. 이 두 가지 결과 및 현상이 맞는지 확인하기 위해, 우리는 임신 중에 운동을 시작하는 산모, 운동을 지속해온 산모, 그리고 신체적으로 활동적인 산모의 부상 발생과 불편감을 추적하였다. 현재까지, 추적 결과는 우리가 첫 번째로 확인한 결과가 정확하다는 것을 다시한번 확인시켜 준다.

불행히도, 우리는 이러한 여성들의 운동 루틴의 어떤 특별한 요소가 전반적인 웰빙 향상에 기여하는지 이해하지 못한다. 지금까지 우리는 스트레칭, 유연성 또는 근력에 대해 특별히 강조하지 않았다. 유일한 공통분모는 규칙적인 운동시간을 갖는 것이며, 체중지지운동을 실시하고, 운동을 지속적으로 실시한 것이다.

임신 기간 동안 평상 시 지속하던 운동법을 계속 수행하는 산모에게는 어떤 현상이 발생될까? 우리가 관찰한 바에 따르면, 현재까지 운동과 관련된 부상률은 약 1%로 매우 낮은 수치를 보여준다. 이것은 일상생활에 활동적으로 참여하는 대조군의 그룹에서 볼 수 있는 부상률의 절반에도 미치지 않는다. 현재까지 확인된 세 가지 추가적인 운동 관련 부상은 임신 후기에 울퉁불퉁한 지형을 달리면서 발생한 만성 발목부상의 재발, 장거리 달리기 선수의 중족골 피로골절, 인라인 스케이트를 타다가 넘어지면서 발생한 타박상 등이다. 그러나 이러한 부상들 중 어느 것도 임신 중후반에 운동을 중단해야 할 정도로 심각한 것은 아니었다.

> 임신 기간 및 산후에 규칙적인 운동을 시작하거나, 운동에 지속적으로 참여하면
> 신체의 불편감이 감소하고 회복이 촉진되며 운동관련 부상 위험이 증가하지 않는다.

지금까지 대조군에서 8건의 부상을 확인하였다. 3건의 낙상, 2건의 급성 허리 통증 등은 자동차 트렁크에서 물건을 꺼내는 동작에서 발생한 자세 변화와 관련이 있었으며, 3건의 기타 염좌(발목 2건, 무릎 1건)는 뚜렷한 병리학적 원인이 없었다. 운동선수들과 대조적으로, 이러한 산모들(특히 허리 통증 증후군)의 일부 부상은 장기간에 걸쳐 신체적 활동 제한의 결과를 초래하였다.

임신 기간에 걸쳐 운동을 지속적으로 참여하는 산모들 역시 임신과 관련된 불편감 증후군을 덜 경험한다. 특정 신체적 문제의 발생률은 10%~40%사이이며, 이 결과는 임산부 건강 분야에 보고된 다른 연구 결과와 일치한다. 그러나 임신 말기에 달리기 및 충격이 큰 에어로빅 운동을 하는 산모의 약 20%는 운동 중 아랫배의 불편감 또는 골반 압박을 자주 경험한다고 언급하고 있다. 이러한 증상을 가진 산모는 종종 산부인과용 하복부 지지대를 착용하여 증상을 완화시킬 수 있다(10장에서 복부 지지대에 대한 설명이 있다.). 이것은 불편감과 압박의 원인이 과도한 자궁의 움직임임을 시사한다.

분만하기 전 몇일 동안 운동을 멈추고, 아기가 태어난 직후에 다시 시작하여 모유수유를 하고 있는 여성의 경우는 어떨까? 그들은 불편감을 가지고 있을까? 출혈, 복부 탈장,

> 분만 직후 규칙적인 운동을 다시 시작하는 것은 여러가지 이점을 가지고 있으며 장기적인 문제를 발생시키지 않는다.

방광염, 자궁경부 팽만증 등이 발생할까?

임신 기간 동안 운동을 했던 대부분의 여성들은 출산한 후 2주 이내에 다시 운동을 시작한다. 우리는 일반적으로 그들이 아기를 출산한 후 6주, 3개월, 6개월 1년이 지난 후 어떻게 지내고 있는지 확인한다. 신체적으로 활동적인 대조군과 비교했을 때, 운동을 규칙적으로 참여하는 여성들은 한결같이 더 빠른 신체적, 정서적 회복을 보여준다. 심각한 산후 우울증의 발생률도 낮다. 아마도 이것은 운동하는 시간이 여성들에게 *개인적인, 혼자만의* 시간일 것이며, 이러한 시간은 여성들에게 아기와 함께할 24시간-7일간의 삶으로부터 휴식을 제공할 수 있기 때문일 것이다. 그 결과, 그들은 아기를 케어함에 있어서 당황하지 않으며
오히려 능숙하게 아이를 다루는 것처럼 보인다.

게다가, 이 여성들은 운동하는 동안 불편감을 거의 느끼지 못한다. 그러나 분만 후 1주일 이내에 운동을 시작하는 여성은 운동 중 또는 운동 직후에 확연한 질출혈 증가를 경험하지만, 이 현상은 과도하지 않으며 보통 1주일 이내에 사라진다. 마찬가지로 달리기에 참여하는 여성은 엉덩관절에 일시적인 불안감을 느끼지만, 우리의 연구에서 한가지 예외(만성 천장관절 문제의 재발)를 제외하면 통증은 큰 문제가 되지 않았다.

출산 후 한동안 산모의 여러 관절에서 증가된 과신전 범위를 확인할 수 있으나 이것이 기능적 중요성을 가지거나 장기간 지속된다는 것을 암시할 만한 증거는 전혀 없다. 특별히 최근에는 새롭게 개발된 산후 복부 재활운동 등이 있으며 이러한 운동을 통해 복부의 근력 및 근육을 빠르게 개선시켜 배꼽 근처나 하복부의 탈장 증상 등을 예방할 수 있다. 실제

> 임신 기간 동안 규칙적으로 체중지지운동을 수행하는 산모는 더 쉽고, 더 짧은 진통과, 분만 합병증의 감소를 보여주는 경향이 있다.

로, 산후 복부의 근육의 상태는 임신 전 관찰했을 때와 비교했을 때 비슷하거나 향상된 것을 확인할 수 있다.

산후 운동을 하는 일부 여성들에게서 출산 후 첫 6주 동안 운동 중 매우 적은 양의 소변이 배출되기도 하지만, 이 문제는 빠르게 해소되어 다시는 발생하지 않는다. 실제로 일상생활, 기침, 또는 웃음 중 발생하는 적은 양의 소변 배출 빈도는 운동 그룹이 대조군에 비해 훨씬 더 적게 나타난다. 마찬가지로, 6주 동안 운동하는 사람들의 질내부 검사 결과, 질 또는 자궁의 지지력이 떨어진다는 증거는 확인할 수 없었다. 게다가 우리는 운동으로의 빠른

복귀와 감염, 회복의 문제 또는 성적 기능 장애 사이의 관계를 기록할 수 없었다.

마지막으로, 임신 중과 출산 후 산모 운동 참여의 장기적 영향을 입증하기 위해 임신

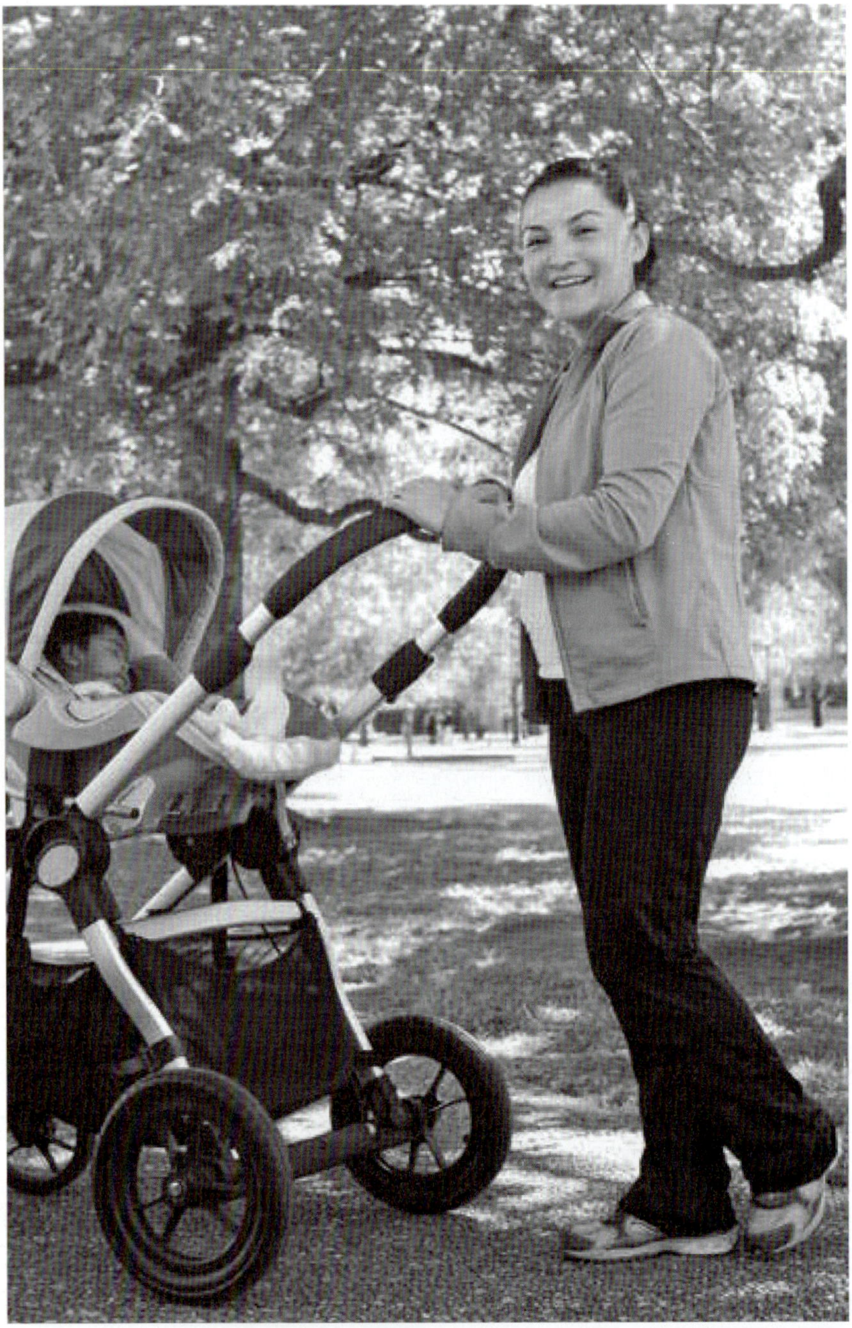

그림 5.4 운동은 산후 여성들이 신체적, 정서적으로 더 빨리 회복할 수 있도록 도움을 준다.

중, 임신 후 규칙적인 운동 지속과 모유 수유, 체중, 복부 톤, 방광 조절능력, 성 기능 등의 잠재적 문제와의 관계에 대한 정밀한 평가를 시작하였다. 우리는 출산 후 1-2년 정도 지난 여성들을 대상으로 연구를 진행하였다. 이 연구의 예비 결과 분석은 다음과 같다:

- 임신 전에 규칙적으로 운동에 참여한 여성의 95%는 출산 후 조깅, 에어로빅, 계단오르기와 같은 운동으로 되돌아간다.
- 40%의 여성은 출산 후 첫 2주 안에 규칙적으로 운동에 참여할 수 있는 적당한 수준의 신체 상태로 회복한다(임신 전의 운동수준에는 미치기 어려웠다).
- 출산 후 6개월이 지나고 그들은 모두 정상 수준으로 돌아왔지만, 66%의 여성만이 임신 전 수준으로 도달했다고 느꼈다.
- 출산 후 6개월에 55%, 출산 후 1년에 75%의 여성이 임신 전 체중과 체지방 수준으로 돌아갔다.
- 출산 후 1년에 평균 복부 톤의 등급(평가 등급을 기준으로)은 임신 전보다 15% 낮았다.
- 운동은 골반 지지 능력 또는 성 기능 장애를 유발하지 않았다.
- 75%는 운동과 관련된 문제를 경험하지 않았다.
- 두 명의 여성이 운동 유발성 유방 문제 또는 모유 수유 문제를 보고하였다.
- 두 명의 여성이 운동 중 요실금을 경험하였다.
- 5명은 근골격계 문제를 보고하였다.

신체적으로 활동적인 대조군과 비교했을 때 우리는 다음과 같은 결과를 확인할 수 있었다:

- 대조군의 30% 만이(운동그룹은 65%) 임신 전 건강수준을 회복했다고 보고하였다.
- 출산 후 1년에 대조군의 체중 유지 수준은 운동군의 3배, 지방 유지 수준은 운동군의 2배 더 높았다.
- 출산 후 1년에 대조군의 복부 톤 등급은 임신전 수준의 48%(운동그룹은 85%)로 감소하였다.
- 모유 수유 문제 발생의 뚜렷한 차이를 보이지 않았다.

- 출산 후 요실금의 발생률 및 정도 차이는 없었으나, 비운동성 요실금의 지속시간(물건들기, 기침 등)은 대조군(3개월에서 1년)보다 운동군(1개월 미만)이 훨씬 짧았다.
- 다양한 성 기능 지표의 차이는 없었다.

그러므로, 대부분의 경우, 임신 기간 동안 지속적으로 운동에 참여하고 출산 직후 다시 시작한 여성들은 다양한 고통을 경험하지 않는다; 대신 그들은 유방, 방광, 또는 성 기능의 손상이 없이 여러 가지 감정적, 신체적 이익을 얻는다.

트레이닝 프로그램에 참여하는 시작단계에서 대부분의 여성들은 첫 2주 안에 사라지는 가벼운 근육통을 경험한다. 그러나 우리가 체중-지지 운동을 적극적으로 사용하였음에도 불구하고, 운동시작 초기에 단 한번의 부상을 경험하지 못했다. 심지어 운동에 참여한 산모들이 얼마나 편안하고 상쾌한 기분을 느끼는지에 대해 반복적으로 확인할 수 있었다. 임신 말기에 허리나 고관절의 불편감이 드물었으며, 활동이 제한적이지 않았다. 그러나 대부분의 운동 초보자들은 임신 말기에(32주 후) 골반 압력 증가, 옆으로 누웠을 때 종종 경험하는 수축 느낌 등을 보고하였다. 대부분의 경우 붕대 및 복부 지지 벨트를 사용하여 아랫배를 지지하여 이러한 현상을 완화시킬 수 있었다. 다시 말하지만, 운동 참여 초보자들은 신체적으로 활동적인 대조군보다 임신관련 신체적 불평이 적다. 이것은 모든 운동그룹, 심지어 최소한의 수준에서 운동하는 사람들에게도 해당되는 것으로 보인다. 그러나 운동에 참여하든 그렇지 않든, 임신 말기에 수면에 어려움을 겪는 것은 보편적 문제이다.

표 5.1
진통과정에서의 임산부 운동의 영향

	운동 지속군	대조군	운동 중지군
통증 완화	51	78	81
분만 자극	29	58	53
태아 개입	13	26	12
겸자 분만(forceps delivery)	5	18	20
제왕절개	9	29	26
자연 분만	86	53	54

참고: 위의 데이터는 각 그룹에서 중재 또는 비중재를 요구하거나 경험한 여성의 백분율을 의미함.

임신 초기에 운동에 참여하다가 중기 이후에 중단하는 여성은 어떨까? 일단 운동을 멈추면, 그들은 임신과 관련된 일반적인 신체적 증상을 점진적이지만 뚜렷하게 경험한다. 피로, 다리 통증, 허리아래 통증이 자주 나타나지만, 신체적으로 활동적인 대조군에게서 보이는 빈도나 강도에 결코 도달하지는 않는다.

진통과 분만에서의 이점들 Labor and Delivery Benefits

이 주제와 관련된 지금까지의 보고에서는 다양한 의견들이 제시되고 있다. 대부분의 연구에서는 임신 중 운동을 시작하는 것은 진통의 과정과 결과에 영향을 미치지 않는다고 보고한다. 입증되지는 않았으나 결과적으로 보고된 두 개의 상반된 보고서에서 올림픽 출전 선수들이 출산을 할 때 진통이 길고, 다른 사례에서는 규칙적인 운동이 진통을 단축시킨다는 발견을 했다. 이러한 결과의 차이는 우리가 운동과 체중 증가와 관련된 문제를 되돌아 봤을 때, 정확하게 이전에 보았던 것과 같았다.

다시 말하면, 이러한 차이를 바탕으로 우리는 운동이 아마도 영향을 미칠 것이라고 결론짓게 되었지만, 운동의 효과는 운동의 종류, 작은 표본 크기, 데이터 수집방식에 내재된 오류에 의해 가려졌다(분만 과정에서 즉각적으로 모든 반응을 관찰하고 기록한 것이 아닌, 후향적으로 환자의 보고에 의한 결과물).

따라서, 우리가 연구를 시작할 때, 이 문제에 대해 신중하게 검토하고 계획을 세웠다. 우리는 다른 결과 변수뿐만 아니라 진통 과정에 대한 객관적인 기준을 세우고, 언제 진통이 발생되었는지 정확하게 추적할 수 있도록 연구팀의 구성원을 진통과정 전반에 걸쳐 배치하였다.

우리는 임신 기간 동안 규칙적으로 산모 운동에 참여한 여성들과 신체적으로 활동적인 대조군의 진통과정 결과를 비교하는 연구를 시작했다. 예상한 바와 같이, 우리는 앞에서 상세하게 설명한 운동 강도, 지속시간 및 운동 빈도가 통합적으로 적용될수록 진통과 분만에 매우 큰 긍정적인 효과를 가져온다는 것을 발견했다.

첫째, 운동하는 여성들에게는 모든 종류의 의료 중재 필요성이 현저하게 감소하였다. 보다 자세한 내용은 다음과 같다:

- 통증완화의 필요성 35% 감소
- 산모의 탈진 발생률 75% 감소
- 인위적인 세포막 절제 필요성 50% 감소
- 유도분만제로 진통을 유도하거나 자극할 필요성 50% 감소

- 태아 심박 수의 이상으로 인한 의료 중재 필요성 50% 감소
- 상피술(태아가 나올 수 있는 공간을 늘리기 위한 질과 직장사이의 절개술) 필요성 55% 감소
- 수술 중재(겸자 분만(큰 집게로 태아 머리를 잡아서 당기는 분만) 또는 제왕절개) 필요성 75% 감소

그 결과 운동을 지속한 여성은 합병증이 없이 자연 분만률이 현저하게 증가(30% 이상)했고, 실제로 진통 시간은 훨씬 짧았다. 다시 강조하면, 그룹간 큰 차이를 확인할 수 있었다. 자연 분만 여성 중 운동을 계속한 여성은 대조군보다 진통 시간이 3분의 1 짧았다. 산모 운동을 지속한 여성 중 4시간 이내에 출산한 경우는 전체의 65% 이상이었던 것과 대조적으로 대조군은 31%의 비율을 보여주었다.

또 다른 극단적인 경우, 대조군의 약 15%에서 활동적인 진통이 10시간에서 14시간 사이에 지속되었고, 산모 운동을 실시한 여성들은 모두 10시간 이내에 분만했다. 첫 번째 또는 두 번째 분만을 하는 여성의 활동적 진통의 두 단계에서 그룹간 지속시간의 유사한 차이를 보여주었다. 신체적으로 활동적인 대조군이 호흡과 이완 단계가 평균적으로 90분–100분 더 길고, 분만을 위한 푸싱(pushing)단계가 30분–40분 더 길었다. 운동군과 대조군 모두 첫째 아기를 출산할 때 출산 시간이 둘째 아기 출산과 비교했을 때 더 짧았다.

이제 중요한 공중 보건 질문 — 임신 중 운동 프로그램을 시작하는 것이 의료 중재의 필요성을 줄이고, 합병증 없는 자연분만률을 증가시킬 수 있을까? 우리는 그렇게 생각하지만, 지금은 이 질문에 확실하게 대답할 수 없다. 다른 연구자들이 실시한 대부분의 연구결과

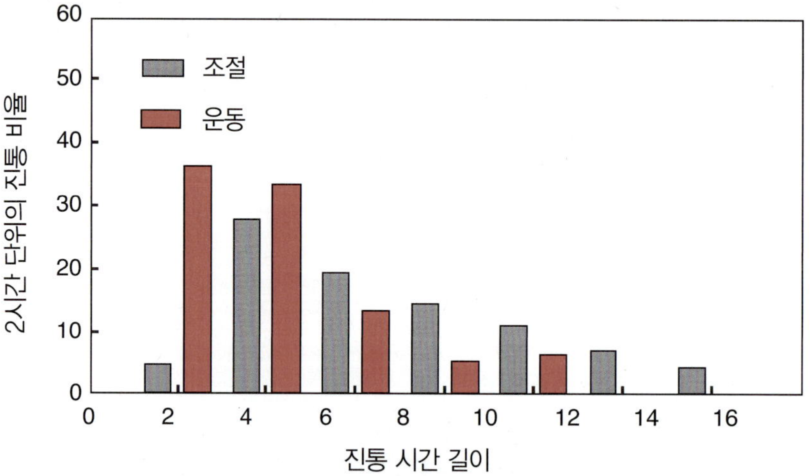

그림 5.5 규칙적인 운동은 진통 시간을 3분의 1 정도 단축시킨다.

는 운동이 의학적인 중재의 필요성이나 조건상 합병증 없는 자연분만의 발생에 영향을 미치지 않는다고 보고한다.

소수의 연구만이 최소한의 이익을 보고한다. 이러한 결과는 운동을 지속하는 산모에 대한 우리의 경험과는 다르며, 이것은 다시 이 영역의 이익이 운동의 종류, 빈도, 지속시간, 그리고 운동강도와 관련이 있을 수 있다는 점을 암시한다. 현재까지 우리의 산모 운동 연구에서 나온 예비 데이터는 이러한 해석을 뒷받침하고 있지만, 아직까지 충분한 산모의 수를 대상으로 연구한 결과가 부족하다. 그러나, 이러한 예비 데이터와 앞서 논의된 연구결과는, 출산 과정을 통해 이익을 얻기 위해서는 진통이 시작되기 전까지 규칙적으로 운동을 하는 것이 중요하다는 것을 나타낸다.

임신 중기에 규칙적인 산모 운동을 중단한 여성들은 어떠할까? 표 5.1에서 보듯이, 그들은 진통 중에 규칙적인 운동의 어떠한 이점도 경험하지 못했다. 사실, 그들은 대조군과 다르지 않았다.

잠재적 임신 합병증에 대한 효과
Effects on Potential Pregnancy Complications

안타깝게도, 대부분의 연구는 임신 중 규칙적인 운동과 의학적 합병증 사이의 관계를 조사하지 않았기 때문에, 이와 관련된 정보는 거의 없다. 실제로 참고할 수 있는 정보로서 운동이 합병증에 거의 또는 전혀 영향을 미치지 않는다는 것이다. 그것은 아마도 임신 중 합병증의 발생률이 낮기 때문일 것이고, 지금까지 연구된 산모의 수가 차이를 발견할 만큼 충분히 많지 않기 때문일 것이다.

우리 연구팀은 우리가 연구한 산모들 중 몇가지 합병증의 발생률을 조사했고, 그 비율은 산모 운동을 지속적으로 참여한 여성들 사이에서 영향을 받지 않거나 다소 감소되었다. 수축이 시작되기 훨씬 전에 양수 터짐의 발생률은 포도당 내성 이상증의 발병률과 마찬가지로 산모 운동을 지속한 여성에게서 현저하게 낮게 발생되었다. 그러나 비정상적인 태반 발육(임신성 고혈압, 태반 분리, 전치 태반(placenta previa))에 기초한 임신 후 합병증의 발병률은 운동군과 대조군에서 거의 동일하게 발생되었다.

자궁 성장률이 저조하다는 진단은 단 4건에 불과했다. 2명은 운동을 하는 산모, 2명은 신체적으로 활동적인 대조군에서 발생했다. 초기 진통이 없는 자궁 경부의 조기 확장은 15명의 여성(운동군 6명, 대조군 9명)에게 진단되었다. 각 사례에서 그들의 활동은 제한되었으며, 조기 진통 예방을 위한 치료 및 약물 처방을 받았다.

이 요법을 사용한 사례에서는 운동군의 4명과 대조군의 5명의 산모가 출산 예정일을 훨씬 지나서 출산을 하였다. 그들은 궁극적으로 자궁경부가 조기에 확장되고 있다는 초기의

우려가 잘못되었거나, 적어도 50% 이상 임상적으로 중요하지 않다는 것을 시사하는 사후

> 임신 기간 동안 규칙적으로 운동을 지속하거나, 운동을 새롭게 시작하는
> 여성들은 건강이 증진되거나 또는 퍼포먼스가 향상된다.

날짜로 유도되었다. 2명의 나머지 운동군 산모는 3명의 대조군과 마찬가지로 출산 예정일 10일 이후에 진통을 시작하였다. 이러한 경우 중재의 가치가 있었을 수 있다. 대조군의 1명만이 출산 예정일 전에 진통을 시작하였다.

운동 프로그램이 임신 중 합병증 발생에 미치는 영향을 평가하는 우리의 경험은 여전히 제한적이다(약 80명의 여성). 그러나, 우리는 우리의 훈련 방법이 이 분야에서 어떤 방식으로든 뚜렷한 효과를 가지고 있다는 어떤 제안도 아직 확인하지 못했다. 지금까지 우리는 조기 출산으로 이어지는 세포막의 조기 파열과 산후 우울증 각각 한가지 사례 경험이 있다.

임산부의 건강 및 신체 퍼포먼스
Maternal Fitness and Physical Performance

건강 지표를 조사한 모든 연구에서 임신과 수유 중에 규칙적인 운동을 시작하거나 지속하는 것이 임산부에게 식별 가능한 위험 없이 건강을 향상시킨다는 것을 발견했다. 임신 기간 내내 규칙적인 운동을 계속하다가 출산 시기에 잠시 중단한 후 출산 후 운동을 시작하는 여성들은 육아에 대한 책임 업무가 늘어나면서 운동량이 일시적으로 감소했음에도 불구하고 최대 유산소 능력이 10% 정도 증가하는 것을 확인할 수 있었다. 운동을 지속하다가 멈추는 여성들은 이러한 효과를 얻지 못한다. 실제로 그들의 최대 유산소 능력은 약간 감소한다.

임신 중 비교적 적은 운동량을 시작하는 여성들(일주일에 20분, 3~5회 정도, 적당히 힘든 운동으로 인지된 수준)은 피로를 느끼는 시간과 효율성(산소 소비 증가와 맥박 증가 사이의 비율 향상)을 증가시키는 것으로 보인다. 하지만, 우리의 경험을 바탕으로 보았을 때

> 임신 중에 규칙적으로 운동하는 여성들은 그들 자신, 임신 상태,
> 그리고 다가오는 진통과 출산에 대해 긍정적인 태도를 유지한다.

그들은 최대 유산소 능력은 향상되지 않았다. 그러나 임신 기간 동안 더 많은 양의 훈련 프로그램을 시작하고 소화하는 여성들은 출산 후 6주에 검사하였을 때 최대 유산소 능력이 약 10% 향상되는 결과를 확인할 수 있었다.

임신 중 규칙적인 운동으로 신체 기능이 향상되는지에 대한 질문은 완전히 해결되지

않았다. 여기에는 두 가지 기본적인 문제점이 있다. 첫째, 종교나 정치처럼 관심있는 모든 사람들은 의견을 가지고 있으나 결정적인 정보는 거의 없다. 둘째, 두 명의 대상자가 동일하지 않고, 두 가지의 운동 프로그램이 동일하지 않기 때문에, 임신과 운동에 의한 퍼포먼스의 상호작용 결과는 항상 매우 가변적일 것이다. 예를 들어, 한편으로는 피로시간을 50%까지 늘리고 산소 소비량과 맥박의 비율을 20%까지 줄이는 것이 움직임이 없는 여성의 퍼포먼스를 향상시켰다는 것에 동의하지 않을 것이라고 생각한다. 반면에, 유산소 기본 능력을 유지하면서도 그녀의 전체적인 트레이닝의 양을 줄여서 국가대표급 장거리 달리기 선수에게 적용하는 것은 상당히 다른 적용일 수 있다. 임신 중에는 인터벌 시간과 일정 거리를 완주하는데 걸리는 시간이 모두 증가할 가능성이 높다.

이 문제에 대해 서로 다른 두 가지 관점에서 언급된 내용은 다음과 같다. 첫째, 임신 기간과 임신 후 훈련을 지속하는 국가대표급 선수들의 경기력이 출산 후 향상된다는 개념을 바탕으로 많은 일화들이 뒷받침하고 있다. 마찬가지로, 임신 초중반의 개인의 경쟁적 퍼포먼스는 많은 메달과 최고의 성적을 만들어 냈다. 이것은 임신 중 혈액량과 호르몬 수준의 변화가 육상경기에서의 퍼포먼스를 향상시킬 수 있음을 시사하고 있지만, 증명되지는 않았다. 임신 후 최대 산소 섭취량과 스포츠 퍼포먼스에 대한 연구에서도 마찬가지의 결과를 보여주고 있기 때문에 운동과 임신의 조합이 훈련의 효과를 증가시킨다는 것을 시사한다.

> 임신 중이나 임신 후 규칙적으로 운동하는 여성은 체력이 좋아지고, 임신 전 체중으로 돌아가며, 지방이 감소되고, 부상의 위험으로부터 보호받는 상태가 될 수 있다.

둘째, 건강하고 활동적인 여성을 대상으로 한 몇가지 추가 연구에서는 퍼포먼스 향상을 위한 능력을 제안하는 변화를 확인했다. 그들은 임신이 진행될수록 저강도의 러닝머신 운동을 수행할 때 산소를 적게 사용하였으며, 열 발산 능력이 증가하였다. 심장의 용량 증가와 혈관 저항의 감소는 출산 후 1년 동안 어느 정도 지속되었으며, 최대 유산소 능력이 증가하였다.

그러나 앞서 언급했듯이, 신체적으로 활동적인 많은 여성들이 임신 후기에 자발적으로 훈련량을 3분의 1 감소시킨다. 이것은 부인할 수 없는 퍼포먼스 감소의 증거이다. 체중 증가와 복부 둘레의 15-25% 증가는 단기적으로 속도, 균형, 가속도, 갑작스러운 횡측 움직임과 같은 일부 퍼포먼스를 저하시킨다.

긍정적인 태도 Positive Attitude

우리가 완벽하기 정리할 수 없었던 한 가지 질문은 어떤 것이 원인이며, 어떤 것이 효과인가이다: 운동 또는 긍정적인 태도? 여성의 긍정적인 태도는 규칙적인 운동의 결과일까?

아니면 긍정적인 태도를 가진 여성들이 규칙적인 운동을 선택하는 것일까? 몇 년 동안 규칙적으로 운동에 참여한 대부분의 여성들은 운동하지 않는 여성들과 비교했을 때 외모와 신체적 능력에 대해 긍정적인 자기 이미지를 가지고 있다. 이러한 긍정적인 태도는 그들이 운동을 지속한다면 임신 과정과 수유기간 동안 변하지 않는다. 그들은 자신의 신체적 능력, 건강, 출산의 도전에 준비되어 있다는 사실에 대해 자랑스러워 한다.

이런 긍정적인 태도는 임신 중 운동을 중단하는 여성들에게는 일반적인 것이 아니다. 그들은 특히 첫 임신을 경험했을 때, 체중 증가, 외모, 능력에 대해 걱정하기 시작한다. 임신

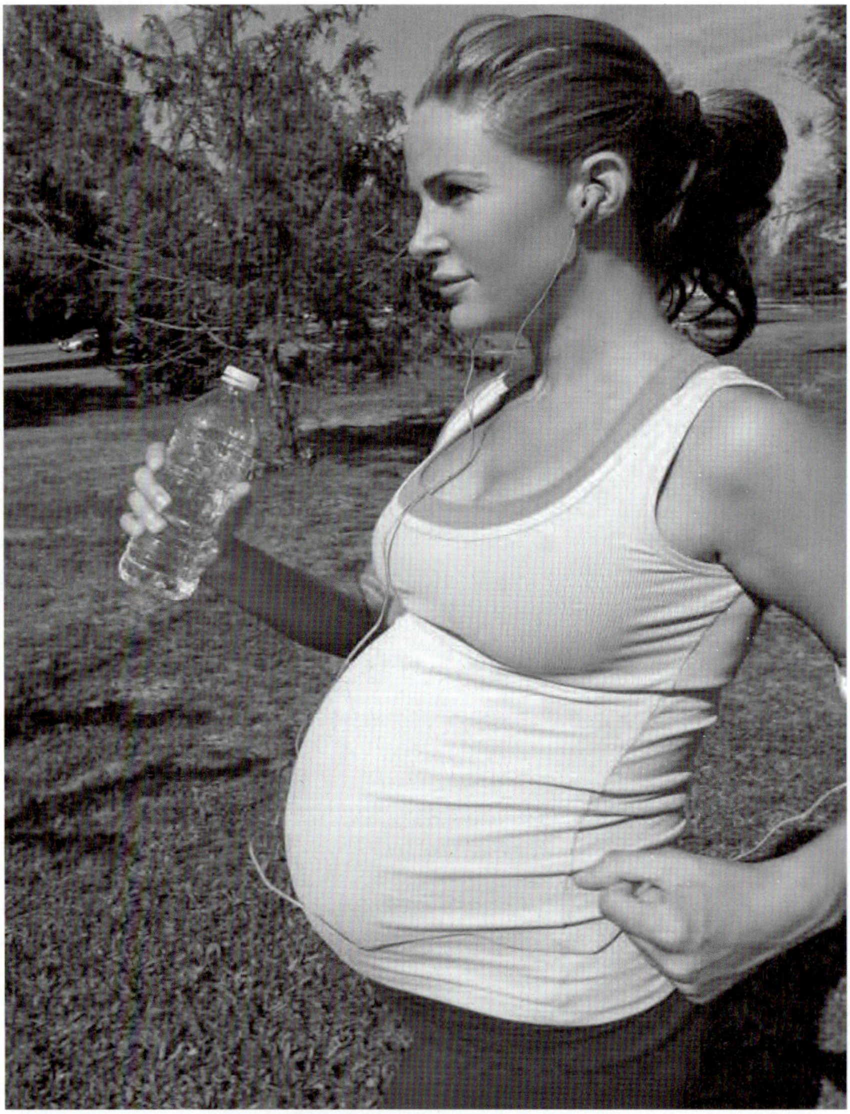

그림 5.6 출산일까지 운동을 지속하는 여성은 가장 큰 혜택을 받는다.

후에 임신 전 모습을 되찾을 수 없을 것이라는 우려의 생각을 많이 한다. 내 생각에, 우리 연구실에서 모집한 가장 흥미로운 그룹은 높은 수준의 퍼포먼스를 유지하거나 임신이 진행됨에 따라 꾸준히 퍼포먼스를 증가시키기 위해 무작위로 모집된 여성들로 구성된 그룹이다. 그들은 임신 중-후반에 그들의 외모와 능력에 대해 너무 좋게 느끼기 때문에 많은 경우, 우리는 그들을 진정시켜야 한다. 그렇지 않으면 그들은 훈련 프로그램에서 제공하는 운동량을 초과하여 수행할 것이다(비록 더 많은 운동의 유익함이 있을 수 있겠으나, 연구의 정확성을 떨어뜨릴 수 있다). 더 낮은 수준의 퍼포먼스를 위해 무작위로 모집된 여성들의 경우에도 같은 태도를 가지고 있지만, 같은 강도의 운동을 수행하지는 않는다.

임신 기간 동안 운동을 지속하는 여성들 역시 임신, 진통, 출산, 수유에 대해 두드러지게 긍정적인 태도를 가지고 있다. 그들은 이러한 사건들을 삶의 정상적인 부분으로 간주하고, 따라서 이러한 일련의 사건들을 순조롭게 받아들이는 특징을 가지고 있다. 이러한 특징은 운동을 지속하다가 중단한 산모들과 어느 정도는 공통된 모습이다. 그러나 주요 차이점은, 그들은 비교적 자신만만하지 않은 것으로 보이며 때때로 걱정과 의심을 가지고 있다. 대체로 임신 중에 운동을 시작하는 여성들은 자신과 임신에 도움이 될 것이라고 생각하기 때문에 이러한 결정을 하고 운동에 참여한다.

장기적 결과 Long-Term Outcome

우리는 임신 중 운동 후 장기적 결과에 대한 질문을 탐구하기 시작했다. 하지만 초기 정보가 너무 흥미로워서 나는 임신 중 운동이 여성들의 일반적인 건강, 체중, 피트니스, 그리고 기능적 능력에 미치는 장기적인 영향에 대해 우리가 알고 있는 것을 공유함으로써 이번 장을 끝내야 한다고 생각했다.

우리가 이 연구들을 시작했을 때, 임신 중의 운동 문제를 간단히 살펴보는 것으로 충분할 것이라고 생각했다. 연구를 진행하면서 그 어떤 것도 사실과 다를 수 없다는 것을 밝혀냈다. 우리가 모든 중요한 질문에 확실하게 대답했다고 생각할 때마다, 연구에 참여한 여성 중 한 명이 또 다른 질문을 하고, 질문을 받은 우리는 또다시 새로운 아이디어를 얻게 된다. 여성들을 위한 장기적 결과는 이런 방식으로 나온 사실들 중 하나이다. 현재 두 가지 주요 질문은 다음과 같다.

- 임신 중 운동은 여성의 피트니스, 체중, 그리고 장기적 기능에 어떤 영향을 미치는가?
- 임신 중에 운동을 하게 되면 장기적으로 산모에게 도움이 되는가 아니면 도움이 되지 않는가?

피트니스 Fitness

임신 중과 임신 후 운동에 지속적으로 참여하는 것은 비임산부들이 같은 시간, 기간 동안 트레이닝으로 얻는 것보다 더 큰 효과를 갖는다. 출산 1년 후에 연구를 했을 때, 임신 기간 중 지속적으로 운동을 하고 출산 후 규칙적으로 운동을 유지한 여성은 임신 전보다 운동량이 줄었음에도 불구하고 최대 유산소 능력이 5-10% 증가하였다. 이와는 대조적으로 임신하지 않은 여성이 2년 동안 비슷한 운동량을 유지했을 때 최대 유산소 능력이 약간 감소하였다. 따라서 이미 건강한 여성은 운동과 임신의 조합을 통해 그녀가 달성하지 못했던 최고의 피트니스 능력이 가능하게 된다.

마찬가지로, 임신 중에 운동을 시작한 대부분의 여성들은 출산 후에도 지속적인 운동 참여와 향상된 건강상태를 유지해왔다. 하지만, 우리는 그들이 임신하지 않은 상태에서 동등한 운동량을 소화했던 것보다 더 나은 상태를 보인 것이라고 확실하게 말할 수는 없다.

불행히도, 우리의 연구 대상자였던 여성 달리기 선수들과 크로스컨트리 스키 선수들에게서 향상된 유산소 능력이 경기 기록에 반영되는 것을 확인할 수 없었다. 경험상 90% 이상의 여자 선수들이 출산 후 빨라지기 보다는 약간 느린 기록을 가지고 있다. 최대 유산소 능력이 더 좋아진 것과는 반대로, 이 여성들에게서 아기가 태어난 후 훈련량과 동기부여가 모두 낮아지는 것이 기록 감소의 원인인 것으로 보인다. 좋은 성적과 높은 순위는 더 이상 대부분의 여성들에게는 중요하지 않다. 그러나, 참여하는 종목에 대해 매우 진지하고 임신 전 또는 그 이상의 수준으로 훈련을 계속하는 여성들은 출산 후 더 좋은 퍼포먼스를 발휘한다. 어떤 사람들은 이러한 결과는 집중력, 정신적 태도, 또는 통증 내성의 변화 때문이라고 이야기한다. 분명히 이 중 어떤 것도 출산으로 인해 변화할 수 있고 실제적인 차이를 발생시킬 수 있다.

체중과 체성분 Body Weight and Composition

우리는 운동에 지속적으로 참여하는 대부분의 여성들은 운동에 참여하지 않는 여성과 비교했을 때 약 5파운드의 지방량이 증가하지 않는다는 것을 암시하는 몇가지 관찰을 해왔다. 사실은 이러한 내용과는 정반대의 결과가 있는 것으로 보인다. 운동과 임신을 병행하면 여성의 지방제외체중(lean body mass)이 증가할 수 있다. 게다가 운동을 계속하는 대부분의 여성들은 출산 후 1년이 되면 임신 전 체중으로 회복된다. 또한, 운동을 하고 둘째 아기를 계획하는 여성들은 첫째를 계획하는 여성들보다 더 날씬하고 가볍다. 우리는 또한 두 번의 임신을 통해 운동을 지속해온 30명 이상의 여성들을 연구할 기회를 가졌다. 평균적으로, 그들은 두 번째 임신 전이 첫 번째 임신 전보다 더 가볍고 날씬하다.

마지막으로, 출산 5년 후 운동을 지속한 그룹과 대조군을 대상으로 체중을 측정하고 인터뷰한 결과, 운동하는 여성의 체중은 첫 임신 전과 다르지 않았다. 불행히도, 대조군의 경우는 동일하지 않았다. 물론 예외 경우도 있지만 출산 후(임신 중 운동을 했든 하지 않았든) 정기적인 운동을 다시 시작하지 않은 대부분의 여성들은 비슷한 시간에 걸쳐 체중과 체지방을 모두 유지하였다.

기능적 상태 Functional Status

임신과 수유 중 규칙적인 운동에 참여하면 출산 후 1년 이상 지나서 확인 가능한 관절 부상 또는 인대의 느슨함이 나타난다는 증거는 없다. 임신 기간 동안 운동을 하면 산후 요실금과 골반이완 증후군의 징후와 증상이 감소하는 것으로 나타난다. 마찬가지로 복부의 근육과 자세가 잘 유지된다. 우리는 아직 성 기능에 대해 필요한 모든 정보를 가지고 있지 않지만, 성관계 횟수는 감소하였으나 임신 중 운동 여부와 관계없이 시간이 지날수록 성관계의 만족도가 증가한다는 결과를 보여주고 있다.

요약 Summary

현재까지의 정보에 따르면 임신 전 수준의 50% 이상으로 임신과 수유기간 동안 체중부하 운동을 계속하는 여성은 체중이 감소하고, 체내 지방량은 적으며, 기분이 더 좋아지고, 진통기간이 짧으며, 합병증이 적다. 또한 운동을 중단하거나 하지 않은 산모보다 더 빨리 회복된다. 또한 임신 중 운동이나 출산 후 빠른 운동 복귀로 인한 여성 질환은 발견되지 않았다.

임신 중 운동을 시작하는 여성들에게서 발견한 결과는 다소 엇갈린다. 유일하게 일관된 발견은 다양한 건강 지표와 웰빙 지표가 향상된다는 것이다. 만약 그들이 체중 증가, 진통 회복과 관련된 추가적인 이점을 제공한다면, 운동의 세부적 요법이 매우 중요한 것으로 생각된다. 우리의 경험에 따르면, 이 여성들은 운동의 최대 혜택을 받기 위해 출산 전까지 장기간, 빈번하게 체중 지지 운동을 해야 한다.

따라서, 이 시점에서, 우리가 수집한 모든 정보에 따르면 임신 중 그리고 임신 후에 규칙적인 운동에 참여하는 여성들에게서 단기적, 장기적 결과가 훨씬 더 좋다는 것을 나타낸다. 분명히, 이것은 피트니스, 체중안정성 및 신체적 기능과 관련된 결과물이다. 그래서 임신과 수유 중 운동에 참여하는 것이 산모에게(엄마에게) 좋다는 것이 우리의 견해이다. 자, 그렇다면 아기에게는 좋은 것일까?

6 산전 및 임신 제 일삼분기(1기) 운동 지침

Fitness Guidelines: Preconception and First Trimester

비록 생리학적 상호작용이 다를 수 있지만, 실용적인 측면에서 이를 구분하는 것은 쉽지 않을 뿐만 아니라 운동 처방과 산전 및 임신 초기 수정 과정 자체가 연속성을 나타내기 때문에, 운동 처방과 산전 및 임신 초기 수정 과정에 대한 나의 의견들을 통합하였다. 여기서 중요한 사실은, 임신 초기 기간이 여성이 임신이 지속될 수 있는지 확신이 들기 이전에 최소한 절반 이상을 차지한다는 것이다.

나는 기본 요점을 강조하며, 이것이 다른 상황에서 어떻게 적용이 되는지 믿는다. 그래서 나는 정상적인 임신을 확실히 하기 위해 적절히 꼭 일어나야만 하는 세 가지에 대한 운동의 효과에 대해 알려진 것을 검토하는 것으로 이 글을 시작하려고 한다. 비록 임신과 임신 초기에는 몇 가지 특정 문제가 있지만, 이 단계에 있어 운동 처방의 주 목표는 산모가 임신 후로부터 필요로 하고 혜택을 받을 수 있는 몸을 준비하는데 있다.

성공적인 임신을 위한 4가지 요소들

Four Elements for Successful Conception

임신을 하기 위해서는, 1) 여성은 건강한 난자를 생성하고, 2) 자궁이 이를 받아들일 준비가 되어 있어야 하며, 3) 난자는 건강한 정자에 노출이 되어야 하며, 4) 이 모두가 적절한 시기에 일어나야 한다. 이러한 요인 중 하나라도 일어나지 않는다면, 임신이 되지 않는다.

여성의 몸에 있는 여러 기관계들은 난소에서 생존 가능한 난자를 성숙시키고 방출하기 위해 정확한 방식으로 서로 상호 작용을 해야 한다. 여성의 뇌의 시상 하부에서 나온 신호는 단백질 호르몬의 주기적인 펄스(파동)를 방출하기 위해서 뇌하수체를 자극한다. 그 이후에, 이 호르몬은 난자를 성숙시키고 방출하기 위해 난소 조직을 자극하게 된다. 그러나, 이 호르몬은 난소 자체의 호르몬인 에스트로겐과 프로게스테론(이하 난소 호르몬)을 방출

임신을 위한 4가지 필수 조건:
1) 건강한 난자, 2) 건강한 정자, 3) 준비된 자궁 4) 적절한 시기

하기 위해 난소를 또 자극하기 때문에 더욱 복잡하다. 이 난소 호르몬은 다음과 같은 두 가지 작용을 한다. 첫째, 뇌하수체와 시상하부로 돌아가서 이들의 자극 활동의 타이밍을 미세 조정한다. 이는 난자의 성숙 과정을 유지하고 정확한 일정에 방출될 수 있도록 한다. 두 번째, 난소 호르몬은 자궁 내벽이 수정란을 받아들이고 유지할 수 있게끔 도와준다.

남자의 고환에서 정자를 생성하는 것 또한 이와 비슷하다. 유일한 차이점은 정자의 생성은 주기적인 것이 아니라 연속적이며, 처음 생성되어 성숙된 정자가 되기까지 대략 6주~8주 정도로 더 길다는 것이다. 난자가 난소에서 배란이 될 시점에 맞춰 성관계를 통해 나팔관 내에서 도달한 정자와 수정된 수정란은 자궁으로 이동하여 적절한 시기에 도달하여야 최종적으로 착상된다.

분명히, 이는 복잡한 체계이지만, 타이밍만 맞아떨어진다면, 별다른 문제 없이 착상 성공률은 90~95%에 이른다. 그러나 간단한 운동을 하는 것을 왜 걱정할까? 사실, 운동을 하는 것은 아래와 같이 크게 4가지 방식으로 임신과 관련된 생리학적 문제점을 보완할 수 있다.

- 여성의 뇌가 육체적, 정신적 피로 또는 영양 결핍에 처해 있음을 느끼면, 시상하부로 지금은 임신하기에는 좋지 않은 시기라고 신호를 보내고, 시상하부는 뇌하수체로 신호를 보내는 것을 중단하고 만다. 그렇게 되면, 뇌하수체는 난소에 신호를 보내는 것을 멈추고, 난소는 난자와 필요한 호르몬 배출을 멈추어 결국엔 생리가 끊기게 된다. 하지만, 이러한 스트레스가 감소하게 되면, 여성의 몸은 다시 임신을 위한 준비를 다시 시작한다.
- 위와 같은 반응은 지극히 정상적인 보호 반응이다. 또 예를 들어, 대학을 그만두거나, 무리하게 살을 빼거나, 새로운 직장을 다니게 되거나, 가족 일원의 죽음을 마주하거나, 새로운 지역으로 이사를 하거나, 만성질환을 앓게 되는 등 이러한 힘든 상황들은 어떤 여성에게나 발생할 수 있다. 물론 생리학적 보호 반응을 일으키는데 필요한 스트레스의 정도는 여성마다 매우 다르고, 운동 또한 육체적, 정신적 피로 또는 영양적 결핍을 야기할 수준으로 강도가 높다면 여성의 신체는 같은 방식으로 반응을 하게 된다. 그래서, 직업 여성 운동 선수들이 시즌이 가장 치열한 시기에 이러한 생리학적 반응을 경험하는 것이 드문 일은 아니지만, 보통은 비시즌 기간 내에 사라진다. 운동을 심하게 하진 않지만 생활 속에서 일, 타인과의 관계, 섭식 장애 등 여러 스트레스 요인을 앓고 있는 여성들 또한 이러한 신체적 반응이

일어날 수 있다. 의문점은 종종 문제가 운동에서 오는 것인가 아니면 스트레스에서 오는 것인가이다. 내 경험에 따르면, 대부분의 경우 운동이 아닌 다른 스트레스 요인에 있다.

- 열량 섭취 대비 에너지 소비에 있어 경미한 에너지 불균형을 경험하고 있는 여성 운동 선수에게도 이러한 생리학적 반응이 일어날 수 있다는 설득력 있는 증거들이 있다. 이 경우에는, 생리 기간은 정상적으로 유지를 하지만, 갑상선 기능에 장애가 나타나기도 한다. 갑상선 기능장애는 뇌하수체에서 하나 이상의 단백질형 호르몬 방출의 맥동 빈도에 변화를 주며, 이러한 호르몬의 갑작스런 증가 또는 감소 패턴의 변화는 난소의 에스트로겐 및 기타 호르몬의 분비를 방해할 수 있다. 이는 배란과 자궁 내막의 수용력을 방해할 수 있으며, 일반적으로 배란 이후부터 다음 생리 주기가 시작되는 황체기를 단축시킨다(황체기 결손이라 함). 비록 운동을 생활화 하는 사람들에 있어서 출산력(가임여성의 여성 수에 대한 1년 동안의 출생 수의 비율: n명/1000명)에 대한 위와 같은 요인들의 직접적인 영향은 아직 조사되지 않았지만, 이들 중 어느 하나라도 잠정적으로는 임신이 되지 않게 할 수 있다.
- 과도한 운동이나 피로의 증상 중 하나가 바로 성적 관심과 활동의 감퇴이다. 임신하기 위해선, 나팔관 내의 난자보다 더 많은 것들이 필요한 것을 잊지 말자!
- 임신이 어려운 경우, 이는 남성이 생존 가능한 충분한 양의 정자를 생산하지 못해 생기는 경우가 많다. 정자 생산에 대한 운동의 효과는 충분히 연구되지 않았지만, 여성들에게 나타나는 스트레스 증후군이 일부 남성 운동 선수들에게도 발생하며, 이는 적은 정자 수와 성적 관심의 저하와 관련이 있다는 것은 분명하다. 또한 고환의 온도가 약간 상승할 경우 정자의 생존율이 크게 저하된다. 선수가 꽉 끼는 합성 섬유를 장기간 착용하고 훈련을 할 경우, 고환의 온도 상승이 발생할 가능성이 있다고 판단할 충분한 이유가 있다(트라이애슬론 복장이 대표적인 예시다). 비록 실제 연구는 존재하지 않지만, 지구력 운동을 하는 선수들에게서 보이는 원인 불명의 낮은 정자 수에 영향을 끼칠 수 있을 것이다. 흥미롭게도, 초기 피임법 중 하나가 남성들로 하여금 뜨거운 물에 장시간 목욕을 하게 하여 정자를 죽임으로서 남성의 생식능력을 저하시는 것이었다. 더운 날에 장시간 훈련을 하는 동안 동일한 효과가 발생할 수 있을 것이다. 어쨌든, 지구력 훈련 시 고환의 온도에 대한 운동복장의 영향력에 대해선 더 주목해야 할 것이다.

임신 전 생리 기능 Physiological Function before Conception

여성의 생리 기능은 임신 전 단계에서는 변화하지 않지만, 임신을 시도하기 전에 모든 신체 기관들이 제대로 기능하는지 확인해 둘 필요가 있다. 이는 운동과 생식 과정 사이의 초기 상호작용이 원활하게 이루어질 수 있도록 도움을 준다.

중요한 시합을 위해 훈련의 강도를 높여야 할 때는 분명 임신 준비를 위한 적절한 시기는 아니다. 이상적으로는, 여성의 운동법은 안정적이고 가능한 건강하게 진행하여야 한다. 일반적인 건강의 특성 이외에도, 이것은 충분한 영향 섭취, 정기적인 배란, 및 임신 초기 야기할 수 있는 변화에 대한 정신적 대비를 의미한다. 이 중에 어느 한 부분에라도 문제가 생기면 추후 더 많은 문제를 일으킬 수 있기 때문에, 주의를 필요로 할 때 바로 대처해야 한다. 예를 들어, 기저질환의 활동과 정도, 그리고 이것들이 임신 동안 끼칠 영향은 임신 전에 평가하는 것이 훨씬 쉽다. 마찬가지로, 섭취 중인 영양소의 양이나 배합에 문제가 있을 경우, 임신 초기 증상이 임신 후에나 나타나는 경우가 많기 때문에, 임신 전에 변화를 주는 것이 좋다.

잘 알려지다시피, 여성은 임신하기 위해 배란을 해야 한다. 이 부분에 있어 의문사항이나 우려하는 부분이 있고, 나이나 다른 이유로 인해 임신을 서두르고 있다면, 임신을 시도 1년 후가 아니라, 시도 전에 배란 상태를 확인해야 한다. 또한 이때가 여성이 임신 초기에 대해서 배울 시기이므로, 몸이 마주하게 될 변화는 놀라운 일이 아닐 것이다.

임신 초기 생리 기능 Physiological Function in Early Pregnancy

임시 초기는 대략 임신 후 첫 8주 또는 마지막 생리 주기의 첫날부터 최고 10주 정도를 포함한다. 생리적으로, 임신 초기는 아기와 엄마 모두에게 급격하고 때로는 격동적인 변화의 시기이다. 이 시기 동안, 아기는 단 몇일 만에 단세포에서 추후 빠르게 여러 세포 조직으로 분열할 공모양의 세포구로 성장하게 된다. 이러한 여러 세포 조직들은 성장하고 분화하여 아기가 일생 동안 살아가는 데 필요한 모든 장기들과 기관계들을 형성하게 된다. 물론, 이 모든 것들이 순조롭게 진행되는 것이 가장 중요하다.

이 시기에는 아기와 태반에서 나오는 호르몬 신호들은 엄마의 신체 기관계들이 여러 것들에 반응하는 방식을 재설정하는데, 산모들은 대부분 이 기간 동안에는 불편함을 느끼게 마련이다. 운동을 할 때 산모의 여러 신체적 반응들도 이 시기에는 변한다. 대부분의 여성들은 높은 심박 수와, 특히 운동 후 어지러움증과 같은 증상을 경험한다. 산모들은 또한 항상 몸이 덥거나 피곤하고 호흡 곤란을 느끼기도 하고, 때로는 코가 답답하거나 소화불량을 겪거나 화장실에서 거의 살다시피 할 수도 있다.

그럼에도 불구하고, 이때가 운동의 상호 작용 효과가 임신 중 태반의 초기 성장과 혈관 구조를 촉진시키고, 모체가 임신에 적응하는데 필요한 여러 측면을 향상시키며, 임신 초기의 불쾌한 증상을 개선해 줄 수 있는 시점이기도 하다. 그렇기 때문에, 산모들이 이러한 운동 상호 작용 효과의 혜택을 톡톡히 누리려면, 운동을 지속적으로 하는 것이 매우 중요하다. 임신 초기의 이러한 운동의 장점들은 안전 뿐만 아니라 추후에 산모가 더 많은 것을 할 수 있도록 해주기 때문에 장기적으로도 중요한 것이다.

언제 운동을 하지 말아야 하는가 When You Should Not Exercise

일단, 임신 전과 임신 초기에는 모든 여성들이 운동을 시작하기 전이나 지속하기 전에 확인이 필요한 아래와 같은 특정 증상들이 있다는 것을 강조하고 있다.

- 무월경이거나 불규칙적인 생리주기
- 부상
- 급성질환들
- 임신 초기 경련을 동반 또는 무동반한 질 출혈
- 난치성 메스꺼움과 구토
- 갑작스런 통증의 발병(특히 복부 또는 골반)

이러한 증상들은 심각한 문제의 징후이며, 그 결과에 따라 한동안 운동의 강도를 낮추거나 중단해야 할 수도 있다.

이젠 임신을 시도할 때부터 마지막 생리 기간이 시작된 시점으로부터 10주가 지날 때까지 크게 운동 경험과 레벨에 따라 운동을 처음 시작하는 여성, 평소 가볍게 운동을 하는 여성, 그리고 강도 높은 운동을 하는 여성, 이렇게 세 그룹으로 나누어 각 그룹에 맞는 운동 처방에 대해 자세히 설명하고자 한다. 다음의 내용들을 숙지한 후에도 명심하여야 할 것은, 의심스러운 부분이 있을 땐 꼭 일반적인 상식과 일관성이 있어야 한다는 점이다.

운동을 처음 시작하는 여성들(초보자 레벨) Beginning Exercisers

운동 요법을 시작하는 것과 같이 장기적으로 생활 방식에 변화는 주는 것은 운동 프로그램을 지속적으로 따르고, 그럼으로써 의미 있는 보상이 따를 때에만 성공할 수 있다. 특히, 과거에 시도했다가 실패한 분들에게는 더욱 중요한 규칙이다. 초보자들에게 있어 또 다른 규칙은 처음에 너무 많이 하려 하지 않고 너무 서두르지 않는 것이다.

알아두기 Become Educated

임신에 대한 운동의 긍정적인 효과를 알고, 우려할 만한 사항들을 완화하는 것은 운동 요법을 고수하기 쉽다. 모든 산모와 운동 전문가들이 꼭 알아두어야 할 중요한 사항들은 다음과 같다.

- 생리 리듬과 생리 기능, 임신, 그리고 임신 초기에 대한 기본적인 지식
- 생리주기, 배란, 및 임신 초기에 대한 운동의 영향
- 운동에 대한 신체 반응에 대한 임신의 영향

알맞는 운동 찾기 Become Educated

운동 요법은 재미가 있고 나에게 딱 맞는 장갑을 끼는 것처럼 자신의 라이프 스타일에 잘 맞고 충실하게 참여해서 적절한 대가를 받을 수 있어야 한다. 이는 운동을 시작하는 여성들에게 특히 중요한 부분이며, 여성과 운동 전문가들은 어떤 운동이 더 효과적일지 알기 위해서라도 여성의 전반적인 삶에 대해서 상의를 하는 시간을 갖는 것이 꼭 필요하다.
아래와 같은 질문들에 대한 명확한 답을 알 수 있다면, 정말 많은 도움이 된다.

- 어떤 종류의 운동을 즐기면서 할 수 있나요?
- 얼마나 많은 시간을 운동에 할애하실 수 있으세요?
- 하루 중 언제가 한가한 시간인가요?
- 어떤 시설들을 쉽게 접근(사용)할 수 있나요?
- 주변에 접근하기 쉬운 체육관이나 야외 트랙이 있나요?
- 집에 운동 기구(홈트)가 있는 친구나 가족이 있나요?
- 함께 운동할 사람이 주변에 있나요?
- 꼭 병행해야만 할 일들(육아, 직장, 집안일, 위원회 활동 등)이 있나요?
- 필요한 경우, 운동을 위해 더 많은 시간을 할애하기 위해 무엇이든 하실 수 있나요?

운동을 계획하는데 있어 몇 가지 추가적인 요령을 사용하면 운동 프로그램이 좀 더 재미있고, 실제로 산모가 장기적으로 꾸준히 운동을 계속할 수 있도록 동기를 부여할 수 있다. 그러나 산모의 라이프 스타일과 목표와 잘 맞지 않으면, 오히려 독이 될 수도 있다. 이것이 기초적인 지식을 꼭 알아야 하는 이유이다. 운동을 계획하는 있어 요령은 다음과 같다.

운동으로 하루를 시작하기. 일반적으로 하루의 첫 번째 목표는 거의 대부분이 달성하시기 때문에 저는 운동으로 하루를 시작하시기를 권장한다. 보통 계획을 변경하는 일은 하루 중에도 빈번하게 일어나기 때문에, 운동을 이미 끝냈다면 나중에 운동을 하기 위해서 다른 계획을 변경하는 등 이런 저런 고민을 할 필요가 없기 때문이다. 대부분의 초보자들은 운동 후에 기분이 좋아진다고 말한다. 그렇기 때문에 산모들께서 하루를 운동으로 시작한다면, 보통 그 후 몇 시간을 좀 더 편안하게 그리고 더 생산적으로 보낼 수 있으며, 이는 또 앞으로도 지속적으로 할 수 있도록 긍정적인 순작용을 하게 한다.

친구와 함께 또는 그룹 운동 하기. 친구나 단체로 함께 운동을 하는 것은 말할 것도 없이 훨씬 재미있고, 운동 시 규칙을 좀 더 잘 지키게 해주며 긍정적인 피드백을 제공한다. 연대감은 자기 자신 이외의 사람들에게 운동에 대한 책임감을 동반하기 때문에 준수해야만 할 것 같은 미묘한 압박감을 형성한다. 마찬가지로, 개인의 운동을 하고자 하는 의지가 좀 낮은 날에는, 어제 못다한 대화를 마친다거나 볼 여유가 없었던 사람들을 볼 수 있는 기회가 주어진다는 사실은 보통 혜택이 될 수 있다.

보상을 운동 계획에 포함하라. 저는 산모가 확실하게 좋아하는 것들과 싫어하는 것들에 보상을 맞추려고 노력하며, 이를 운동 계획의 한 부분 이상 항상 포함시키려고 한다. 예를 들어, 휴식-운동 주기의 일부로서 마사지나 영화 감상 등, 영양 보충적 측면에서 좋아하는 간식을 제공한다거나, 안전과 관련해서 주어진 운동 세션을 마칠 시, 새 신발이나 옷을 사게 하거나, 신체 변화, 근력, 지구력 변화 등과 같은 평가내용을 보상으로 포함시킬 수도 있다.

성취감을 고취시키기 위해 운동 일지와 일기 보관하기. 이러한 운동 일지와 일기는 산모와 운동 전문가가 처음 운동을 시작할 때 보다 산모가 얼마나 발전했는지 되돌아 보는데 중요한 자료가 될 수 있다.

궁극적으론 운동 프로그램을 변경하는데 있어선 운동을 하는 사람이 최종 결정을 내려야 한다는 점을 항상 명심하기. 운동 전문 강사나 의료인들은 운동에 변화를 줘야 할 시점에 와서 제안하고 격려할 수는 있지만, 궁극적으로 결정을 내려야 할 사람은 산모다. 예를 들어, 임신 초기에 피로와 메스꺼움으로 인해 산모가 일시적으로 운동을 멈추거나 바꾸고자 한다면, 다른 사람들이 산모의 결정에 이의를 제기하는 것은 바람직하지 않다. 하지만, 이러한 증상은 임신 시 정상적이고 최악의 상태일 때도 3-5분 짧은 시간 내에 증상이 완화되는 경우가 많다는 것을 명심할 필요가 있다.

운동 유형 Type of Exercise

다음 단계는 산모와 전문가가 합의한 목표를 달성하기 위해선 어떤 종류의 운동이 적합한지 결정을 하는 것이다. 일반적으로 재미, 체력, 근력, 예방적 건강, 활동에 관련된 특정 움직임의(기술적) 발달 및 행복감의 조합을 포함한다. 초보자 그룹에서는 경쟁을 요하는 운동은 거의 포함되지 않는다.

나는 운동을 이제 시작하는 여성들을 위한 운동처방(프로그램)에 있어선 세 방면의 접근 방식을 고려해야 한다고 믿는 사람이다. 산모들이 최소 20분 동안 즐기면서 지속할 수 있는 체중부하 운동과 (예를 들어, 달리기, 오르막길 걷기, 에어로빅, 또는 계단 오르기) 스트레칭 및 근력 운동을 함께 하길 권장한다. 제가 이 방법을 좋아하는 이유는 지구력, 유연성 및 근력을 한번에 모두 향상시킬 수 있고, 보통 몸의 외형, 기능 및 행복감을 신속하고 눈에 띄게 향상시킬 수 있기 때문이다. 게다가 이러한 운동들은 우리가 일상생활에 매일 사용하는 움직임과 비슷하기 때문에, 일상생활에서 산모의 신체적 기능에 미치는 영향이 상당히 두드러지게 나타날 수 있다. 대부분의 에어로빅 클래스들은 이러한 구성 요소를 모두 포함하기 때문에, 산모의 라이프 스타일과 맞기만 한다면 아주 좋은 선택이 될 수 있다. 헬스장 비용이 부담되거나 일정에 문제가 있다면, DVD나 케이블 에어로빅 운동 프로그램과 같이 대체할 수 있는 방법들은 항상 존재한다.

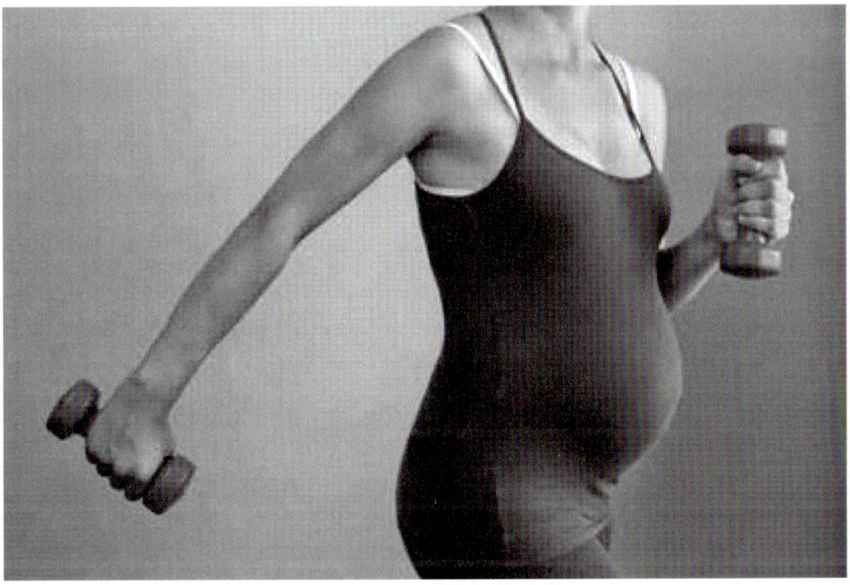

그림 6.1 근력운동은 손으로 가볍게 쥘 수 있는 덤벨이나, 고무밴드, 또는 근력운동 기계를 사용하여 단련할 수 있다.

그리고 에어로빅 이외에도 많은 대안 운동들이 있다. 산모들이 가능한 시간에만 운동을 해야 한다면, 피트니스 시설이나 적어도 그룹 운동으로부터 자유로워야 한다. 이런 산모의

운동을 너무 많이 너무 빨리하는 것을 피하라.

경우, 스트레칭, 저항밴드 운동 프로그램과 속보 후 조깅으로 단계를 올리는 것과 같은 활보 운동을 함께 해준다면 보통 비슷한 효과를 기대할 수 있다.

다양한 순환식 운동법(여러 가지 운동을 돌아가면서 잠깐씩 하는 운동법)은 탁월한 효과를 나타내지만 접근성이 용이하지 않고 다양한 기술을 요한다. 대신에, 피트니스 시설에 있는 여러 머신들을, 예를 들어, 스텝, 일립티컬, 조정머신, 자전거, 크로스컨츄리 스키머신, 적절히 사용하는 것도 하나의 방법이다. 이러한 기계들은 가정용으로도 구입이 가능하다(신형 $300-$1000, 중고는 이보다 더 쌈). 체중부하 운동은 아니지만, 수영 또한 대체 운동으로 아주 좋다. 다만 이전에 수영을 해보지 않았거나 수영 지도를 받지 않고 사전 준비가 되지 않았을 경우에는 습득하는데 오랜 시간이 걸리기 때문에 쉽게 피곤을 느끼고 좌절하는 경우가 많다. 라켓볼이나 다른 구기 운동, 수상 운동, 하키, 근력 운동 등과 같이 여성들이 재미를 느낄 수 있는 대부분의 운동들은 사전 준비 기간이나 운동에 특성화된 기술들이 요구되는 비연속적인 운동들이다. 이러한 운동들은 보통 처음으로 규칙적인 운동을 시작하려는 산모들을 위한 초기 운동법으로는 적당하지 않으며 지양되어야 한다.

운동 지시 및 안전 사항 Exercise Instruction and Safety

운동법이 정해지고 나면, 필요한 의류 및 장비 목록과 구매처를 작성하는 것이 좋다. 특히나 자신에게 맞는 좋은 신발이 찾는 것이 매우 중요하다. 기존에 신고 있던 오래된 테니스화나 운동화를 신고 속보 운동을 시작하는 것은 통증이나 부상에게 보내는 청첩장(초대장)과 같은 것이니 하지 말아야 한다.

운동 전문 강사나 의료인들은 산모의 생체역학이 올바른지, 환경이 안전한지, 그리고 산모들이 재미를 느끼면서 점점 더 발전하고 있는지 적어도 첫 번째, 다섯 번째 및 열 번째 운동 세션 때 확인을 하여야 한다. 그 후, 교육에 있어 추후 필요점들은 관찰을 함께 하면서 매우 다양하고 산모에 맞게 개별화시켜 나가야 한다.

그 다음으로, 안전에 관련된 사항은 얼마나 많이 얼마나 빨리하느냐이다. 이에 대해 내가 드리고 싶은 조언은 산모 자신 스스로 어떻게 그리고 언제 준비가 되었다고 느끼는지 인지하는지에 달려 있다는 것이다. 또한, 산모들이 운동 후 보상을 받기 위해 필요한 한계점을 넘어서는 수준의 성과를 달성하고자 하는 것을 기억하는 것 또한 중요하다. 최소한 일주

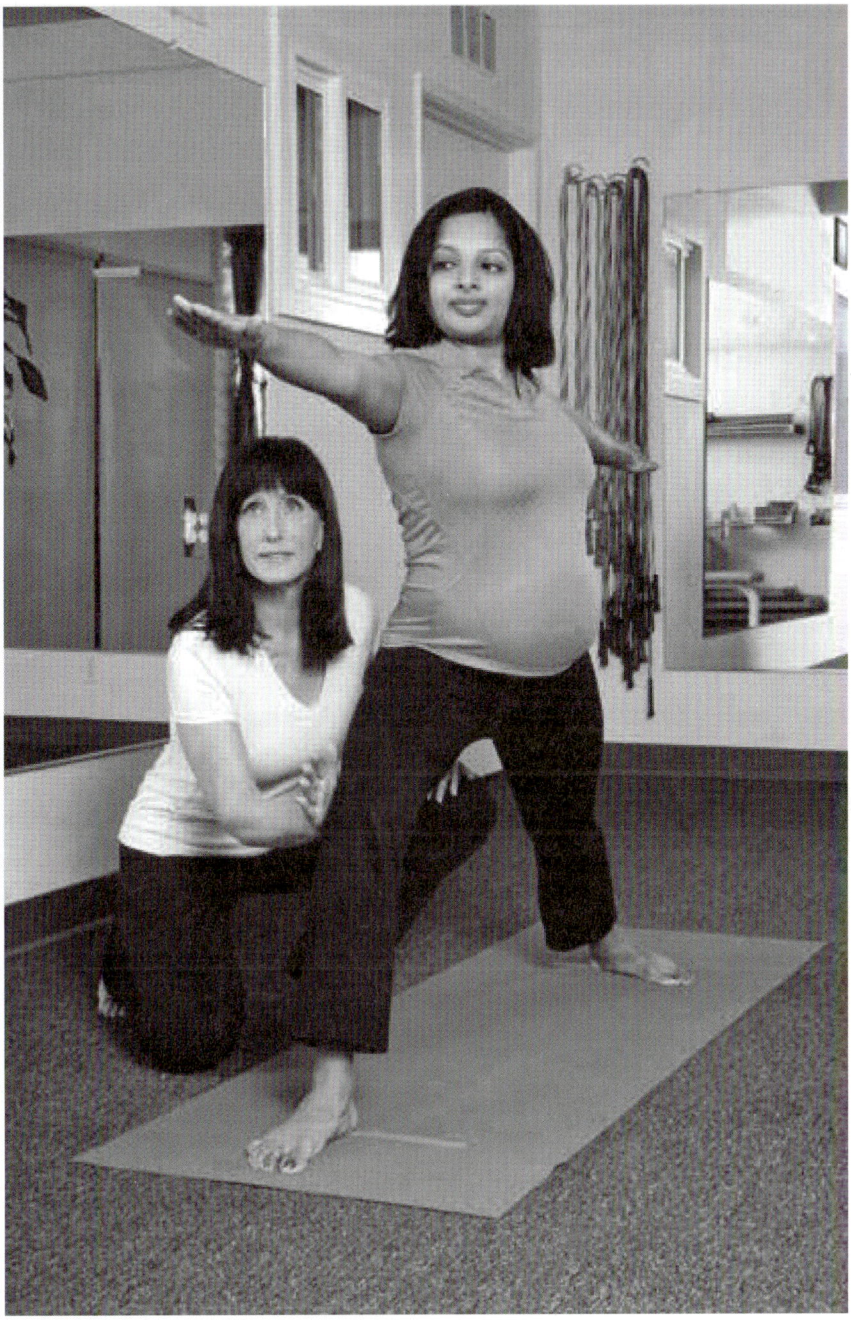

그림 6.2 피티니스 강사들은 산모들에게 맞는 개별적인 산전운동 프로그램을 제공하고 수시로 산모의 상태를 관찰하여야 한다.

일에 세번, 한 세션에 약 20분에서 30분 정도 중간 수준의 운동강도로 시작해야 한다. 여성이 임신을 서두르거나 막 임신을 한 경우에는, 임신 초기가 끝날 때까지는 그 수준을 유지해야 한다.

그러나 임신 전에 시간이 있다면, 매 6~10세션마다 운동들의 일부 강도를 높이는 것을 추천한다. 이렇게 하는 것이 부상의 위험을 최대한 지연 방지하면서도 운동의 발전 효과는 눈에 띄게 빨리 경험할 수 있다. 보통 운동강도를 보속(보폭 속도), 동작의 범위나 운동의 속도를 증가시키는데, 이는 산모들이 발전하는 것을 체감하기 쉽기 때문이다. 그런 다음에는 운동 시간을 한 번에 5분씩 늘린다. 마지막으로 운동 강도의 변화를 주는 것은 운동의 빈도수이다. 왜냐하면, 운동의 빈도수를 너무 빨리 증가시키면 산모들이 불편함을 느끼거나 부상을 입을 가능성이 높아지기 때문이다. 임신 후 또는 3~4개월 동안 임신이 되지 않으면, 증가 주기를 매 10~15세션마다로 늘려준다.

마지막으로, 환경 조건, 식사 패턴, 휴식-운동 주기, 수분섭취 등에 대해 고려해야 할 중요한 사항들이 있다. 이와 관련해서는 아래 "해야 할 것들과 하지 말아야 할 것들" 부분에 자세히 다루고 있으니 참고해야 한다.

관찰하기 Monitoring

규칙적인 운동을 시작하는 여성의 경우, 모니터링하는 것이 너무 집중적일 필요는 없다. 모니터링은 두 가지 영역에 걸친 진행 상황과 생리적 반응을 평가하는 데 중점을 두어야 한다. 우리의 경험을 비추어 보았을 때, 3~6 생리주기 내에 임신이 되지 않으면 보통은

> 일반적으로, 여성들은 침착하고, 충분한 수분 섭취와
> 휴식을 취하고, 음식을 잘 섭취해야 한다.

운동과는 무관하지만 주의를 요하는 생식기 영역의 진행에 문제가 있을 수 있다. 그럴 경우엔, 좀 더 자세한 평가를 위해서 여성들이 의사에게 연락을 취할 것을 권장한다. 여성이 평소 규칙적인 배란 주기를 가질 때 특히 더 그렇다.

또한 여성들이 임신을 시도할 때 생리주기와 성관계를 한 날짜들을 달력에 기록하길 권장한다. 왜냐하면, 운동을 하든 그렇지 않든, 이렇게 기록을 하는 것은 추후 임신에 어려움이 있을 경우 시간을 절약할 수 있기 때문이다. 우리는 우리가 권장하는 운동 요법을 시작하는 것이 규칙적인 생리주기에 나쁜 영향을 끼친다는 증거를 아직 보지 못했다(실제로는 오히려 향상시킬 수도 있다).

임신 초기에는, 여성이 임신 중에 모든 것이 정상적으로 진행되고 있음을 나타내는 세

가지 사항을 모니터링하면서 이 모든 것들을 정기적으로 기록하길 권장한다. 예를 들어, "산모가 느끼는 행복감은 어떠한가(일주일에 한번)?, 체중은 얼마나 늘었는가(한달에 두 번)?, 엉덩이, 허벅지, 복부에 지방이 늘었는가(한달에 두 번)?"와 같은 질문과 이 각각의 문항들에 대해 "별로 좋지 않다, 0.5~1kg 증가, 또는 예 많이 늘었습니다"와 같은 짧은 대답을 사용하는 것이 좋다.

임신 전과 임신 초기 단계에서 운동의 진행과 반응을 모니터링하는 것은 약간 겹칠 수가 있다. 산모가 피로감, 행복감 등을 느끼는 정도는 이 기간 동안 과도한 운동을 방지하고 운동 프로그램에 수정이 필요한지를 결정하는데 매우 중요하다. 운동성과의 발전은 천천히 하지만 꾸준하게 진행되어야 하며, 이는 운동량, 운동의 지속성, 그리고 운동에 대한 만족감에 있어 개인적 변화로 가장 잘 평가될 수 있다. 운동과 관련한 심박 수의 증가는 임신이 되었을 때 눈에 띄게 증가한다. 이 시점에서는 심박 수를 통해 운동의 강도를 판단하기 보다는 운동 자각도(Borg Rating of Perceived Exertion Scale, 그림 3.2)를 사용하여 강도를 측정해야 한다. 산모의 안정성을 확인하기 위해 체액 감소 지표로서 일반 세션을 두어 정기적으로 열기에 대한 반응을 측정하고 체중 감소를 확인해야 한다. 매주 또는 2주에 한번 정도면 충분하다. 식이요법의 적절성을 확인하는 가장 좋은 방법은 임신 전 체중 변화가 없고 임신 후 8주 동안 체중이 약 2.7kg~4.5kg(6~10파운드) 정도 서서히 느는 것이다.

해야 할 것들과 하지 말아야 할 것들 Dos and Don'ts

환경 조건들, 특히 열기를 주의해야 한다. 임신을 준비하거나 임신 초기의 여성들은 고체열(몸의 온도가 정상 범위 이상으로 높은 상태)을 피해야 한다. 보통 운동이나 임신 중 체온이 올라가는 것에 몸이 적응하는 것은 여성이 아주 덥거나 습한 환경에서 운동을 하지 않는 이상 쉽게 할 수 있다. 그래서 햇살이 뜨거운 낮에 밖에서 뛰거나, 에어컨이 없거나 환기가 잘 되지 않은 체육관에서 운동을 하는 것을 권장하지 않는다. 건강 관리 전문가들은 또한 뜨거운 욕조, 사우나 및 증기탕 사용을 멀리 할 것을 권장한다.

수분 섭취와 염분 섭취에 주의해야 한다. 수분 공급은 항상 심혈관 안정화에 있어 중요하지만, 임신 초기 혈관 확장(vascular underfill)에 문제가 생겼을 때 특히 중요하다. 개인이 적절한 수분 공급을 할 수 있는 가장 좋은 방법은 소금 섭취 권장량을 지키면서 매일 그리고 운동 중에 소변을 희석 거의 물처럼 희석될 수 있게 충분한 수분을 섭취해주는 것이다. 탈수 상태에서 그리고 마실 물 없이는 운동을 하지 않는 것이 아주 중요한 2가지 룰이다. 아침에 운동을 하는 여성들은 밤에 소변을 보기 위해 일어났을 때 물을 마셔주는 것을 잊지 말아야 한다.

식습관에 주의해야 한다. 혈당이 떨어지지 않도록 하는 것이 태아의 초기 발달에 가장 좋다고 알려져 있다. 신진 대사에 변화가 진행되기 때문에 혈당이 떨어지는 것은 주의를 요하는 실질적인 문제로 발전할 수가 있다. 임신 초기에 저혈당을 방지하기 위해서는 산모는 소량의 현미, 퀴노아, 통곡물 빵이나 파스타, 콩 등과 같이 약간의 단백질과 지방이 결합된 복합탄수화물을 하루 매 3시간 정도마다 그리고 취침 시 간식으로 자주 섭취해줘야 한다. 섭취하는 탄수화물의 종류는 매우 중요하다. 예를 들어, 가공된 전분 유형이나 감자류(대부분의 시리얼, 흰빵, 도넛, 감자 튀김, 칩, 프렛쯜, 팝콘, 케이크, 쿠키 및 대부분의 스낵 제품들)는 실제로 식후 약 1시간 동안 혈당을 빠르게 떨어뜨릴 수 있으며, 이는 태아에게 좋지 않을 뿐 아니라 대부분의 산모들을 더욱 배고프게 만들어 필요 이상의 음식을 먹게 하므로, 피하는 게 좋다. 가장 좋은 방법은 임신 전에 복합탄수화물을 섭취하는 습관을 들여 익숙해지도록 하는 것인데, 이는 임신 초기 메스꺼움과 같은 입덧 증상을 완화시키는 데도 도움이 되기 때문이다. 운동 세션과 관련하여 음식 섭취하는 시간도 아주 중요하다. 식사량이 많았다면, 그 후 30분 이내에 운동을 하는 것을 피하고, 가벼운 스낵 정도를 항상 곁에 두고 운동 도중이나 운동 직후에 드시는 것이 좋다. 임신 초기에는 4시간 이상 공복을 피하시되 빠른 체중 증가는 임신 초기 정상이므로 너무 걱정하실 필요는 없다.

과도한 피로는 금물. 임신을 시도할 때와 임신 초기에는, 몸은 평소보다도 규칙적인 휴식과 운동이 필요하다. 여성이 임신을 시도하지 않더라도, 피로를 피하는 것이 운동을 기분 좋게 잘 할 수 있기 위해 아주 중요하기 때문에, 운동 전문가들은 이를 일컬어 휴식-운동 주기(rest-activity cycling)라고 명명하였다. 실제적으로, 계획된 운동을 한 시간 할 때마다 적어도 한 시간 정도는 조용히 즐길 수 있는 시간을 의미한다. 이게 여의치 않다면, 차라리 정해 놓은 다른 약속시간을 줄이는 조치를 취하는 게 낫다. 지금은 생식 기관과 운동 자체가 여성에게 있어 가장 우선 순위가 되어야 하는 시기라는 걸 잊지 말아야 한다.

임신이 된 것 같아요? 그럼 가능한 빨리 확인하세요! 임신 사실을 빨리 확인하는 것은 중요하다. 더군다나 요즘엔 아주 쉽게 임신 사실을 확인할 수 있다. 가정용 임신 테스트기(임테기)는 몇 방울의 소변으로도 정확하고 빨리 결과를 알 수 있는 아주 손쉬운 방법이다. 임테기 결과는 모든 고려 사항을 명확하게 해주고, 조기 임신 양성 결과는 예정 출산일을 보다 확실하게 계산하는데 큰 도움이 된다. 운동 초보자 그룹에 속한 많은 여성들이 건강하게 임신을 하였는지, 지속적으로 운동 습관을 유지할 수 있는지 확신을 얻기 위해서라도 담당 산부인과 선생님을 빨리 만나고 싶어한다. 마지막 생리 8주 후에 담당 산부인과 선생님을 만나길 권장한다. 그때쯤 이면 복부 초음파 검사로 태아의 생존 가능성과 다태 임신 여부를 더 정확하게 확인할 수 있기 때문이다.

멈추고 상황을 파악해야 할 때를 알아야 한다. 국소 통증, 하혈, 또는 건강상에 갑작

스런 변화를 느꼈다면, 운동을 멈추고 가급적이면 담당 의사선생님이나 담당 조산사를 통해 원인이 무엇인지 파악해야 한다.

평소 규칙적인 운동을 하는 여성들 Recreational Athletes

경쟁을 통한 순위가 목표가 아닌 평소 재미와 건강을 위해 규칙적으로 운동을 하는 여성들을 "recreational athletes"라고 부른다. 이 여성들은 임신 기간 동안 단지 다른 보통의 임산부들 보다 현재 하고 있는 것들을 조금 더 많이 하면서 한결 편안하게 보내는 것이 목표이기에, 운동 프로그램을 설계하는 데 가장 쉬운 사람들이다. 동기 부여와 의지가 확실하기 때문에, 대부분의 경우 목표 달성하는 것은 어렵지 않다. 보통 이 여성들은 질문과 호기심이 많기 때문에, 적절한 설명, 격려, 그리고 모니터링만 해주면 된다.

교육 Education

이 그룹에 속한 여성들은, 근심하는 것은 보통 문제가 되지 않는다. 이분들은 이미 임신 중 운동하는 것이 안전하다는 견해를 인지하고 계시지만, 현재 하고 있는 운동 프로그램을 임신 중 확대하는 데는 별로 관심이 없다. 이분들은 재미로 운동을 할 뿐 서로 경쟁하는 데는 관심이 없는 사람들이다. 이분들은 호기심이 많고 여러 방면에 있어서 설명과 지도를 원한다. 다음은 몇 가지 예시이다.

- 운동을 하는 게 행복감을 향상시켜 주나요?
- 운동을 하는 것이 임신, 진통 및 분만을 더 쉽게 하나요?
- 최대한 효과를 보기 위해선 정확히 무엇을 해야 할까요?
- 보통 임신 후반기에는 운동 성과 수준은 어떻게 되나요?
- 임신 후반기에 운동하는 게 편안 할까요?

라이프 스타일에 운동을 결합하기 Combining Exercise with Lifestyle

대부분의 recreational athletes는 임신 및 그들의 삶에 운동 강도를 점진적으로 증가시키는 것을 접목시키는데 큰 어려움을 느끼지 않는다. 대부분 이미 개인적인 시간을 염두에 둔 안정적인 생활 방식을 영위하고 있으며, 모니터링 등을 위한 시간을 따로 마련하기 위해 다른 일들을 다른 시간에 옮기길 꺼려하질 않는다. 그들은 부모가 될 준비가 되어 있으며 운동이나 생식 과정에 어려움이 발생할 경우에도 유연성과 절충안을 가지고 대처할 필요성을 인지하고 있다. 이들은 일반적으로 운동프로그램을 준수하며, 의료진과 운동 전문가들과의 신뢰 및 팀워크는 문제가 되지 않는다. 실제로, 이러한 부분에 있어서 문제가 발생한다면, 의료진이나 운동 전문가들을 바꿔줌으로써 문제를 신속하게 해결이 가능하다.

목표 설정하기 Setting Goals

대부분 recreational athletes 여성들은 목표 설정 시 딱 두 가지 부분만 염두에 두면 된다. 테크닉, 속도, 및 거리는 단지 가끔 중요한 목표이지만, 임신 기간 동안 확인 가능한 체력 및 행복감의 향상은 항상 고려되어야 할 사항 들이다. 이를 달성하기 위해서, 개인에 있어 중요한 두 가지 이상의 운동 측면(지구력, 근력, 유연성, 외모 등)에 초점을 맞추는 것을 권장한다. 그런 다음 이러한 측면을 향상시킬 수 있는 운동계획을 짜되, 임신 유무나 진행 상황을 잘 반영할 수 있는 모니터링 방법을 포함하여야 한다. 타당한 이유가 없는 한, 새로운 테크닉, 속도, 균형 운동과 같은 부분에 대한 목표 설정을 하지 않길 권장한다. 왜냐하면, 이러한 부분들은 임신 후반기에 그 목표 달성의 진행상황을 입증하기가 어려워질 수 있기 때문이다. 행복감의 향상은 운동량의 변화 속도가 휴식기의 증가와 동등하게 균형을 이루도록 엄격한 잣대로 모든 부분을 고려해야 한다. 그렇지 않으면 과다훈련의 증상들이 나타날 수 있다. 휴식-운동 주기가 적절히 균형을 이루면 운동량의 증가와 다양한 종류의 운동을 하게 되더라도 개인의 행복감은 변함없이 증가하게 된다. 이를 쉽게 확인할 수 있는 두 가지 방법은 바로 기록하고 스스로를 다른 여성들과 비교하는 습관을 가지는 것이다.

알맞는 운동 찾기 Type of Exercise

많은 recreational athletes들의 운동 프로그램들인 특정 활동에 너무 중점을 두고 있기 때문에 저는 이분들에게는 복합운동을 하길 권장한다. 따라서, 지구력, 근력 및 유연성을 포함하는 더욱 다양한 새로운 운동 프로그램을 설계하길 바란다.

지구력 Endurance

나는 보통 현재 하고 있는 지구력 운동을 유지하되 임신 후반기에 필요할 경우를 대비하여 적어도 하나의 대체 운동을 알려드린다. 이를 위해서 여성의 신체적 외적 능력과 운동 형태를 함께 고려하여 대체 운동을 고안한다. 예를 들어, 달리기를 좋아하지만 비교적 키가 작은 여성의 경우에는 일반적으로 임신 후기엔 갈비뼈와 골반대 사이의 공간이 상대적으로 많이 좁아지게 된다. 이는 결과적으로 임신 중에 자궁이 자랄 공간이 부족하게 되고,

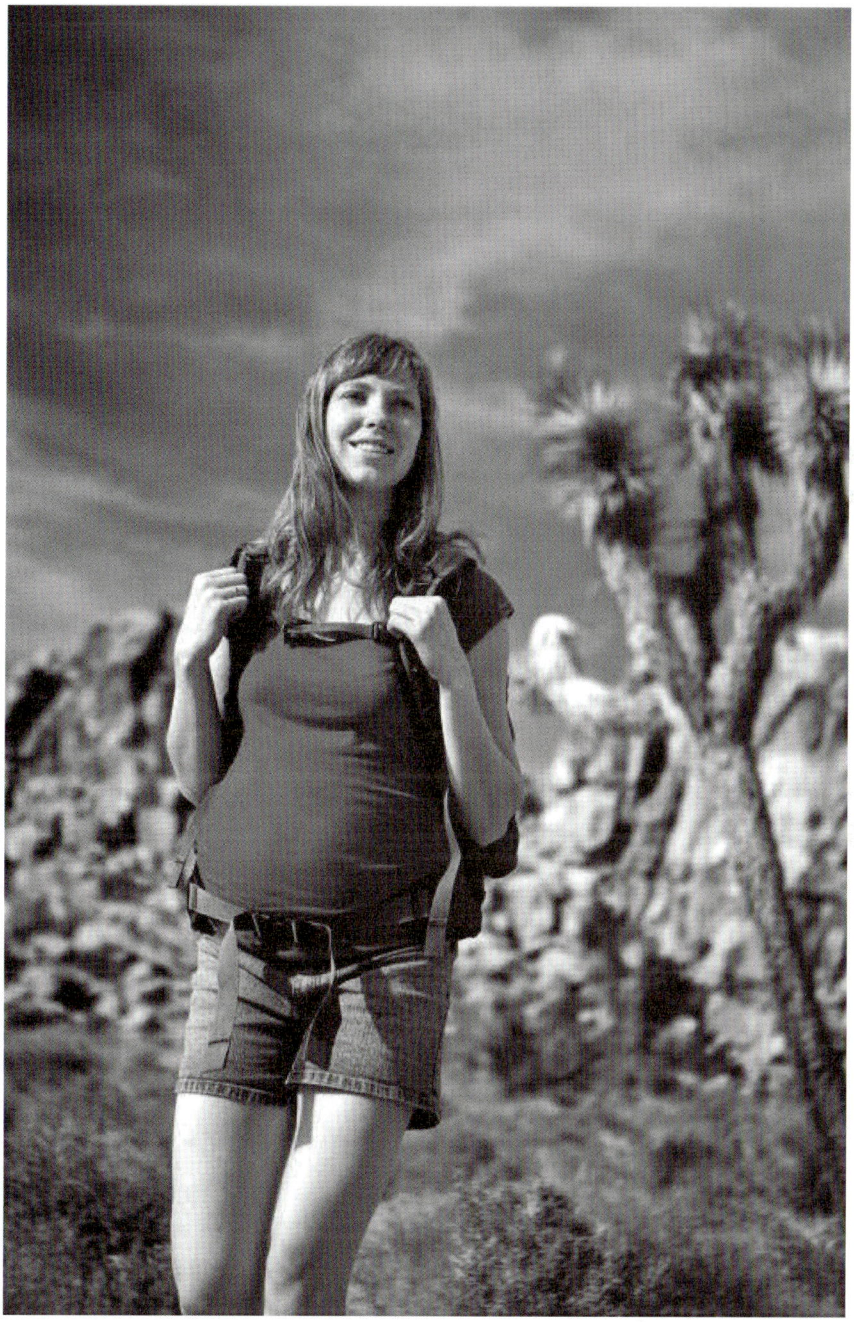

그림 6.3 임산부는 기분이 좋고 임신이 정상적으로 진행이 되고 있는 한 평소 운동 습관을 계속 유지할 수 있다.

자궁과 태아는 골반의 앞쪽으로 위치해서 매 걸음마다 위아래로 움직이게 된다. 보통은 복부가 이를 잡아주지만 매우 불편함을 느낄 수 있으며, 운동의 강도, 빈도 수 및 지속 시간을 유지하기 위해선 달리기에서 계단 걷기, 신체에 충격이 적은 에어로빅, 크로스컨트리 스키 머신, 또는 수중 조깅 운동으로 변경을 해야만 할 수도 있다. 만약 임신 초반에 이런 대체 운동들에 빨리 적응한다면, 임신 후기엔 더욱 원활하고 쉽게 전환할 수 있다. 이는 라켓이나 공을 사용하는 스포츠, 아이스 하키, 체조 등과 같은 운동을 주로 하는 여성들에게도 마찬가지다. 임신이 진행됨에 따라 지금까지 언급한 지구력 관련 부분을 통해 여성들이 주로 해온 운동을 대체함으로써 큰 효과를 볼 수 있다.

하지만 임신 초기 또는 여성들이 임신을 시도하는 동안에는 지구력 관련 부분을 갑작스럽게 변화를 주지 않을 것을 권장한다. 그 이유는 다음과 같다. 현재 배란, 임신 초기의 호르몬 상태, 체온 조절 등에 문제가 없다면, 굳이 변화를 줄 필요가 없기 때문이다. 따라서 임신 전 및 임신 초기 이 두 시기에 지구력 운동은 일주일에 총 운동 시간에 30분 이상 늘려가지 않을 것을 권장한다.

근력 *Strength*

recreational athletes에게 상체 근력 향상에 중점을 둔 근력 운동(웨이트 트레이닝)을 시작하거나 지속하길 권장한다. 근력 운동은 많은 사람들에게도 필요한 것이고, 빠른 근력 향상을 쉽게 경험할 수 있다. 이미 근력 운동을 하고 있다면, 전 여성들에게 임신 10~12주까지는 무게, 횟수, 또는 근력 운동 세트를 늘리지 말고 현재 하고 있는 근력 운동 루틴을 지속하라고 한다. 근력운동을 해본 적이 없는 여성들에겐 가벼운 무게로 시작하고 가벼운 웨이트를 이용한 상지 움직임을 운동 프로그램 중 지구력 운동에 접목시키길 권장한다. 에어로빅 운동은 이를 포함하는 아주 이상적인 운동 유형이긴 하지만, 달리기나 스테핑(stepping) 등과 같은 운동에 이를 접목시킬 수도 있다. 단 한가지 유념해야 할 사항은 균형을 이루는 것이다. 따라서 여성들이 웨이트 기계나 별도의 프리 웨이트(덤벨이나 바벨) 운동을 시작할 준비가 될 때까지는 1.4kg~1.8kg(3~4파운드) 넘는 무게를 사용하는 것을 권장하지 않는다. 근력운동들은 임신 전이나 임신 28주 되기 이전엔 언제든지 시작을 해도 좋지만, 그 이후에는 시작을 하기엔 조금 어려움이 따른다. 저는 보통 근력운동을 시작할 타이밍을 고려해서 운동 프로그램을 계획하지만, 언제 시작할지는 임산부들에게 전적으로 그 결정을 맡긴다.

유연성 *Flexibility*

스트레칭은 임신 여부에 상관없이 모든 사람들이 운동할 때 꼭 해야 하는 것이다.

임신에 있어 너무 과도하게 운동을 하는 사람들의 교육을 위한 전문가의 조언

과도하게 경쟁적으로 운동을 하는 여성들에게 보다 안전하고 효과적인 운동 프로그램을 준수할 수 있도록 하기 위해, 위험한 운동 습관을 유지할 때 생식 과정의 여러 단계를 걸치는 동안 난자의 생성 및 배란 등과 같은 생식 활동에 문제가 생길 수 있다는 점에 대해 매우 상세히 알 필요가 있다. 이런 여성들은 운동선수가 훈련에 접근하는 것과 같은 관점에서 생식 과정을 다루어야 한다. 이는 단호하고, 실용적이며, 현실적인 접근 방식을 의미한다. 예를 들어, 운동선수는 달성하고자 하는 목표를 설정하고, 잠재적인 장애요소들과 이를 피할 수 있는 최선의 방법을 알아보고, 이러한 목표를 달성하기 위해 필요한 단계를 파악한다. 훈련 및 시합을 성공적으로 마치는 것과 같이 임신을 성공적으로 하기 위해서도 헌신적으로, 유연하게 때로는 필요하다면 타협할 줄도 알아야 한다. 문제가 생기거나 갈등이 발생하면 훈련장에서 하듯 논리적으로 접근하여 이를 해결해 나가야 한다.

여성들이 생리주기에 관한 기본사항을 인지한 다음엔, 여러 스트레스 요인들이 (예를 들어, 감정적, 신체적 및 영양학적) 과도한 운동으로 인해 너무 심해질 경우 어떻게 배란을 억제하는지 추가적으로 시간을 할애해서라도 파악할 수 있도록 해야 한다. 이러한 여성들은 규칙적인 또는 최소한 격 달로 배란을 하는 것이 임신하는데 있어선 필수요건이란 것에 귀를 기울이고, 이해하고 이에 따라 행동할 수 있도록 해야 한다.

여성들이 운동의 필요성, 생식 과정, 그리고 남은 여생 사이에 적절한 균형을 유지하지 못할 경우, 임신을 시도하는 동안 및 임신 초기 단계에서 발생할 수 있는 잠재적인 생식 기능의 부작용에 대해서도 심도 깊은 고찰이 필요하다. 생식 기능에 잠재적 영향을 끼치는 것 중에서 꼭 말씀드리고 싶은 4가지의 예는 과잉 훈련, 고열, 탈수 및 과도한 경쟁심리이다.

운동과 생식 능력 사이에 적절한 균형점이 어딘지 알아내기 위해선 운동 시 반응과 생식 과정 모두의 여러 방면을 모니터링하는 게 중요하다는 것을 강조하고 싶다. 이외에도, 아래 추가사항들과 관련된 근본적 이유를 이해할 수 있도록 필요한 자료를 제시해야 한다.

- 지금은 운동량을 급격히 늘릴 시기가 아니다.
- 지금은 전력을 다하여 운동을 지속할 때가 아니다.
- 지금은 높은 고도에서 훈련을 할 때가 아니다.
- 지금은 중장거리 달리기 시합과 같은 운동을 할 때가 아니다.

모든 사람들이 이 중요한 메세지를 이해하고, 여성들이 궁금해 하는 사항들에 대해 해답을 주기 위해 충분한 시간을 들이는 것이 필요하다. 두 세션 정도의 시간을 할애하되, 절대 서두르지 말아야 한다. 첫 세션(임신과 관련된 기본 지식을 알려주는 시간)과 두 번째 세션(자세한 운동 방법을 계획하고 및 모니터링 계획을 세우는 시간) 항상 그 사이에 최소한 몇 일 간의 시간을 두어서 여성들이 정보를 충분히 숙지할 수 있는 시간을 주어야 한다. 그래야만, 각 여성들이 선호도에 따라 하고자 하는 바를 스스로 결정할 수 있으며, 이는 계획을 짤 때 좀 더 능동적으로 집중할 수 있도록 도와준다.

스트레칭은 개인의 가동범위를 유지할 수 있도록 해주고, 뻣뻣함, 통증, 경련을 방지시켜 준다. 어려운 점은 스트레칭의 효과를 보기 위해선 긴 시간이 필요하고, 대부분의 사람들이 너무 서두르기 때문에 이를 무시하는 사람들이 너무 많다는 것이다. 하지만 임신 중 스트레칭은 다음과 같은 것들도 가능하게 한다는 걸 명심해야 한다.

- 정상적인 자세와 몸의 균형감을 유지하는데 도움이 된다.
- 여성들로 하여금 다양한 자세와 몸을 더 크게 움직여야만 하는 일들을 할 수 있다는 확신을 심어준다.
- 여성들의 행복감과 자신감을 향상시킨다.

유연성은 근육들이 이미 이완되고 부상에 덜 노출되었을 때 지구력 운동의 쿨다운(운동을 마친 뒤에 온몸을 풀기 위해 하는 가벼운 운동)의 일환으로 순차적인 스트레칭 운동들을 할 때 가장 잘 유지 또는 향상될 수 있다.

현재의 지침은 임신 중에는 최대로 근육을 이완하는 유연성 운동을 피하도록 권장하지만, 이것이 해롭다거나 관절의 탈구 발생을 증가시킨다는 객관적인 근거는 없다. 아직 해결되지 않은 유일한 궁금증은 임신 2기 및 3기에 바닥에 누워서 하는 운동들(supine floor exercises)의 안정성에 관한 것이다. 하지만 이 문제는 상체를 받쳐줄 수 있는 인클라인 벤치, 필로우나 복근용 웨지같은 기구들을 사용하여 바닥에 누워서 하는 운동을 변형함으로써 피할 수 있다.

다시 말하지만, 에어로빅 프로그램은 이러한 세 가지 요소들을 모두 포함하는 매우 효율적이고 재미있는 운동이지만, 앞서 얘기했듯이 많은 대체운동들이 있다. 운동 선택은 모두 임산부와, 그들의 선호도 및 라이프 스타일에 달려 있다.

운동 방법 교육 및 안전사항 Instruction and Safety

규칙적인 레크리에이션 운동 프로그램을 유지하는 것은 개개인이 반드시 적절한 장비나 시설을 사용하거나 올바른 신체 역학을 가지고 있다는 것을 의미하진 않는다. 장비는 반드시 양호한 상태인지 확인해야 하고, 운동 환경은 안정적이고 표면이 골라야 하며, 온도는 섭씨 29.4도(화씨 85도)를 넘지 않아야 한다. 여름철에 많은 헬스 클럽 내의 에어로빅실이나 웨이트룸에서는 적정 온도를 유지하는 것이 쉬운 일이 아니다. 왜냐하면, 시원하게 온도를 유지하는 건 비용이 많이 들기 때문이다. 신체 역학적 문제를 파악하고 이를 피하거나 방지하기 위해 운동을 변경하는 것에 대한 교육 지침은 건강 피트니스 전문가의 평가를 필요로 한다. 이는 대부분의 recreational athlete 여성들, 특히나 임신에 따른 신체 구성의 변화에 대처할 준비를 하는 사람들에게는 가치가 있는 투자라고 할 수 있다.

안전에 관련해 저의 다른 유일한 우려는 행동하기 전에 준비하고 생각하라는 것이다. 대부분의 recreational athlete 여성들의 운동 루틴이 잘 확립되어 있기 때문에 일반적으로 이는 문제가 되지 않는다. 그러나 여성이 여행할 때, 갑자기 고도에서 스키를 타는 것과 같이 때로는 해본 적이 없지만 하고 싶었던 일을 시작하기도 한다. 이땐, 일반적인 상식은 우리가 따라야 할 가장 좋은 해결책을 제시한다. 그것은 바로, 기분이 좋지 않다면, 계속 하지 말라! 라는 뜻이다.

관찰하기 Monitoring

개인의 운동 목표를 달성해 가는 과정을 모니터링하는 것은 reacreational athletes 여성들에게는 아주 중요하다. 임신을 하는 것 자체는 이 여성들에게는 거의 문제가 되지 않으므로, 생식 과정을 모니터링하는 것은 오직 마지막 생리날짜와 임신 초기 임태기 양성 반응 날짜를 바탕으로 예정일을 주의 깊게 확인하고, 체중증가가 정상적인 속도로 이루어지는지 기록하기만 하면 된다. 이 시점에서 운동에 대한 변화를 모니터링하는 것은 주의를 기울이고 운동자각도와 체온 반응에 대한 변화를 감지하는데 초점을 맞춰야 한다.

운동 프로그램의 변화를 주는 것에 대한 운동능력 향상 및 신체적 반응들은 모두 임신 2주 후에 평가되어야 한다. 그 후에는 매월 평가하도록 해야 한다. 운동능력 향상이 너무 느리다면, 운동 프로그램의 하나 이상의 요인들을 늘려야 할 수 있으며, 스트레스(통증, 과

> 탈수, 이상 고열 및 신체적 부상을 방지하는 것이 핵심이다.

도한 피로 등)나 비정상적인 반응(체온 증가, 운동자각도의 현저한 증가)의 징후가 있다면 운동을 줄이고 좀 더 세심하게 평가를 할 필요가 있다. 다행히도, 이러한 문제들이 흔하진 않는다. 보통은 뚜렷한 발전을 보이고, 반응들은 정상적 범위 내에 있다.

해야 할 것들과 하지 말아야 할 것들 Dos and Don'ts

- 환경 조건들에 주의를 기울이세요.
- 식습관에 주의를 기울이세요(저혈당을 피해야 한다).
- 수분을 충분히 섭취하세요.
- 운동 1시간 당 1시간 휴식을 꼭 취하세요(휴식–운동 주기)

- 임신 여부를 일찍 확인하세요.
- 이상 증상이 나타나면 꼭 의학적 도움을 받으세요.
- 지나친 체온의 증가를 피하세요.
- 지나친 과로를 피하세요.
- 더운 기후나 해수면에서 높은 고도의 여행지를 피하세요.

운동을 전문적으로 하는 여성들 Competitive Athletes

이 그룹에 속한 여성들의 태도와 목표는 초급 및 취미로 운동을 하는 여성들과는 매우 다르다. 이 그룹에 속한 여성들은 대부분 매우 경쟁적이고, 독립적이며, 또한 고집이 강하며, 자신에게 무엇이 최선인지 잘 알고 있기 때문에 운동 전문 강사나 의료인들에게는 그저 자신이 하고 있는 운동이 어떠한지 확인 받기만을 원하는 경향이 짙다. 또한 이 여성들은 운동을 수행하는데 있어 기대치와 목표치가 임신 초기 및 그 기간 동안 권장되는 범위를 쉬게 초과한다. 이러한 이유들로 인해, 이 범주에 해당하는 여성들은 임신을 시도하기 전에 꼭 운동 전문 강사와 의료인들과 함께 상의하여 자신에게 알맞은 상세하고 포괄적인 운동 프로그램을 개발하길 권장한다.

운동 전문 강사와 의료인들은 일을 진행하는 데 있어서 이 여성들의 믿음과 존경을 얻는 것이 아주 중요하다. 믿음과 존경을 얻는데 있어선, 논리, 교육, 계획 및 모니터링을 강조하는 아주 현실적인 접근방법이 매우 효과적이다. 여성들과 전문가들 사이에 적절한 관계가 발전하지 않는다면, 얻는 것 또한 없을 것이기 때문에, 이런 경우엔, 서로 더 이해하려고 노력하기 보다는 갈라선 후 다른 전문가와 다시 관계를 형성하려고 하는 것이 나을 수 있다. 만약 서로 신뢰를 쌓는데 성공한다면, 이 그룹에 속한 여성들과 전문가들은 운동 프로그램 및 모니터링에 있어 세부 사항, 운동 목표, 난이도 등에 있어 서로 일치하는지 확인해야 한다.

교육 Education

엘리트 운동 선수들일지라도 초보자와 취미로 운동을 하는 여성들과 마찬가지로 동일한 내용을 교육받아야 하겠지만, 접근 방식과 태도는 물론 달라야 한다. 취미로 운동을 하는 여성들에겐 내용을 명확히 숙지시키는 것이 목표였고, 초보자에겐 규칙을 잘 준수하게 함으로써 운동하면서 발생할 수 있는 우려를 완화하는 것이 목표였다면, 이 그룹에 속한 운동 선수들에겐 계획된 운동 요법을 따르되, 그 이상 초과하지 않도록 적절하게 유지하는 것이 주 목표이다.

직업 운동 선수들과 임신 Competitive Athletes and Conception

운동을 업으로 삼는 여성들에게, 두 가지 목표, 즉 운동의 강도를 유지하되 임신도 함께 성공하고자 한다면, 아주 간단하다. 라이프 스타일의 다른 측면들이 변하면 된다는 것을 알기만 하면 된다. 즉, 삶에 있어 우선순위가 하나가 아닌, 두 개가 되었다는 점, 그 두 개를 모두 성공적으로 성취하기 위해선 또 무언가를 주어야 한다는 점을 알아야 한다.

구체적으로, 임신을 시도하거나 임신 초기에 있는 엘리트 여성 운동 선수들은 적절한 식이 요법과 수분 섭취를 유지하고, 휴식과 훈련 사이의 균형을 위해 적절한 몸을 쓰지 않는 여가 활동을 하면서, 훈련 및 운동을 모니터링 하면서 평가하는데 시간을 할애하는데 더욱 주의를 기울여야 한다.

임신 중 신체의 변화나 증상으로 인해서 현재 훈련 방법을 유지하기 힘들 경우에는 운동 목표를 달성하기 위해서 대체 운동 방법을 개발할 수 있도록 도와주어야 한다. 또한 운동 프로그램이 목표로 한 운동 능력, 임신의 성공 및 일반적인 삶의 질 등 원하는 효과에 대한 성취 여부 판단을 위해서 전체적인 운동 프로그램의 성공여부를 자주 평가하여야 한다. 모든 방면에 있어서 효과를 보지 못하고 있다면, 코치와 의료 전문가들은 목표치나 계획을 빠르게 변경해야 한다. 그래야 운동선수가 이러한 문제를 빠르고 현실적으로 대처하며 효과적으로 처리할 수 있다. 보통 운동 선수들은 임신을 해본 적이 없고 어떠한 일들이 일어날지 모르는데 반해, 코치나 의료진들은 이러한 일들을 경험해 보았기 때문에, 운동 선수들은 코치와 의료진들의 판단을 전적으로 신뢰하고 따라야 한다는 것을 인식해야만 한다.

목표 설정 Setting Goals

운동선수, 코치, 그리고 의료진들이 임신 초기 수정 과정 동안에 무엇이 실행 가능한 목표인지 아닌지 솔직하게 이야기하고 동의하는 것이 매우 중요하다. 훈련 목표들은 일반적으로 문제가 되지 않는다. 오직 두 가지 주요 목표에 동의하면 된다. 이것은 바로 1) 전신 및 세포 레벨의 기초체력을 유지 및 향상시키고, 2) 운동선수 종목별 특화 기술을 향상시키는 것이다. 건강한 임신을 시작하는 수정 과정 중 목표도 이와 마찬가지라고 할 수 있다.

문제가 되는 부분은 바로 모든 힘을 쥐어 짜내는 듯한 "최선의 노력"과 심각한 경쟁의식이다. 아쉽게도, 이 두 영역에 대해선 명확한 답은 없다. 일화적인 증거에 따르면, 정말 훈련이 잘된 개인에게 있어선 일부 유형의 심각한 경쟁과 "최선의 노력" 또한 용인이 될 수가 있다고 하지만, 이러한 내용을 뒷받침해 줄 수 있는 중요한 생리학적 근거 및 장기적인 결과 데이터가 부족한 실정이다.

이에 대한 개인적인 견해는, 경쟁, 과도한 최선의 노력 등 그 자체는 문제가 아니나,

그로 인해 생겨날 수 있는 생리학적 효과를 고려해야 한다. 이러한 생리학적 효과에 대해 우리가 더 많이 알기 전까지는, "최선의 노력" 및 심각한 경쟁은 너무 위험할 수 있다.

운동 유형 Type of Exercise

이 엘리트 여성 운동선수들의 운동 프로그램에는 지구력, 근력, 그리고 스포츠 적합 기술 훈련, 이렇게 3가지 요소를 통합한다.

지구력 Endurance

운동과 임신 수정을 위한 생식 과정 모두에 있어서 심혈관 기능, 폐 기능, 산소 및 에너지 교환 및 저장 요량을 유지하고 향상시키기 위해서는 전체적 거리 및 인터벌 이 두 가지 유형의 지구력 요법이 필수적이다. 나는 위험 요소가 적고, 장비가 거의 필요하지 않기 때문에 달리기를 선호한다. 하지만, 임신을 준비하거나 초반에는 인라인 스케이팅, 크로스컨트리 스키, 계단 운동 등과 같은 운동을 제외할 이유가 전혀 없다. 내가 확인한 바로는 수영선수들은 수영을 선호하지만, 트라이애슬론 선수는 수영 이외의 것을 오히려 선호하였다. 그래서 나는 사이클 선수들과 트라이애슬론 선수들에겐 사이클을 권장하는데, 그 이유는 이전 장에서 논의하였듯이, 체중 부하 운동이 임신과 운동에 있어서 추가적인 효과를 얻을 수 있는 가장 유익하기 때문이다.

그렇다면 얼마나 많이 해야 지구력 운동이 충분할까? 각각의 운동에 맞게 해야 하기 때문에, 딱히 '얼마 동안' 이란 정답은 없다. 예를 들어, 모든 선수들에겐 지구력 변화를 비교를 할 수 있는 기본 베이스가 필요하지만, 단거리 육상 선수나 체조 선수의 베이스는 중장거리 육상 선수의 베이스와는 달라야 한다. 만약에 운동선수가 규칙적으로 배란을 하면서 몸을 잘 유지해오고 있다면, 가장 좋은 방법은 임신 준비 및 임신 초기 단계에 지구력 상태를 지속적으로 유지하는 것이 가장 좋은 방법이다. 운동량도 임신을 시도하기 전과 비슷한 수준을 유지하는 것이 좋다. 신체가 익숙한 정도 내에서 지구력 운동을 지속한다면, 임신에 있어 중요한 생식 요소를 방해하지 않을 것이라 생각하기 때문이다. 하지만, 운동량을 아주 많이 늘린다면, 물론 그렇게 될 수도 있다.

만약에 선수가 규칙적으로 배란을 하지 않는다는 증거가 있다면, 훈련량을 줄여야 할지 말지에 대한 결정을 내려야 한다. 물론 빨리 정확히 답할 수 있는 쉬운 문제가 절대 아니다. 오히려 이 문제를 올바르게 평가하기 위해선, 선수의 전반적인 상황 평가가 필요한 비교적 느리지만 체계적인 접근 방식이 필요하다. 첫째, 훈련 자체를 제외한 삶에 있어 다양한 스트레스 요인을 파악하기 위해 함께 협력해야 한다. 그런 다음 운동 요법을 제외한 다른 스트레스 요인들을 바꾸어 가면서 생식적인 문제를 해결할 수 있는지를 확인하기 위한 계획을 세우고 따라야 한다. 일반적으로 다음과 같은 편견 사항이 도움이 될 수 있다.

- 라이프 스타일을 안정시킨다.
- 식습관을 개선한다.
- 신체를 쓰지 않는 여가활동 시간을 늘린다.
- 위원회 모임, 초과 근무 또는 기금 조성 등과 같은 스트레스를 유발하는 약속이나 활동들을 줄이거나 없앤다.

위와 같은 변화를 주었음에도 불구하고, 2~3개월 내에 효과를 보지 못했다면, 운동 프로그램에서 지구력 운동 부분을 축소해야 한다. 장거리 및 인터벌 훈련을 약 25% 정도 줄이는 것이 적당하며, 정말 지구력 부분이 바로 그 원인이었다면, 빠른 반전이 나타날 것이다. 그럼에도 불구하고, 3개월이 지나도록 효과가 없다면, 이는 운동의 문제가 아니므로, 이때는 자세한 의학적 상담이 필요한 때이다.

근력 Strength

근력운동은 임신 중 선수의 근력을 향상 및 유지하는데 필수이다. 특정 근력 운동 프로그램은 일반적으로 매우 개인화되고 스포츠 종목에 맞게 구성이 되어 있다. 또한 내가 확인한 바, 임신을 위한 생식 과정 중 첫 두 단계 동안에는 근력운동 구성 요소에 변화를 줄 이유가 없다. 다만, 운동 선수들 중 근력 훈련 프로그램이 아예 없는 경우에는, 처음에는 근력 운동 머신을 사용하여 상체와 사지의 근력에 집중하는 프로그램을 개발하는 것이 좋다. 이때, 최대 질량과 적은 횟수를 통한 근질량을 늘리는 운동보다는 횟수와 세트를 여러 번 반복하여 근력 자체를 향상시키는 운동 프로그램을 구성하는 것이 좋다.

스포츠 특화 기술들 Sport-Specific Skills

임신 전과 임신 초기 동안에는 각종 스포츠 관련 특화 기술 운동들이 산소 공급, 영양, 수분 공급 또는 체온에 문제를 일으키지 않는 한 평소 수준 또는 그 이상으로 지속해도 괜찮다. 예를 들어, 감압이 필요한 수심으로의 스쿠버 다이빙은 태아의 성장하고 있는 특정 세포조직에 "굴곡"을 일으켜 태아에 산소 공급을 방해할 수도 있다. 마찬가지로, 발레나 체조 시 "체중을 싣는" 동작을 피하고, 장시간 장거리 달리기를 할 경우엔 다량의 수분 섭취와 간헐적인 체온 확인이 꼭 필요하다.

교육 및 안전 Instruction and Safety

운동 프로그램이 선수에 맞게 짜여졌다면, 첫 번째로 해야 할 것이 바로 장비 점검 이다. 훈련 일정이 많을 경우, 마모된 장비는 언제든 야기될 수 있는 위험이므로, 훈련에 따라 2주에서 2개월마다 지속적으로 장비 점검을 실시해야 한다. 운동선수들은 항상 자신의 운동을 끊어 관찰함으로써 최대한 실리를 취하려고 한다. 이때 신체역학을 개선하고, 운동 환경이 안전한지 확인하고, 추가적인 지침을 제공하는데 주의를 기울여야 한다.

이 그룹에 속한 여성들에 있어서 운동 시 다른 안전 사항들은 초보자들을 위한 안전 사항을 참고해야 한다.

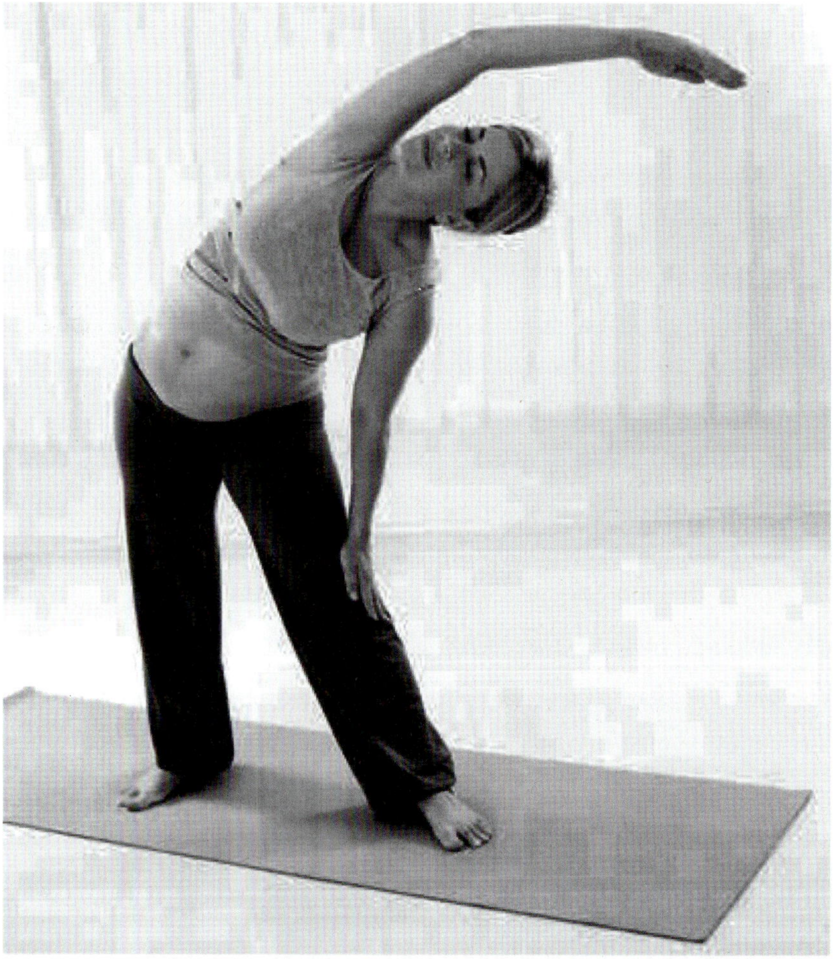

그림 6.4 실외가 너무 덥고 습할 경우엔, 온도 조절 장치가 장착된 실내에서 운동해야 한다.

관찰하기 Monitoring

이 그룹에 속한 여성들에게는 집중적인 모니터링이 필수이다. 임신 전 및 임신 초기 단계에서는 운동 시 선수들의 생리적 반응과 여성의 생식 기능이 정상인지, 이 두 가지를 안전하게 또 점진적으로 확인하는데 그 초점을 둔다. 그리고 운동 수행 능력에 대한 평가는 임신 전과 동일한 과정을 따라야 한다.

여성이 임신을 하기 위해선 규칙적인 배란이 필요하기 때문에, 여성의 배란 패턴은 모니터링을 해야 할 중요한 생식 기능이다. 여성이 규칙적으로 배란하는지 여부를 알 수 있는 몇 가지 쉬운 방법이 있다. 첫째, 여성이 규칙적이고(26~30일) 정상적인(일부 월경 전에 긴장, 월경 경련, 그리고 2일 또는 그 이상의 하혈) 생리주기를 가지고 있는가? 만약 그렇다면, 그 여성은 정기적으로 배란을 할 것이다. 월경 전 증상과 경련을 고려한 월경 규칙성은

> **배란기 시 체온 상승과 더불어 월경 전 경련, 배란기 분비물은 배란이 일어났음을 나타낸다.**

배란이 제때 일어났다는 결정적인 증거이다. 배란기에 짧은 하복부 통증(배란통: 주로 난자가 배출될 때 발생한다.) 또한 여성이 배란을 규칙적으로 하고 있다는 좋은 신호다. 하지만, 2가지 가장 좋은 징후는 바로 배란기 때 상승한 체온이 월경이 시작될 때까지 유지되는 것과, 배란기 때 보통 12시간 정도 지속되는 질 분비물이 맑고 풍부한 것이다. 운동 선수는 매일 아침 기상 전에 특수한 배란 체온계를 사용하여 체온을 측정함으로써(가급적이면 직장) 첫 번째 징후를 확인할 수 있다. 체온은 밤새 0.4도에서 0.6도 정도 상승하고, 적어도 12일 동안은 지속되어야 한다. 주의만 기울인다면 두 번째 징후인 질 분비물은 화장실을 갈 때 알아차릴 수 있다. 여성들이 배란 기간 동안 충분히 가지는지 확인하기 위해서 생리 기간과 체온 측정을 기록하는 차트에 성관계에 대한 기록도 함께 남기는 것을 권장한다. 이러한 것들이 다 지켜짐에도 불구하고 배란기가 3번 지나도록 임신이 되지 않는다면, 의사와 상담이 필요하다.

일단 임신이 의심된다면, 임신 날짜가 정확한지 그리고 정상적으로 진행이 되어가고 있는지 확인하는 것이 좋다. 이 그룹에 속한 여성들에겐 이것에 2가지의 중요한 이유가 있다. 첫째, 불확실성을 제거하는 것은 운동 선수가 자산의 생식 능력에 대해 가질 수 있는 불안감을 완화시켜준다. 둘째, 임신 후반기에 접어들어 문제가 발생한다면, 결정을 내리는데 있어 가장 중요한 것들 중 하나가 바로 임신이 몇 주차인지 정확히 아는 것이다. 정작 그때가 되어서 알아내려고 한다면, 3주 이상 차이가 날 가능성이 크지만, 일찍 검사를 한다면 1주일 이내로 정확히 알아낼 수 있다. 임신 연대 측정은 생리 차트에서 마지막 생리 기간의 정확한 날짜 및 그 생리 주기 동안 성관계 기록을 확인하고, 생리가 시작되지 않은 날로부터

4일째 아침 첫 소변으로 측정한 소변 임신 테스트 결과, 그리고 임신 후 5주 반에서 6주 또는 월경 후 7주 반에서 8주 차에 태아의 길이 측정 및 생존력을 확인하기 위해 조기 복부 초음파 검사를 필요로 한다.

이 두 기간 동안 운동 시 열 반응은 모니터링 해야 할 가장 중요한 운동반응이다. 열 반응을 모니터링 하는 것은 매우 쉽다. 쿨다운 하기 전에 매주 가장 길고 힘든 운동 전 그리고 바로 직후에 직장이나 질로 체온을 측정하면 된다. 헬스장이나 체육관에서 문제가 발생한다면, 필요 시 언제든 개인의 사생활이 보장될 수 있도록 운동의 마지막 단계를 신중하게 계획해야 한다. 경제적으로 여유가 된다면, 귀속에 넣어서 보다 빠르게 정확한 체온을 측정할 수 있는 고막체온계를 구입하는 것도 좋다(물론 비싸다). 다만 구강을 통해서 체온을 측정하는 것은 이런 힘들고 장시간 운동을 하는 상황에선 정확하지 않을 수 있으므로 구강체온계는 사용을 금하는 게 좋다. 특히나 수영선수들에겐 수영장의 물 온도에 따라 구강 체온의 큰 차이점을 보일 수 있다. 수영장의 물이 27.8도(화씨 82도) 이상일 때 4000야드 이상의 수영 훈련을 한다면, 체온이 급격히 상승할 수도 있다.

체온 변화에 있어 체온의 안전 상한 온도는 알려져 있지 않다. 하지만, 저희의 경험에 비추어 보았을 때 체온이 1.7도(화씨 3도) 또는 최고 38.9도(화씨 102도) 정도로 상승하는 것은 그리 위험하지 않다고 생각된다. 하지만, 운동선수가 이 온도를 초과하거나 이정도 체온을 지속적으로 유지해야 한다면, 훈련 시각, 에어컨 등과 같은 훈련 환경 또는, 훈련 중 매우 힘든 부분의 시간을 (보통은 인터벌) 예고 없이 변경을 하는 것이 가장 현명한 방법이다. 바로 이것을 적용하는 것이 힘들다면, 환경을 약간 수정할 수 있는 몇 가지 다른 방법을 (예를 들어, 호스나 팬 등과 같은 것을 사용하여 간헐적으로 차가운 물로 적시는 등) 시도해보는 것도 좋다. 이러한 방법들도 효력이 없다면, 합리적이고 안전한 방법은 바로 훈련 방법을 조금 변경하는 것이다. 가장 쉬운 운동 변경 방법은 운동 프로그램 중 문제가 될 소지가 있는 부분을 여러 부분으로 분할한다.

마지막으로 모니터링 해야 할 3가지는 바로 체액 손실, 혈당 및 행복감이다. 체액 손실을 모니터링 하는 것은 운동 선수의 혈액량 감소 정도를 추적할 수 있으며, 이는 자궁으로의 혈류 감소 만큼 순환계에 가해지는 스트레스 정도를 반영한다. 이를 측정하는 것은 쉽다. 단지 임산부가 해야 할 일은 가장 힘든 훈련을 하기 전 그리고 직후에 옷을 걸치지 않은 채로 땀을 닦아내고 (땀을 흘린 옷의 무게는 아주 무겁다) 몸무게를 재는 것 뿐이다. 이때 체중 감량은 운동 당 1.36kg(3파운드) 미만으로 유지하는 것이 좋다. 임신 초기에 여성의 순환혈액량이 낮으므로, 물병을 자신의 한결같은 동반자처럼 여기면서 수분 섭취를 해야만 한다는 것을 명심해야 한다.

혈당 수치는 성장 과정과 운동 이 둘 모두를 위해 사용할 수 있는 에너지의 가용성을 의미한다. 임신 초기부터 간은 모든 당 성분을 지방으로 전환하기를 원하기 때문에, 다른 것들을 위해 당을 방출하는 것은 매우 어려운 일이다. 따라서, 운동이 매우 격렬하지 않다면 (격렬한 운동은 포도당 방출을 자극하는 스트레스 호르몬을 증가시킨다.) 혈당이 급격하게 떨어질 수 있는데, 특히 저강도 장거리 훈련 도중 및 후에 급격한 혈당 저하가 올 수 있다. 이는 임신이 진행이 될수록 점점 심해질 수 있기 때문에, 임신이 되자마자 혈당수치를 모니터링 하는 것이 좋다. 혈당을 측정하기 위해선 당뇨병 환자들이 하듯 탐침으로 손가락을 찔러 포도당 스트립에 혈액 한 방울을 떨어뜨린 다음, 휴대용 모니터로 혈당을 읽을 수 있다. 그렇게 하다 보면, 언제 확인을 해야할지 스스로 알게 될 것이다. 데시리터 당 55~60 밀리그램 이상의 혈당 수준을 유지하는 것이 합당한 목표가 될 것이다.

행복감은 임신 초기에 훈련이 과도한지 확인할 수 있는 가장 좋은 방법이다. 운동선수는 일주일에 두 번 스스로 아침마다 자신이 어떤 기분인지 물어본 다음, 심적 육체적 관점에서 대답을 하는 것이다. 자신의 대답이 "훌륭해요" 또는 "꽤 괜찮아요"라면 아주 좋은 것이고, 대답이 "아파요" 또는 "그다지 좋지 않아요"라면 재평가가 필요한 때이다. 임신을 시도하거나 임신 초기 단계에 있는 운동 선수들은 운동 시 다음과 같은 규칙을 꼭 따라야 한다.

해야 할 것들과 하지 말아야 할 것들 Dos and Don'ts

주변 환경 조건들에 주의를 기울여야 한다. 특히, 덥고, 습하고 환기가 좋지 않은 환경을 피해야 한다. 운동선수들은 주기적으로 그리고 평소보다 체온이 높다고 느껴질 때마다 체온 체크를 해야 한다. 지금까지는 단 하나의 정말로 위험한 상황을 알아낼 수 있었다. 이것은 바로 운동선수가 일반적인 헬스 클럽이나 체육관에서 극도로 힘든 인터벌 운동을 할 때 발생한다. 운동선수들이 플라이오메트릭 운동이나 클라이밍과 같은 근육을 광범위하게 사용하는 운동을 한다면, 15분 또는 20분 이상 지속할 경우, 심부체온은 급격히 상승하여 38.9도(화씨 102도)를 초과할 수 있다.

운동 시 뿐만 아니라 평소에도 규칙적으로 물을 섭취하시고 체내 수분을 충분히 유지해야 한다. 매우 덥고 습한 환경에서 운동을 할 경우엔, 전해질 대체가 충분한 "스포츠 음료"를 마시는 것이 도움이 될 수 있다. 소변을 볼 때 색깔이 맑다면 수분 공급이 적절이 되고 있다는 신호이다. 다만 소변의 색깔이 맑지 않다면, 격렬한 운동을 하지 않는 것이 좋다.

자주 그리고 잘 먹자. 아침 체중에 따라 칼로리 섭취량을 조절해야 한다. 이 시기는 체중감량을 할 시기가 절대 아니다. 무엇이 되었든, 임신을 시도하는 동안에는 약간의 체중 증가가 필요하고, 임신 중에는 일주일에 적어도 0.45kg(1파운드) 체중 증가를 하도록 해야 한다. 운동 시작 2~3시간 전에 식사를 하는 것은 운동으로 인한 혈당 저하를 최소화 할 수 있다. 마찬가지로, 이 그룹에 속한 여성들은, 특히 중장거리 선수들은 훈련 기간 동안 그리고 훈련 세션 후에 탄수화물 보조제 섭취를 시작해야 한다.

일시적으로 유행하는 다이어트나 슈퍼비타민은 멀리한다. 평소 규칙적으로 먹는 비타민의 경우엔 괜찮지만, 여러 가지 비타민을 과다 복용(특히 비타민 A는 피해야 한다.) 하는 것은 태아의 선천성 기형과 아주 밀접한 관련이 있다.

휴식-운동 주기 계획을 따른다. 운동선수들에게는 충분한 휴식이 매우 중요하지만, 다른 것들이 이를 방해하게 냅두기 너무나 쉽다. 임산부가 오침을 취하는데 익숙해지면, 많은 도움이 된다. 임신 초기 피로 증상들도 오침을 일상의 한 부분처럼 느끼게 해줄 수 있도록 쉽게 정립하는데 도움이 된다. 선수들이 일찍 잠자리에 들고 일찍 일어나는 습관을 병행할 때, 오침은 선수들이 임신과 훈련 모두에 이상적으로 확실히 진행할 수 있도록 해준다.

임신하기에 가장 좋은 타이밍(부부가 서로 사랑을 나누기 가장 좋은 타이밍이기도 하죠)은 배란기이다. 운동선수들 같은 경우에는 운동선수의 삶과 불임에 대한 온갖 소문을 들었을 가능성이 다분하며, 또한 여러 선수들이 시시때때로 생리를 앓기도 한다. 빨리 임신을 할수록 더 편안해지고, 모든 것이 훨씬 수월해질 수 있다.

임신을 확인 후 의사나 조산사(조리원)를 일찍 만나야 한다. 임신이 확인되면, 첫 산전 진료 일정을 언제 예약해야 할지 담당 의사와 상의해야 한다.

해발 고도 2,500미터(7,500피트) 이상에서는 훈련을 하지 말아야 한다. 운동을 제외하고라도, 해수면 높이에서 익숙한 여성은 임신 초, 중, 후기에 높은 고도에 머물 때는 잘하지 못한다는 명백한 근거들이 있다.

심각한 문제를 야기할 수 있는 증상들을 무시하지 말아야 한다. 이런 증상들로는 국소적이고, 지속적인 통증, 질내 출혈, 그리고 갑작스런 내적 감정 변화가 있다.

변덕스런 생활 방식을 가지지 말아야 한다. 그 순간에 딱 중요한 두 가지 문제에만 집중을 하면서, 그 문제를 중심으로 삶을 구성해야 한다.

운동하는 임산부들이 더 많이 필요하다.
Needs of Other Exercising Women

기저 질환이 있는 여성들을 위한 운동 처방은 이 책의 범주를 벗어난다. 운동 프로그램을 설계하고 수행하는 것은 팀(임산부들, 여러 의료인들, 그리고 운동 전문가) 차원에서 진행되어야 하며, 아직은 이 분야가 많이 알려져 있지 않기 때문에 연구 요강이나 프로그램의 일부로 접근하는 것이 좋다.

연구는 현재 임신 동안 다양한 형태의 질병에 있어(고혈압, 임신성 당뇨병 및 조산이 그 가장 좋은 예이다.) 운동의 잠재적 예방 및 또는 치료의 가치를 조사하고 있는 단계이다. 하지만 많은 정보를 알 수 있기까지에는 다소 시간이 걸릴 것이다. 현재 저희는 여러 유형의 기저 질환에 있어 운동의 해로운 영향에 대해선 조금 알 뿐이며, 이 또한 대부분 시행 착오를 통해 배웠다. 적어도 우리가 좀 더 많이 알 때까지, 이 그룹에 있는 여성들은 매우 개별화되고 세심한 주의를 기울일 필요가 있다.

요약 Summary

기본적으로 생식 주기의 처음 두 단계에는 전반적인 진행상황과 왜 특정 운동이 중요하고 특정한 지침들을 따르고 말아야 하는지에 대한 이해를 높이는 시기이다. 구체적으로, 앞으로 일어날 일에 대한 평가와 준비를 위한 시기이다. 다양한 여성들의 특정적인 요구들은 다를 수 있지만, 적절한 운동 프로그램들을 구성하는 여러 요소들에 대한 접근 방식과 주안점에는 공통된 맥락이 있다.

규칙적인 운동과 임신을 함께 묶어 봤을 때 발생할 수 있는 통상적인 문제는 생식 리듬 유지, 불안감 해소, 운동에 대한 스트레스, 피로 및 과도한 생리적 반응을 피하는 것을 포함한다. 통상적은 해결책은 세부사항에 주의를 기울이고 개개인의 라이프 스타일의 맥락 안에서 상식적인 접근 방식을 사용하여 운동과 임신 두 가지 요구 사항 사이의 균형을 맞추는 것이다. 임신의 중요한 생식기능 중 세부 사항으로는 규칙적인 배란, 수정, 및 배아의 정상적인 초기 발달을 포함한다. 중요한 운동 세부사항은 고열, 탈수 또는 저혈당증(저혈당) 발생 없이 어떻게 개개인의 능력을 유지 및 향상시킬지를 포함한다. 추가적인 중요 요소로는 영양, 적절한 휴식 및 개인적인 행복감 유지 등이 있다. 이러한 요소들은 임신이 진행됨에 따라 계속적으로 중요한 것들이다. 다음 장에서는 임신 중기 및 후기에 무엇을 예상하고, 무엇을 해야 하고 어떤 것들을 하지 말아야 하는지를 다룰 것이다.

7 운동 지침들: 임신 2-3기
Fitness Guidelines: Second and Third Trimester

임신 2기 및 3기는 엄마와 아기에게 지속적인 변화가 일어나는 시기이다. 어떤 것도 변화 없이 유지되는 것이 없으며, 운동을 추가할 때 다소 복잡해질 수가 있다. 그래서 운동 프로그램을 계획하고 설계할 때는 임신이 진행됨에 따라 운동과 임신 둘 사이의 균형을 맞추기 위해서 신체 반응을 연속적으로 평가하는데 초점을 맞추는 것이 타당하다.

이번 장을 임신 중기와 후기에 일어나는 아주 중요한 생리적 현상을 언급하는 것으로 시작한다. 임신 중기 및 후기 동안 규칙적인 운동을 계속하는 것에 대한 금기사항에 대해서 논의를 할 것이다. 그런 다음 나머지 장에서는 균형, 적응 그리고 절충안에 대해서 다루기 때문에 각 운동 프로그램의 세부사항에 대해 논의를 할 것이다. 그리고 모든 사람들이 엄마, 아기, 또는 둘 모두에게 운동을 중단하는 것이 가장 좋은 상황이 될 수 있다는 것을 잊지 않아야 한다. 이 장의 나머지 부분은 운동과 임신 모두에게 무엇이 중요한지, 무엇을 해야 하고 하지 말아야 하는지 또 그 이유들에 대해 설명할 것이다.

임신 중기의 생리 기능 Physiological Function in Mid-Pregnancy

임신 중에는 아기가 하나의 작은 인간으로 빠르게 자라고 성장하지만, 임신 후반까지 기능적으로는 성숙하지 않다. 이것은 태아가 기능적 성숙은 물론 충분한 산소 및 영양소 공급을 엄마와 태반에 의존하는 것을 의미한다. 추가적으로 이를 더욱 흥미롭게 만드는게 두 가지 왜곡점이 있다. 태반은 운동을 위해 엄마가 필요한 것들과 아이가 성장하기 위해 필요한 것들 사이의 균형을 조절하지만, 규칙적인 운동은 이 기간 동안 태반의 성장과 기능적 능력을 향상시킨다. 따라서 운동 스트레스는 궁극적으로 엄마와 태아 사이에 필요한 것들을 균형을 유지하고 보호하는 신체 기관의 발달을 자극할 수 있다.

따라서, 태반의 기능적 능력 지수를 이용하여 임신이 운동 프로그램과 함께 적절히 균형을 유지하며 정상적으로 진행이 되고 있는지 판단할 수 있다. 연구 목적으로는, 이 지수를 정밀하게 측정할 수는 있지만, 측정 방법이 다소 복잡하고 특수한 장비를 필요로 한다. 하지만, 쉽게 측정할 수 있는 방법이 하나 있다. 바로 태반의 기능성 결과 중 하나인 태아 성장률을 그저 모니터링 하면 된다. 태반이 그 기능을 잘 수행하고 있다면, 아기도 빠르게 성장을 하기 때문이다. 태반의 기능이 평균적이라면, 태아의 성장 속도도 평균일 것이고, 태반의 기능에 문제가 있다면, 태아의 성장은 느리거나 아예 진행이 되지 않을 수 있다. 다행히도, 태아의 성장은 아주 민감하기 때문에, 태반의 기능에 작은 변화도 태아의 성장엔 눈에 띄는 변화를 초래한다. 그러므로, 균형적이고 임신의 진행 상황이 정상적인지를 확인하는 것은 아주 훌륭한 방법이다.

산모에게 있어 생식 과정은 "난 한시도 기분이 좋은 적이 없었어"라고 표현할 수 있는 시기이다. 만약에 그렇게 느끼지 않는다면, 오히려 철저한 검사가 필요하다는 걸 의미한다. 임신 초반 증상들은 거의 사라지고 적응은 거의 끝나가는 단계이다. 임신 1기 때보다는 임산부들이 대개 기분이 좋으며 열정이 넘쳐난다. 이는 실질적으로는, 권장 운동량을 초과하지 않는지 명확하게 하는 것이 중요한 문제임을 의미한다.

임신 후기의 생리적 기능 Physiological Function in Late Pregnancy

임신 후기는 태아의 모든 장기가 기능적으로 성숙하여, 언제든지 자궁 밖 세상 속으로 나와서 실생활을 효과적으로 영위할 수 있는 시기이다. 태아는 행동 패턴들을 개발하고, 하나의 행동 상태에서 다른 행동으로 순환하면서, 규칙적으로 깨어있는 시기이다. 실제로, 많은 사람들이 이 시기에 태아가 자궁 밖에서 (특히 소리나 진동에) 일어나는 일들에 반응을 한다고 느낀다. 사람들은 부모가 외부에서 일어나는 일들을 잘 통제하면 태아의 신경 및 인성 발달을 향상시킬 수 있다고 믿는다. 실제로, 행동 패턴의 발달은 다양한 외부 자극에 (운동을 포함하여) 대한 태아의 반응들이 태아의 상태를 평가할 수 있음을 의미한다.

임신 후반기에는 산모의 초점이 훈련에서 출산 준비로 바뀌어야 한다.

산모에게는 이 시기는 끝내고 싶은 시간들이다. 갑자기 여성들은 되고 싶은 것보다 스스로의 몸이 더 커지고, 태아가 자기를 발로 차는 것에 지치고, 잠도 잘 못 잘 뿐만 아니라, 태아가 건강한지 분만과 출산이 어떠할지 궁금하고 걱정이 될 것이다. 결론적으로 임산부들은 스스로부터 분만, 출산, 및 아기를 맞이하는 데 더 많은 관심을 기울이게 될 것이다. 따라서 출산이 임박할수록 운동 프로그램은 2번째 우선순위가 될 수도 있다. 하지만 임신 중 이 시점까지는 대부분의 임산부들은 운동을 하면 기분이 좋아지고 또 운동을 계속한다면 제때에 손쉬운 출산의 가능성이 더 높다는 것을 알고 있다. 이는 대부분의 여성들의 운동에 대한 동기는 출산 시까지 높으므로 안전하고 효과적인 운동 방법을 고수하는 것은 그리 문제가 되지 않을 것이다. 따라서 산모가 임신 중기까지 운동에 충실하고 분만까지 동기 부여를 유지하려 한다면, 지금쯤 태도를 변경하고 왜 운동을 그만 두어야 하는지 그 이유들에 대해 주의를 기울이는 것이 보다 합리적이다.

운동에 대한 금기 사항들 Contraindications to Exercise

물론 임신 중기 및 후기 동안엔 운동을 하는데 있어 기본적인 금기 사항들은 8장에서 논의될 내용과 동일하게 부상, 질병, 심각한 질내 출혈, 그리고 통증이다. 하지만 이 시기에는 몇 가지 추가적으로 살펴 보아야 할 것들이 있다. 이것들을 절대적인 금기와 상대적인 금기 사항들로 나눈다.

절대적 금기 사항들 Absolute Contraindications

첫 번째 절대적인 금기 사항은 자궁 내부에서 가볍지만 반복적으로 발생하는 질 출혈이다. 질 입구 조직의 국소적 변화가 그 원인일 수 있기 때문에 마지막 질 출혈 시기가 아주 중요하다. 따라서 출혈이 발생하는 동안 그 원인을 파악하기 위해서 산모의 담당의나 조산사에게 검사를 받는 것이 중요하다. 질 내벽이나 질 입구에서 출혈이 발생할 경우 운동을 지속하는 것에는 문제가 없다. 하지만 출혈이 질 내부에서부터 발생한다면 일반적으로 태반의 위치가 잘못된 곳에 있거나 (자궁의 입구 근처 또는 위쪽) 자궁벽으로부터 가장자리가 분리되거나, 또는 점진적인 혈관 손상을 겪고 있음을 의미한다. 이들 모두가 집중적인 의학적 평가가 필요한 좋지 않은 징후들이며, 이들 모두가 신체적 활동으로 인해 악화될 수 있다. 이러한 문제들이 악화된다면, 조기 진통, 치명적인 출혈, 그리고 때로는 사망으로까지 이어질 수 있다. 그땐 정말 선택이 없다. 산모들은 약간의 출혈이 있더라도 운동을 즉시 중단해야 한다!

두 번째 절대적 금기 사항은 분만 시작 전에 태아를 둘러싸고 있는 막의 파열이다. 임신 중 초기 또는 어떤 시기에 일어나든지 여부는 차이가 없다. 이러한 상황에서는, 체중을 싣는 운동과 체중을 싣지 않는 운동과 관련된 움직임들 모두 태아의 탯줄이 머리와 어깨 옆으로 미끄러져 압박될 수 있다. 태반은 태아의 폐와 같으므로 탯줄을 압박하는 것은 아이를 질식시키는 것과 같다는 것을 기억해야 한다. 또한 임신 만기 전에 막이 파열되면, 체중을 싣는 운동과 관련된 움직임들은 중지되어야 할 시기에 분만을 촉진시킬 뿐만 아니라 질에서 자궁으로 올라가는 박테리아로 인한 감염 가능성을 높일 수 있다.

세 번째 절대적 금기 사항은 산모가 일정보다 훨씬 빨리 (임신 막달 이전에) 분만을 시작했거나 곧 시작할 수 있다는 근거를 보이는 것이다. 이러한 증상들이 나타나며, 태아가

> 유방과 복부를 지탱하고 안정화 해야 한다.

위험에 처한 것이므로 운동을 중단하는 것이 좋다. 산모가 갑자기 진통을 시작한다면, 병원을 가고 약물을 사용하여 통증을 성공적으로 잡는 것에는 문제가 없다고 보아도 무방하지만, 결정을 내리기는 그리 쉽지만은 않다. 임신 후 7개월이 지나면, 매주 수축하는 횟수가 증가하는 것은 지극히 정상적이고 매우 일반적인 일이다.

가끔은 수축이 너무나도 강하고 규칙적이어서 산모들과 의사들이 (실제는 가진통임에도) 실제 진통 중이라고 생각하게 만들 수 있다. 운동은 자궁활동을 자극시키기 때문에 이 문제를 복잡하게 만들고, 산모들은 임신 후기에 운동 중 점차적으로 경련이 증가하는 것을 알 수 있다. 이것은 정상적이고 보통은 문제가 되지 않지만, 산모들이 어떻게 확신할 수 있을까?

우리의 경험에 따르면, 운동에 따른 경련 반응은 조기 진통의 위험에 처한 여성을 식별하기 위한 중요한 선별 수단이 될 수 있어 보인다. 산모가 운동을 중단한 후 경련이 바로 멈추는 한 문제가 될 것은 없다. 하지만, 경련 반응이 운동 직후 20~30분 이상 지속된다면, 실제 진통이 곧 머지 않음을 의미한다. 개별적 산모의 경우, 확인할 수 있는 가장 유일한 방법은 산모의 담당 의사나 조산사가 정기적으로 내진 검사를 통해 분만 일정보다 자궁 입구가 서서히 얇아지고 확장되고 있는지 확인해야 한다. 그럴 경우에는 산모가 아무리 기분이 좋더라도, 운동을 중단해야 한다. 진통이 일어나지 않으면, 걱정할 이유도 없다.

네 번째 금기 사항은 자궁이 구조적으로 비정상적일 때이다. 산모가 비정상적인 자궁을 가졌을 땐, 예정일 보다 빨리 분만할 가능성이 훨씬 높다. 때로는 초진 때 자궁 입구가 손상되었는지 아니면 비정상적으로 발달되었는지 확인할 수도 있다.

그러나 일반적으로는 첫 조산 후 정밀한 의학적 평가를 하기 전까지는 자궁의 구조적 이상을 미리 알 수 있거나 진단할 수 있는 방법이 없다. 자궁이 구조적으로 이상이 있다는 증거가 있다면, 휴식이 조기 진통 및 출산이 다시 발생하는 것을 방지할 수 있다는 증거가 있기 때문에 이러한 특정 상황에서는 재 임신을 했을 땐 초기에 운동을 중단하는 것이 현명한 일이다.

다섯 번째 금기사항은 급성 질환이나 의사가 신체활동을 제한하면서 치료를 해야 한다고 판단할 만한 임신과 관련된 문제가 있을 때이다. 이러한 상황들이 항상 명확하지는 않지만, 임산부들은 의사의 지침을 따라야만 한다. 임신과 관련된 주된 2가지 문제점들은 태아가 너무 느리게 성장하는데 대한 우려와 과도한 체액 축적으로 인한 혈압 상승의 징후이다.

보통 휴식을 취함으로써 이 둘을 해결할 수 있다.

상대적 금기 사항들 Relative Contraindications

건강한 산모들의 경우 운동에 대한 많은 금기사항들은 절대적이지 않고 상대적이다. 가장 논란이 되는 두 가지는 쌍둥이 임신(쌍둥이 이후 다태 임신 관련은 아래를 참고하라.)과 막달 이전 조기 진통 및 출산이다(8장에 논의될 현재 지침 개요를 참조해야 한다.). 일부 전문가들이 쌍둥이를 출산한 임산부들에게 활동량을 줄이라고 조언하는 것은 쌍둥이 출산이 예정 일정보다 이를 수 있고, 또한 태아가 하나일 때보다 성장에 필요한 것이 더 많기 때문이다. 하지만, 연구자들은 이 문제를 비판적인 시각으로 살펴보았을 때 활동을 줄이든 유지하든 상관없이 쌍둥이들에겐 조기 진통 및 출산이 일어날 수 있다는 사실에 주목했다.

따라서, 쌍둥이를 임신한 산모들은 임신 말기에 운동을 하면서 의료진의 지시를 면밀하게 따르는 것이 합리적이라고 생각한다. 조산이 발생할 수도 있다는 징후가 나타난다면, 산모들은 운동하는 것을 중단해야 한다. 징후가 없다면, 물론 운동을 지속해도 괜찮다. 자궁 안에서 쌍둥이들이 성장하는 것에 대한 우려 또한 마찬가지이다. 성장률이 지극히 정상적이라면, 운동을 지속하는데 문제가 없지만, 성장률이 현저히 낮아진다면 중단해야 한다.

현재까지 저희 연구에 참여한 쌍둥이를 임신한 여성이 6명이 있다. 그중 5명은 지속적으로 운동을 하기로 결정을 하였고, 그 결과 모두가 괜찮다. 다섯 명 중 한 명은 자궁 입궁에 생긴 초기 변화들 때문에 임신 중반에 운동을 중단해야 한다는 권고를 받았다. 그 임산부는 권고를 잘 따랐고, 건강한 쌍둥이를 출산했다. 다섯 명 중 다른 한 명은 쌍둥이 중 한명이 성장을 멈춘 임신 8개월까지는 임신 과정이 아주 순조로웠다. 그 산모의 주치의는 예정일보다 빨리 분만을 하기로 결정했고, 출생 시 쌍둥이 모두 매우 건강한 상태였으며 아주 잘 지낸다. 다른 세 명의 산모들은 임신 전체 과정이 정상적으로 진행되었고, 운동을 지속적으로 진행하였을 뿐 아니라, 아주 건강하고 정상적으로 성장한 쌍둥이를 출산했다. 쌍둥이 임신이 확인되자마자 규칙적인 운동을 중단해야만 했던 산모는 아무 문제 없이 출산 예정일보다는 3주 일찍 분만했다.

세 쌍둥이 또는 태아가 4명 이상인 지극히 드문 임신일 경우엔 어떨까? 안타깝게도 이러한 임신은 보통 산모와 태아의 여러 문제들과 조기 출산이 매우 일반적이기 때문에 복잡하다. 이러한 문제들 때문에, 모든 건강관리는 태아들의 적절한 성장을 유지하고 임신 기간을 최대한 연장하는데 필요한 일에 집중되어야 한다. 결과적으로 현재의 관행은 산모의 활동이 실제로 임신 기간을 연장하고 태아의 성장을 돕는지는 알려지지 않았지만, 일단은 산모의 활동을 제한하는데 있다. 우리가 더 많은 사실을 알 때까지는 의료진의 권장 사항을 따르기를 권유한다.

이전 임신 때 조기 출산을 경험한 산모들도 자궁에 구조적 손상이 있다는 증거가 있지 않는 한 의료진의 감독하에 임신 중기 및 후기까지 운동을 지속할 수 있다. 대부분의 다른 상대적 금기 사항들은 산모의 기저 질환(심장, 폐, 내분비선, 뼈 또는 근육 관련)과 관련되어 있다. 의료진, 피트니스 강사 및 산모들 간에 임산부 개인에 특화되도록 하나의 팀으로서 접근하기를 권장한다. 이제부터는 산모들이 임신 중기 및 후기에 안전하게 운동을 지속해도 되는 산모들이 무엇을 해야 하고 무엇을 하지 말아야 하는지에 대해 논의할 것이다.

운동 처방하기 Prescribing Exercise

임신 중기 및 후기에 산모들을 위해 운동 프로그램을 개발하는데 있어 세부적인 사항은 전문 운동 선수 산모들을 위한 것보다 오히려 초보자들을 위한 것들과 별반 다르지 않다. 다른 점을 찾자면, 운동 프로그램의 강도와 임신 중 필요한 것 사이의 균형을 유지하는데 필요한 모니터링 하는 양이다. 운동 초보, 레크리에이션 레벨, 그리고 운동 선수 레벨의 산모들을 위한 일반적이고 구체적인 권장 사항은 다음 8장과 9장에서 다루었으며, 각 그룹에 필요한 내용을 임신 중기 및 후기, 각 시기에 맞는 지침을 하나씩 알아보도록 할 것이다.

모니터링 하기 Monitoring

임신 중기 및 후반기에 운동에 대한 급성 및 만성 반응을 지속적으로 모니터링을 해야 한다. 급성 및 만성 반응들은 임신 전 또는 초반에 논의된 것과 동일한 측정을 포함하지만, 이 시기에는 아기의 반응들을 평가하기 위해 확장될 수도 있다. 이는 임신 중 운동과 생식 과정 사이의 정상적인 균형을 확인할 수 있도록 해준다. 우리가 해야 할 일은 산모와 태아의 건강 상태를 주기적으로 확인하는 것이다. 산모와 태아 모두가 상태가 좋다면, 운동과 생식 과정 사이의 균형이 잘 유지되고 있다는 뜻이고, 그렇지 않은 징후가 발견된다면, 균형을 유지하기 위해서 운동과 생식 과정 사이를 조금 조정할 필요가 있다.

산모의 행복감 평가하기 Assess Maternal Well-Being

산모의 행복감을 평가하기 위해 확인해야 할 사항들은 이미 우리가 익숙한 것들이며, 세 가지 운동 그룹 모두에게도 적용 될 수 있는 것들이다. 여기에는 다음과 같은 사항들이 포함된다.

- 피로감, 불편함, 운동에 대한 만족감에 대한 주관적인 평가
- 체중 및 지방 증가
- 체내 수분 유지 정도(탈수)
- 휴식–운동 주기
- 운동 수준과 운동자각도 간의 관계

만약에 산모들이 스스로 기분이 좋고, 적절한 휴식을 취하고, 소변의 색깔도 맑으며, 체중의 증가 또한 적절하다면, 현 운동 프로그램을 유지하거나 늘리는 것은 문제가 되지 않는다. 다만 그렇지 않다면, 다른 삶의 습관이나 운동 방법을 적절하게 조정해야 한다. 어느 경우에서든, 운동지각도 평가가 2 내지 3점이 변했다면, 운동 수준이 변경되어야 한다는 명백한 징후이다. 운동지각도가 떨어진다면, 운동을 증가시키고, 반대로 올라간다면 운동을 줄여야 한다.

태아의 건강 평가 Assess Fetal Well-Being

산모의 의료진만 태아의 건강 상태의 일부 징후를 확인할 수 있다. 그러나 하루 중 산모가 자궁의 및 태아의 활동을 느끼는 감각들은 아주 가치가 있으며, 산모들은 운동이 태아에게 미치는 효과에 대해 특별한 주의를 기울여야 한다. 어떠한 방향이든 변화는 귀중한 경고 신호이다. 태아에게 문제가 생겼을 때, 태아는 에너지를 보존하기 위해서 하루 종일 신체 활동을 줄인다. 운동 후 첫 20~30분 이내에는 태아는 여러 번 움직여야 하며, 자궁 수축은 빨리 진정되어야 한다. 점진적인 복부 크기의 변화는 태아가 자라고 있다는 것을 뜻하며, 태아의 심박 수 반응은 산소 공급을 확인할 수 있는 좋은 지표이다.

> 임신 모니터링은 운동에 대한 성장, 활동, 자궁 과민성과
> 태아 심박 수 반응들에 집중하라.

의료진들은 일반적으로 매 2주 내지 4주마다 태아를 느끼고 관찰하면서 자궁 크기를 측정함으로써 태아가 적절하게 성장하고 있는지를 모니터링 한다. 궁금사항이 생긴다면, 의료진은 일반적으로 태아와 태반의 크기와 양수의 양을 자세히 측정하기 위해 초음파 검사를 요청한다. 분만 이전 변화가 너무 일찍 나지는 않는지 명확하기 위해서 주기적으로 자궁 입구를 확인해 볼 수도 있다. 태아 건강에 심각한 의문이 있는 경우에는 의료진들은 태아의 심박 수 반응, 호흡 활동 및 행동 상태 주기에 대한 검사를 요청할 수도 있다.

운동 방법 수정하기 Modifying the Training Regimen

얼만큼 운동을 해야 충분한가? 모니터링할 때 알아낸 결과들이 그 대답을 제공할 수 있다. 운동에 대한 급성 반응들이 운동 처방 허용치 내에서 유지되고 산모와 태아의 건강이 정상적으로 유지되는 한 산모들은 운동 방법을 점차적으로 늘려가거나 아니면 그냥 유지할 수도 있다. 이는 일반적으로 매주 5회 이상 활발하게 운동을 계속 해온 산모들에게 해당된다. 하지만, 그러지 않은 경우에는, 운동 방법을 수정하거나 축소해야만 할 시기이다. 운동 수정 접근 방식은 세 그룹 모두에게 매우 직관적이고 유사하다. 다만 전문적인 운동 선수 산모들의 경우 때때로 회자될 수 있는 또 다른 고려 사항은 바로 안전이다.

가장 일반적인 상황은 바로 임신이 정상적으로 진행되고, 급성 반응들은 정상 범위 내에 있지만, 산모는 가장 행복감(웰빙 감각)을 느끼는 상태는 아니다. 이런 경우 일반적으로 최소한의 수정을 필요로 한다(휴식-운동 패턴, 운동 중 강조 사항, 운동 유형 등). 만약에 과다 훈련의 징후가 나타난다면, 휴식과 운동 사이의 잘못된 균형이 보통 그 주된 문제이다. 휴식-운동의 균형이 잘 유지될 경우에는, 운동량을 10~20% 정도 줄여야 하고, 다른 운동으로 대체하거나, 강조점을 변경해야 한다(예를 들어, 근력에서 지구력 운동으로 전환, 인터벌을 배제, 스포츠 특성 운동을 줄이는 것). 국소적 불편함이나 통증은 장비나 지원적인 문제가 아니므로, 다른 운동으로 대체해야 한다(예를 들어, 물속에서 달리기, 웨이트 머신, 계단 오르기 및 스키 머신 같은 운동들이 도움이 됨).

만약에, 산모와 태아 모두 잘하고 있지만, 운동의 일부 측면에서 정상 범위를 초과하거나 다른 이유로 인해(예: 심장 부정맥) 비정상적인 반응이 생긴다면, 운동을 변경해야만 한다. 예를 들어, 매우 과격한 인터벌 트레이닝(플라이오메트릭, 바운딩, 수직 암벽 등반, 이 세 가지가 이제까지 확인된 세 가지 주 원인)을 하는 운동 선수 산모들은 열을 발산하는 탁월한 능력을 파괴하고, 직장 온도 또한 38.9도(화씨 102도) 이상 상승시킬 수 있음을 확인했다. 이 경우 해결책은 인터벌을 짧게 여러 번으로 나누는 것이다. 다른 일반적 문제는 장기간 지속된 저강도 운동 도중 및 후 저혈당이다. 산모들은 대개 훈련 세션 도중과 직후 소량의 탄수화물 섭취를 자주 해주면서 운동 타이밍을 조절함으로써 이를 해결할 수 있다.

> 건강(행복감, 웰빙)에 있어 변화나 비정상적인 생리적 반응들은
> 운동 요법 수정의 필요성을 나타낸다.

신선하거나 말린 과일과 스포츠 음료는 운동 도중 아주 훌륭한 음식들이다. 운동 후에는 그라놀라, 채소가 많이 들어간 통곡물 빵으로 만든 샌드위치, 또는 신선한 과일 몇 조각과 같은 음식이 좋은 선택이 될 수 있다.

다행히도, 태아의 상태는 산모가 건강하고 급성 반응들이 정상 범위안에 있을 땐 거의 문제가 되지 않는다. 만약에 태아에 문제가 있다면, 산모의 의료진들에 의해 대부분 해결되며, 앞서 논의한 바와 같이 대부분의 문제들은 태아의 성장률 또는 조산의 가능성에 대한 우려와 관련이 깊다. 두 문제 모두 오진률이 높다고 하더라도, 의료진의 조언을 따르는 것은 여전히 중요하다. 이런 식으로 생각해보라. 만약에 의료진이 틀렸다고 하더라도 아무런 해가 되진 않지만, 정말 문제가 있는데 이를 무시했다면, 그땐 재앙이 될 수도 있다.

편안 Comfort

임신 후반기에는 운동 중에 복부와 가슴을 적당히 유지하느냐에 따라 큰 차이가 있다. 복부를 편안하게 하는데 핵심은 위쪽으로 올리고 하복부를 가볍게 눌러 골반 뼈에서 자궁을 들어 올려 안정화시키는 것이다. 이렇게 하면 방광도 골반 뼈에 가해지는 압력을 완화시키고 지지하고 있는 인대들에 가해지는 갑작스런 장력의 변화를 최소화시킨다. 여러 산모 전용 의류 매장들에서 구입이 가능한 복부 지지대들도 도움이 될 수 있다. 복부 지지대들은 벨트의 장력과 위치를 개개 산모에 맞춰 줄 수 있는 벨크로(찍찍이) 부착물과 신축성 있는 천으로 만들어져 있다. 가슴(유방)을 안정적으로 잡아주는데 핵심은 들어 올리는 것이 아니라 흉벽을 압박하는 것이다. 스포츠 브라를 두 개 착용하는 것이 도움이 된다(하나 위에 하나 더 착용하는 것). 이것도 충분하지 않다면, 첫 번째 스포츠 브라와 두 번째 브라 사이를 탄력성 있는 붕대를 사용해서 감아보길 추천한다.

안전 고려 사항들 Safety Considerations

다른 분야에서의 경험과 지식의 부족은 때때로 임신 중 운동을 할 때 주의를 기울이는 것이 현명하다는 것을 나타낸다. 이러한 고려사항들은 대부분 복부 외상, 우리가 호흡하는 공기내 기압의 급격한 변화, 그리고 과격한 경쟁을 요하는 스포츠가 그것이다. 매우 열정적인 산모들과 마주했을 땐, 임신 동안 저희가 해줄 수 있는 규제 범위는 매우 미미할 뿐이다. 건강을 유지하면서 다른 일들을 즐길 수 있다면, 왜 위험을 감수할까? 여기서 처음 두 가지 위험에 대해서 논의를 하고, 그 다음 경쟁에 대한 것을 논의할 것이다.

자동차 사고나 다른 유형의 외상들로부터 알게 된 것은 자궁이 복부 기관이 되면(마지막 생리 후 14~16주 경) 관통 및 둔상과 같은 복부 외상은 임신에 손상을 입힐 수 있음을 분명하게 나타내고 있다. 따라서 산모들이 운동을 할 때 승마 타기, 체조 동작들 중 일부, 수상 제트스키나, 암벽 등반과 같이 복부 외상의 위험을 내포한 운동들은 수정하거나 금지하는 것이 일반적인 상식이다.

고지대 스포츠(등산 및 스키)와 스쿠버 다이빙 모두 우리가 호흡하는 공기의 압을 변화시킨다. 3,000미터 이상 높은 고도에서(9,000 피트 이상) 산소 포화 정도는 심각한 질병(고산병)을 유발시킬 수 있을 정도로 떨어진다. 일반적으로 대부분의 사람들은 그 높이에 있을 때 피로, 숨가쁨, 및 경미한 수면 장애 등과 같은 증상을 겪는다.

스쿠버 다이빙을 할 때, 깊게 다이빙을 할수록 혈액 내 산소와 질소의 장력이 증가한다. 그렇기 때문에, 임신 여부와 상관 없이 심해 다이빙(질소 마취는 보통 해저 40미터 이상 내려 갔을 때 발생한다)을 피해야 하는 이유이다. 임신 중, 문제는 태아로부터 질소가 빠져

높은 고도, 스쿠버 다이빙, 그리고 복부 외상을 높일 수 있는 상황들을 피하라.

나올 수 있냐이다. 질소는 태아로부터 빠져나와야 할 뿐만 아니라, 태반을 통과해야만 한다. 따라서 임신 중에는 다이빙을 피하는 것이 현명한 일이다.

경쟁 Competition

임신 후반기 때 스포츠 경쟁 문제에 대해서는 이미 논의한 바 있다. 경쟁은 보통 초보자들에겐 문제가 되지 않는다. 생활 스포츠를 하는 산모들에겐 간혹 경쟁하는 모습들이 보이긴 하지만, 보통은 자선 기금 모금을 위한 달리기 또는 팀 운동(릴레이, 팀 마라톤 또는 철인3종경기 등) 시 발생한다. 재미를 위한 경쟁은 괜찮다고 생각한다. 또 *산모들이 여유를 가지고 평소 운동량을 초과하지 않는다면*, 그것도 괜찮다고 생각한다. 다만 산모들이 운동할 때 너무 진지해진다면, 그땐 경쟁을 해서는 안될 때이다.

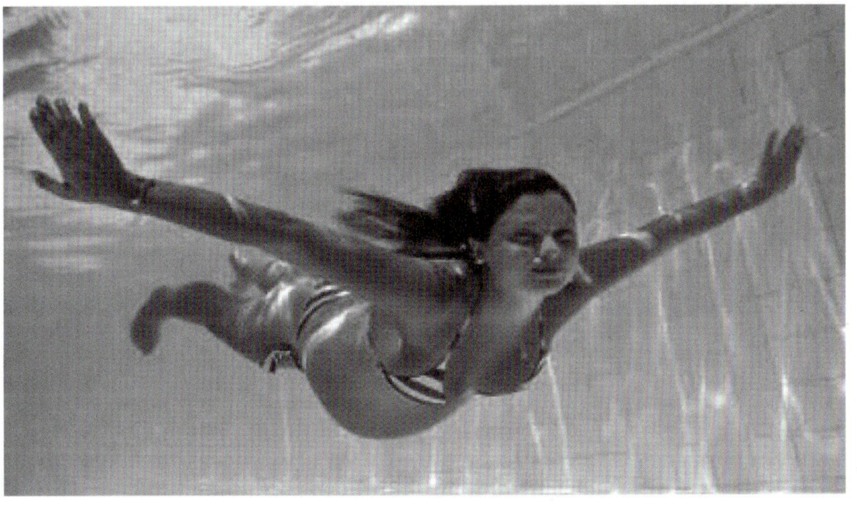

그림 7.1 수영은 임신 후기에 매우 알맞은 운동이다.

요약 Summary

출산 후 운동 프로그램을 지속하기 전에 몇가지 중요한 점을 한번 더 살펴보도록 하겠다. 임산부는 운동 중 덥고 습한 환경을 피해야 한다. 체내 수분 및 적절한 음식 섭취 패턴을 유지하는 것은 필수적인 것이다. 물병은 산모의 가장 친한 친구여야 하며, 음식 섭취를 제대로만 한다면 저혈당 및 체중증가는 문제가 될 것이 없다. 기억하라! 체중 증가와 지방 축적은 임신 후반기까지 칼로리 섭취량이 적절한지 알아볼 수 있는 가장 좋은 지표라는 것을 말이다. 피로는 산모가 마주하고 싶지 않은 가장 최악의 적 중 하나이다. 임신 중기와 후반기에는 불필요한 약속을 줄이고 하루 중에 휴식시간을 점차 늘임으로서 피로를 피하는 것이 가장 좋다. 마지막으로, 이러한 모든 것이 산모에게 맞지 않다면, 일반적 상식을 따르는 것이 가장 좋은 행동 규범이라는 것을 기억 하라.

8 산후 운동 지침들
Fitness Guidelines: Postpartum

출산 후에는 우리의 삶은 더욱 복잡해질 것이다. 우리의 삶에 아이가 생기면, 밤낮으로 뭔가 계속해서 할 것들이 생긴다. 아기를 알아가는 일은 재미있고 보람된 일이지만, 시간이 많이 걸리고, 신경을 쓰지 않으면 산모 스스로를 위한 개인 시간은 꿈에서나 가질 수 있을 것이다. 아이 때문이 아니라도, 친척들이나, 친구들, 아니면 직장 동료들이 계속해서 전화를 하거나 방문하기 때문이다. 그 후에는 출생 신고도 해야 하고, 직장으로 복귀도 해야 하고 이것저것 일이 많다. 운동은 언제 해야 할까? 아니... 할수는 있을까? 먼저 출산 후 생기는 생리적 변화에 대해서 얘기를 해 보도록 하자.

수유로 인한 생리적 변화와 산후 운동에 미치는 영향
Physiological Changes of Lactation and Their Influence on Exercise during the Postpartum Period

연구에 참여한 95% 이상의 산모들이 신생아들에게 성공적으로 모유 수유를 하였으며, 수유로 인한 생리적 변화 중 일부가 운동 처방에 어떤 식으로든 영향을 미친다는 사실을 알게 되었다. 여기에는 체액 및 칼로리 균형, 호르몬 기능, 유방의 크기 및 움직임 등에 대한 영향이 포함된다.

출산 후 아기가 젖을 빨 때 자극된 젖꼭지는 여러 기제들을 통해서 모유 분비를 시작 및 조절한다. 젖을 많이 빨 때 더 많은 우유가 나오고, 적게 빨면 적게 나온다. 결과적으로 모유 분비는 유아가 성장하고 발달해가면서 필요한 칼로리에 따라 크게 조절된다. 이러한 체액 및 칼로리 요구량은 유아기 동안 꾸준하게 증가한다(출생 시 283~425그램 [10~15온스] 및 300~400킬로칼로리를 섭취하되, 아이가 1살이 될 때쯤 이 양을 2배 이상 증가함). 이는 산모들이 음식을 충분히 섭취함으로써 이를 충족시켜야 한다. 경험에 따르면, 모유 수유를 하는 동안 규칙적으로 운동을 하는 엄마들은 자연스럽게 칼로리 섭취량을 적절한 수준으로 늘리지만, 수분 섭취량은 꼭 그렇지 않았다. 따라서 운동과 모유 수유를 병행하고자 하는

엄마들은 이 두 부분에 있어 수분 감소량과 운동 능력 저하를 방지하기 위해서 하루 내내

> 많은 활동적인 여성은 출산 후 2주 후부터 운동을 다시 시작한다.

일정한 간격으로 적절한 양의 수분을 섭취해야만 한다. 하지만, 적절한 양의 수분은 개개인마다 다를 수 있으므로, 엄마들은 소변색을 기준으로 삼는 것이 좋다. 즉, 소변이 맑을수록 적정 수분을 잘 유지하고 있는 것이다.

젖을 빠는 것은 또한 수유를 돕고 주기적 난소 기능을 억제하는 산모의 호르몬 변화

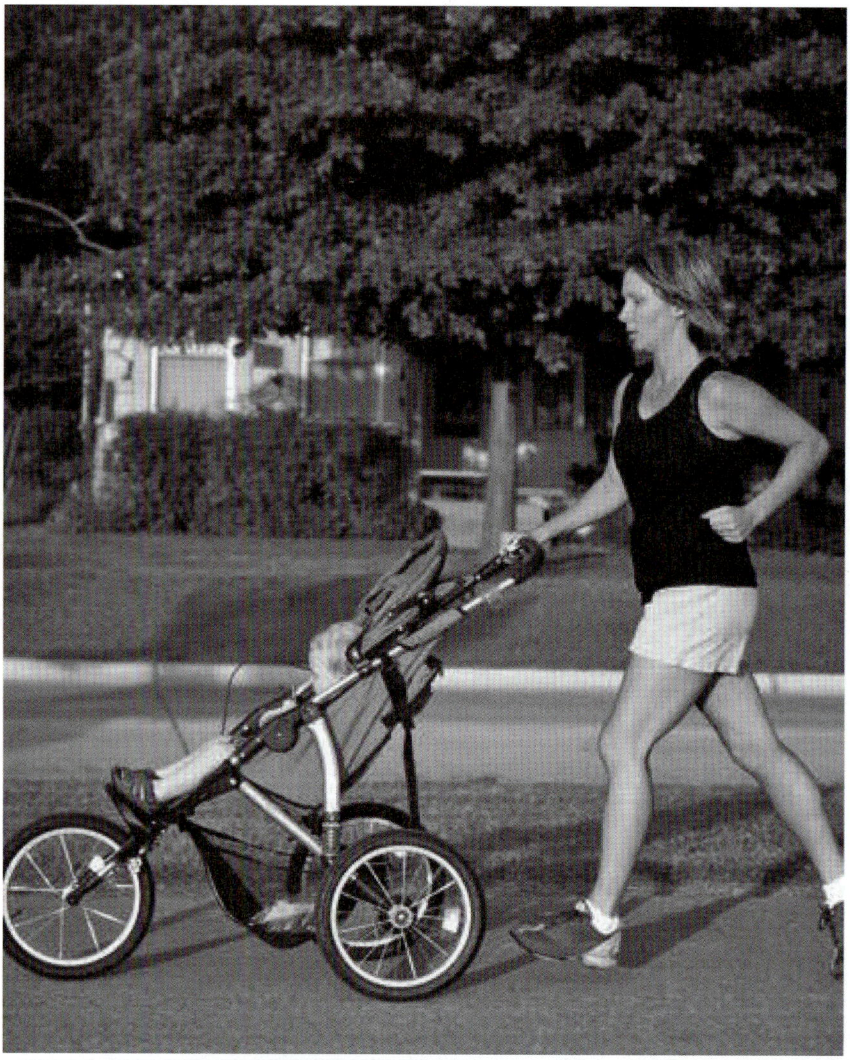

그림 8.1 많은 산모들이 회복률과 의료진의 권장 사항에 따라 출산 후 4주에서 12주 이내에 점차적으로 기존 운동 프로그램으로 돌아갈 수 있다.

를 시작하는데, 이는 모유 수유가 끝날 때까지 임신의 가능성을 억제하는 역할을 한다. 불행하게도, 난소 기능의 상실은 폐경기 동안 나타날 수 있는 증상들과 비슷한 여러가지 부작용을 일으키는 일련의 생리적 변화를 일으킨다. 자궁은 원래 크기에 가깝게 아주 빠르게 수축하고, 생리가 일시적으로 중단되며, 질 내막이 급격하게 얇아진다. 질 분비물은 줄어들고, 일반적으로 피부는 건조해진다. 초기 3개월 동안 평균 약 5% 정도가 매우 빠르게 상당한 양의 골밀도 손실을 겪으며, 많은 엄마들이 일시적인 난소 기능 상실로 인해 정서적 불안정(때때로는 감정 조절을 못함), 얼굴 홍조 및 식은 땀을 경험한다. 불행히도, 산후 초기에 규칙적인 운동을 계속하는 것은 모유 수유 중인 엄마의 난소 기능 회복 시기에는 영향을 주지 않을 뿐만 아니라 골밀도 손실률을 낮추지도 않는다. 하지만, 난소 기능이 회복 될 때까지는 정서적 불안감, 얼굴 홍조 및 식은땀을 흘리는 빈도나 심각성을 줄이는 데는 도움이 되는 것으로 보인다.

임신 중에 커진 유방의 크기와 움직임이 모유 수유 중에 더욱 커진다. 그렇기 때문에, 모유 수유를 하는 엄마는 운동을 하는 동안에 적절한 유방의 안정과 지지를 얻어야만 한다. 모유 수유를 하는 엄마는 유두가 쓸리는 것을 방지하기 위해서 면이나 실크 비율이 높고 이음새 부분이 없는 재료를 사용해야 한다.

운동 처방과 수행에 영향을 미치는 다른 생리적 변화는 출산 후 첫해 동안 다양한 비율로 발생한다. 이 비율은 호르몬과 생활 습관과 관련된 것으로 보이지만, 생리적 기능의 임신 전의 상태로 점진적으로 회귀하는 패턴은 일관적이다. 심혈관, 신진대사, 내분비계 및 체열 반응은 예전으로 되돌아가지만, 변화의 정도는 여성마다 상당한 차이를 보이며, 또 일부에서는 체열 및 심혈관 변화가 상당한 정도까지 지속되기도 한다. 잠재적으로, 향상된 체열 발산 능력과 심장의 일회 박출량의 증가 때문에 이러한 변화는 경쟁을 하는 운동선수들에게는 운동능력을 향상시킬 수 있다. 실제로 이러한 요인들은 출산 후 향상된 실력을 보여주는 일부 국가대표 선수들의 경우로 설명될 수 있다.

자궁, 방광, 질 및 직장을 둘러싸고 지지하는 조직과 인대들이 줄어들고 보통 상태로 돌아간다. 골반, 등, 엉덩이 및 무릎들을 둘러싸고 안정시키는 인대들도 마찬가지다. 복부의 결합조직의 장력과 근육질이 향상되고, 점차적인 체중 감소가 일어난다. 궁극적으로는 체중 감소 및 복부 근력에 있어서, 아주 활동적인 산모들이 임신 전 상태로 돌아가려면 6개월에서 1년 정도 걸린다.

출산 후 자연스런 운동 수행 패턴들

Spontaneous Patterns of Exercise Performance after the Birth

1980년대 초반 운동하는 산모들을 처음 연구하기 시작했을 때, 대부분의 산모들이 출생 후 2주 이내에 어떤 형태의 운동 루틴이든 재개한다는 사실에 놀랐다. 산모들이 어떻게 운동할 시간을 찾아내는지 이해하지 못했고, 운동을 한다는 것 자체가 현명하지 못한 일이 아닌가 걱정을 했다. 산모들이 출산 후 첫 2주 동안은 모든 신체적 스트레스를 피하고 (운전하지 말기, 아기보다 무거운 것을 들지 말기, 계단 오르지 말기, 등등), 적어도 6주 동안은 일상 활동을 재개해서는 안된다고 배웠다.

임신과 출산으로 늘어난 모든 신체 부위들은(복부, 자궁, 관절, 인대, 질 등) 회복기 동안에 스트레스를 받으면 정상으로 돌아가지 않을 것이라고 생각을 했다. 또 유방의 과도한

신체 리듬을 찾고 피로와 탈수를 피하는데 집중하라.

움직임은 유두 찰과상을 일으키고 모유 수유를 방해할 수 있다고 들었다. 그래서 나는 우리 연구에도 이러한 것들을 살펴보아야 한다고 생각했다.

나는 산모들에게 몇 가지 질문을 하는 것으로 시작을 했는데, 그 대답들은 매우 놀라운 것들이었다. 예를 들어, "병원을 떠나기 전에 의사가 운동에 대해 뭐라고 말하셨나요?" 물었다. 그러면 매우 다른 다음의 세 가지 대답 중 하나를 항상 들었다.

"아무말도 없었어요"(묻지 않으면, 말해주지 않았다.)

"아, 뜻은 잘 알지만, 뭐 너무 구식이예요"(정확한 대화 내용은 삭제하였다.)

"일단 며칠 기다리라고 했어요. 그 후에 통증이 없고 피를 많이 흘리지만 않는다면 운동을 해도 괜찮다고 했어요"(대중적인 관점에서 분명하게 산모들이 동의한 부분)

다음으로, 전 출산 직후 운동을 하면 어딘가 손상이 오지 않을지 걱정한 적은 없는지 물어봤다. 분명히, 산모들은 어리석은 일이라고 생각했다. 그래서 왜 그렇게 빨리 운동을 시작하기로 결정했는지에 대해서 물어봤다. 가장 흔한 대답은 "운동하는 건 기분이 좋고, 아기와 떨어져서 저만의 시간을 줄 수 있으니깐요!"였다.

그런 다음 산모들이 운동을 하면서 무슨 일들이 일어나는지 지켜보았다. 대부분의 산모들을 정기적으로 관찰하였고, 말할 수 있는 한 나쁜 일은 일어나지 않았다. 정말로, 모든 산모들은 출산부터 매우 빠르게 회복되었고 검진 때 의사들이 모든 것들이 정상이었다고 의사들이 말했다고 전해주었다. 제왕 절개가 필요한 몇몇의 산모들도 모두 마찬가지였다.

마찬가지로, 모유 수유가 95% 이상이였는데도 유방에 아무 문제도 없었고, 모두 몸 상태도 좋았다. 첫해에 모든 산모들에게 과잉으로 축적된 지방은 모두 빠졌고, 임신 전 체중으로 돌아갔으며, 운동 능력은 오히려 임신 전 수준을 넘어섰다. 그 이후로도 저희는 산후 운동을 더 자세히 조사해 왔으며, 산모들이 다치거나 출혈이 심하지 않는다면 운동을 지속해도 아무 문제가 없다는 결론에 내리게 되었다.

어느 시점에 와서, 저는 산후 운동을 장려하는 것과 관련해서 무엇이 옳은지 잘못 되

었는지, 또 그 이유는 무엇인지 알아내기 위한 연구를 설계하기 시작했다. 약간의 속임수를 써야만 한다는 것을 금방 깨달았다. 임신 기간 내내 운동을 한 산모가 출산 후 운동을 중단하도록 할 방법은 없었다. 이것은 다시 임신 중 운동하는 법을 공부하는 것과 같을 것이다. 그래서 산모들이 한일과 하지 않은 일들로부터 배워나가야 했다. 그래서 누가 운동을 하고 하지 않았는지 추적하기로 했다. 무엇이 효과가 있고 없는지, 그리고 어떠한 문제들이 있었는지 관찰하였다. 이 장의 나머지 부분에서는 내가 관찰한 내용들을 출산 후 첫해를 위한 운동 프로그램을 설계하는데 도움이 될만한 몇가지 지침으로 해설해 놓았다. 나는 보통 문제가 발생하고 설정한 목표의 변화를 보이는 시기가 6주이므로, 그 지침 시기를 출산 후 첫 6주 그리고 그 이후 두 부분으로 나누었다.

출산 후 첫 6주 First Six Weeks after the Birth

이 시기는 산모들에게 매우 힘든 시간이다. 첫째로, 산모들은 다른 사람처럼 느껴지리라고는 전혀 생각을 못해 봤기에 이러한 것들에 적응할 시기가 필요하다. 둘째, 출산으로부터 산모들은 회복을 하는 시기이다. 셋째, 모든 것이 새롭고, 산모들은 옳은 일을 하고 싶어하고, 모두가 산모들에게 각기 다른 조언을 하며, 산모들은 밤시간 중 절반은 깨어있고, 나머지 것들은 모두 흐릿한 시기이다. 당신이 만약에 산모들에게 무엇이 필요한지 물어본다면, 산모들은 아이와 주변 사람들로부터 떨어져서 긴장을 풀고 휴식을 취하고, 여러가지 것들에 대해서 생각할 시간을 가질 수 있는 개인시간을 갖는 것이라고 대답해 줄 것이다. 이러한 개인적인 시간이 바로 운동을 집중적으로 할 수 있는 시간이다. 목표는 아주 분명하다. 바로 개인적인 시간과 휴식을 보장할 수 있는 잦은 운동 세션, 그 이상도 이하도 아니다. 산모들이 정한 목표를 달성하지 못하거나 문제가 생길 때, 오직 그때가 변화가 필요한 시기이다.

교육 Education

적절한 운동 교육은 빠르고 정확한 맥락을 짚어야 한다. 임신 후반기의 평가 세션 중 하나에서 제가 다루려고 했던 것들이, 실제로 출산 후 너무 많은 일이 일어난다. 그 중에 5가지만 강조하려고 한다.

- *아이와 집으로부터 떨어져 있는 시간은 산모들에게 압도감에서 해방시켜 줄 수 있다.* 이 시간은 압박감이 산후 우울증으로 (첫 아기 이후에 산모 4명 중 한명은 산후 우울증을 격는 것으로 추정됨) 발전할 수 있는 첫 단계이고, 많은 산모들은 운동이 그런 시간을 가질 수 있는 방법이라 여기고 있기 때문에 이 시간은 매우 중요하다.

- *이 시간 동안 아기와 산모에게 주의를 기울이는 것이 중요하다.* 세상이 어찌 돌아가는지 신경을 쓰지 않는다면, 두 가지 모두를 충족시킬 만한 시간은 아주 충분하다. 잠시 동안은 배우자나 가족 구성원들에게 그 걱정을 대신하게 하라. 이 바쁜 시간 동안 운동하는 것이 긴장을 풀고 생각할 시간을 주는 것이다.
- *피로를 피하라.* 막 아기 엄마가 된 초보 엄마에게 피로를 피하는 가장 쉬운 방법은 아기가 잠을 잘 때 같이 자고 아기가 깨어있을 때 같이 깨어있는 것이다. 이것은 임신 기간 동안 우리가 계속 얘기해 왔던 휴식—운동 주기의 단순한 다른 버전이다. 왜 지금 이 시기에 피로를 풀어야 할까? 하루 중 휴식을 위해 조용히 깨어있는 시간을 계획하는데 또한 도움이 된다. 이른 오후가 가장 좋은 때이다.
- *정기적으로 수분 및 음식 섭취를 많이 하고 또 잘 먹어야 한다.* 이 시기에 모유수유는 산모의 삶에서 아주 중요한 역할을 하며, 운동처럼 많은 양의 칼로리와 물을 필요로 한다. 탈수를 방지하는 것은 어려운 일이며, 산모는 탄수화물 섭취 또한 늘려야 한다. 좋은 지침은 산모가 아기를 돌볼 때마다 227그램(8온스) 수분과 과일 한 조각, 샐러드 또는 샌드위치 반 정도를 섭취하는 것이다. 이는 운동 후에도 동일하게 적용된다.
- *산모는 운동할 때 어떻게 지지할 수 있을지 고민해야 한다.* 수유하는 산모들은 유방과 흉부를 압박하고 고정하기 위해 운동 세션 동안 두 개의 브래지어를 착용해야 한다. 이것이 가슴을 만족스럽게 안정시키지 못한다면, 넓은 탄력 붕대를 사용하여 적당한 탄력으로 가슴과 어깨를 교차하듯 추가적으로 고정시켜 주는것도 도움이 된다. 적당한 탄력은 확실히 지지감을 느낄만큼 압박감을 느끼지만 운동 시 불편함을 느낄 만큼은 아님을 의미한다. 불편함이 느낄 정도라면 주름이 생기거나 너무 지지대가 너무 빡빡할 수도 있다.

이상적으로는 압박 탄력 붕대는 두 브레지어 사이에 위치해야 하지만, 가슴이 큰 일부 산모들은 두 브레지어 사이보다는 두 브레지어 위를 감싸는 것을 더 편하게 느낀다. 분만 후 처음 몇 주 동안 운동을 하면 복벽이 느슨해져서 튀어나와서 위치가 달라지기도 한다.
그렇기 때문에, 이 시기에는 복부보호대를 사용하여 복부를 지지해주는 것을 권장한다.

운동할 시간 선택하기 Choosing the Time to Exercise

산모의 운동 시간은 하루 중 아이에 대해 걱정을 하지 않아도 될 시간과 상황에서 결정하는 것이 중요하다. 엄마들은 자신과 아이에게 가장 적합한 시간을 선택해야만 한다. 처음 몇번은 아기를 떠나 있는 것이 어려울 수 있지만, 운동을 하면서 얻을 이점을 생각한다면 좀 쉬워질 수 있다. 때로는 배우자가 사업상 나가 있거나, 새로운 커뮤니티 등에서 멀리 떨어져 있을 때와 같이 타이밍이 문제가 될 수도 있다. 이러한 상황들 속에서는 노련한 보모나 아이를 태울 수 있는 조깅용 유모차를 사용하는 것이 훌륭한 해결책이 될 수 있다.

운동 형태 Type of Exercise

운동 시 규칙은 일찍 시작하고 천천히 늘리는 것이다. 대부분의 활동적인 산모들은 분만 직후 운동으로 돌아오더라도, 적어도 2~3개월 동안은 예전과 같은 수준으로 돌아갈 수 없다. 임신 전처럼 느끼는 데는 보통 그 두 배가 걸린다. 이러한 이유로, 운동 선수에게 있어서 보통 이 시기는 많은 도움 없이는 어려운 시기이다. 전하고 싶은 메세지는 '인내'이다. 운동 선수 산모가 몇 달 동안 인내심을 가질 수 있다면, 진지한 훈련은 그녀를 전보다 더 나아지게 만들 것이다.

출생 후 처음 6주 동안은 운동 형태는 그다지 중요하지 않다. 적어도 일주일에 세번 운동하는 것을 권장하지만, 일주일에 5번이 이상적이다. 산모들이 나와야 할 필요성을 느낀

수분 공급, 유아 체중 증가, 통증과 피로 방지에 집중해야 한다.

다면 더 자주 운동하는 것은 일반적으로 괜찮지만, 처음에 너무 과해서는 안된다. 중요한 것은 운동이 산모들을 땀을 약간 흘리고 기분 좋게 만든다는 것이다. 이러한 운동 중에서 걷기가 아주 이상적이다. 이른 아침에 헬스 클럽에서 운동을 하는 것도 역시 괜찮지만, 보통 낮밤을 가리지 않고 다른 사람들로부터의 방해요소가 너무 많다.

수영과 싸이클링도 아주 좋은 운동이다. 하지만, 일부 의사선생님들은 회복될 때까지는 감염 위험이 증가할 수도 있다고 생각하기 때문에, 산모들에게 출산 후 첫 몇주 동안은 수영을 금하기를 권장하시기도 한다. 마찬가지로, 외음절개술(출산을 위해 태아가 나올 공간을 확보하기 위해 하는 절개술)이 필요한 산모들 경우에는, 보통 출산 후 몇 개월 동안은 자전거 타는 것을 피해야 한다.

교육 및 안전 사항 Instruction and Safety

임신 중과 동일한 장비 및 주변환경 지침 사항이 적용된다. 유일한 새로운 안전 사항은 조깅할 때 유아 조거(아이를 넣는 곳), 전면팩 또는 캐리지에 어떻게 아기를 적절하고 안전하게 위치시키냐 하는 것이다. 대부분의 유아 조거들은 아이의 목과 머리를 안전하고 단단

하게 고정하여 안정화 시킬 수 있는 슬링처럼 설계되어 있지만, 많은 전면팩들에는 이러한 안정성을 확보할 수 있는 것들이 내장되어 있지 않기 때문에, 아기의 머리, 목 및 몸통이 안정적으로 확보가 되는지 꼭 확인해야 한다.

모니터링 Monitoring

잘 진행될 수 있도록 산모는 몇 가지 사항들을 스스로 모니터링 할 수 있어야 하고, 운동 전문가와 의료진들은 발생할 수 있는 질문 사항들이나 우려 사항에 대해 대처할 수 있도록 준비되어 있어야 한다. 처음 6주 동안은 다음과 같은 사항들을 모니터링 해야 한다.

- 산모는 일주일에 세 번 이상 운동을 할 것.
- 운동은 기분을 상쾌하게 하고 건강/행복감을 증진시킬 것.
- 운동과 관련된 통증이나 출혈이 없을 것
- 개인적인 건강/행복감은 2~3일마다 자체 평가할 것
- 수분 섭취량을 높게 유지할 것
- 충분한 휴식을 꼭 취할 것
- 유아 체중 증가는 정상 범위일 것

수분 섭취는 어느 정도가 적당한가? 이를 판단할 수 있는 좋은 경험적 법칙은 산모가 아기에게 수유를 할 때마다 소변을 보고 싶고 또 소변이 아주 맑을 정도가 될만큼 충분히 마시는 것이다.

피로는 아기가 태어난 후 운동 일과를 포함한 일반적인 문제가 될 수 있다. 산모가 항상 피곤을 느낀다면, 뭔가 변화가 필요할 때이다. 이를 해결하는데 가장 좋은 방법은 가족회의를 통해 서로 도울 수 있는 일을 결정하는 것이다. 종종 가족 구성원의 도움, 일시적으로 청소 업체를 사용 또는 외식을 주문하는 것만으로도 충분할 때가 있다. 그러나 어떤 경우에는 운동 프로그램 자체를 수정해야 할 수도 있다. 여기서 중요한 문제는 운동 자체가 기분 전환을 시켜주고, 건강/행복감을 향상 시켜주느냐? 이다. 만약 대답이 "아니요" 또는 운동 후 뻣뻣함, 쓰라림 및 피로감이 있다면, 운동 프로그램을 수정해야만 한다. 흔히 문제는 강도가 너무 세거나 각 운동 세션 후에 스트레칭을 않는 것처럼 아주 간단하다. 때로는 이 시간이 하루 중에 과몰입을 할 수 있는 완전한 시간이다.

드물게 운동 유형에 변화를 줘야 할 때가 있다. 운동을 지속해가면서 더 심해지고 그 이후에도 지속되는 관절통은 일반적인 증상이고, 이에 대한 치료방법은 운동에 변화를 줘서

> 분만 후에, 처음에는 체중을 싣는 운동을 자주 자면서,
> 점차적으로 시간이 지날 수록 운동량을 (시간과 강도) 늘려라.

통증이 있는 관절의 부하를 일시적으로 줄여주는 것이다(예를 들어, 조깅 대신에 수중 러닝, 수중 에어로빅 또는 로잉 머신 사용).

신생아를 가진 모든 엄마들은 아기를 위한 체중계를 구비해야 한다고 생각한다. 많은 사람들이 신생아가 충분한 음식 섭취를 못할 수 있다고 걱정을 한다. 하지만, 아기가 막 짜증을 내지 않는다면, 아이가 충분히 먹고 있다는 것이다. 만약에 산모가 절대적으로 확신하고 싶다면, 가끔씩 수유 전후에 체중을 간단히 측정할 수 있다. 이렇게 하면, 산모는 아이가 우유를 얼만큼 먹었는지, 체중이 적절히 증가하는지(0.11Kg~0.23Kg [0.25~0.5lbs]) 확인할 수 있다. 만약에 아이가 항상 짜증을 낸다면, 같은 방식으로 부족한 우유의 섭취량을 채워주는 데 도움이 된다. 국제모유수유연맹(La Leche League)과 미국소아과학회(American Academy of Pediatrics)가 권장하는 대안은 매 24시간마다 대소변 기저귀의 수량를 파악하는 것이다(5~6개의 소변 기저귀나 6~8번째 기저귀에 부드러운 대변을 보았다면, 우유섭취가 적절함을 나타낸다). 이러한 조건들이 충족이 된다면, 일반적인 신생아 검사만으로도 아이의 체중 증가를 모니터링 하는데 충분하다.

해야 할 것들과 하지 말아야 할 것들 Dos and Don'ts

- *운동량이 충분하지만, 너무 많지 않도록 확인해야 한다.* 운동량은 건강과 행복감을 향상시키는데 충분해야 하지만, 이 장 앞부분에서 논의한 문제들을 야기할만큼 많지 않도록 해야 한다.
- *운동할 때 기분이 좋은지 확인해야 한다.* 이러한 체크 사항은 전체 생식 주기에 걸쳐 중요하지만, 특히 임신 후기와 출생 후 초기 6주 동안 아주 중요하다. 신체적으로 불편함을 느끼는 것과 통증은 정상이 아니므로 주의가 필요하다. "통증 없이는 얻는 것도 없다"라는 유명한 격언은 이 시기의 산모들에겐 확실히 적용되지 않는다.
- *작은 일들에 주의를 기울여야 한다.* 출산 후 변화가 큰 이 시기 동안엔 이런 작은 일들이 아주 중요하다. 수분을 충분히 섭취하고, 잘 먹고, 적절한 휴식을 취하여야 한다.
- *운동 향상 정도를 차트에 표기하지 말아야 한다.* 이 6주의 시간은 운동 요법의

진행이 어떻게 되어가는지 전혀 중요하지 않는 유일한 시간이다.
산모는 스스로의 기분에 따라 전체 운동량을 조정해야 한다.

운동 금지사항들 Contraindications to Exercise

출산 후 첫 6주 동안 운동을 하는데 세 가지 *절대 금기 해야* 할 사항들이 있다.

심각한 출혈. 얼마 만큼이 심각한 출혈일까? 선홍빛의 출혈이 매 30분마다 패드를 교체할 만큼 풍부하고 몇 시간 동안 지속된다면 심각한 출혈이다. 이 경우 산모는 자궁에 응고된 피가 축적되지 않았는지 또는 봉합이 찢어지지 않았는지 즉시 확인해야 한다.
아무 문제가 없더라도 산모는 운동을 재개하기 전에 48시간을 기다려야 한다.

통증. 어디든 통증이 있다면, 중지!! 통증은 무언가 잘못되었음을 의미하며, 산모가 운동을 계속하기 전에 확인해야 할 사항이다. 일반적으로 산모가 새 신발, 더 많은 지원이 필요하거나, 아니면 오히려 과도하게 사용되었음을 의미한다. 문제점을 수정하고, 운동 강도를 낮춰서 다시 시작해야 한다.

유방 감염 또는 종양. 산모의 유방에 감염이나 종양이 발생하면, 의사와 상담하고 운동을 중단하고 종양을 추출하고 감염을 해결할 때까지 유방을 고정해야 한다. 움직임이 커질수록 감염이 퍼질 수 있다. 자궁, 절개 부위 또는 다른 부위에 심각한 감염이 발행할 때도 마찬가지이다.

상대적 금기 사항들은 누구냐에 따라 달라질 수 있지만, 다음의 3가지에 대해서는 모두가 동의할 것이라고 생각한다.

제왕 절개 또는 외상성 질 분만. 산모가 제왕 절개 출산 또는 외상성 질 분만(광범위한 수술이 직장 깊은 부위까지 필요한) 후 6주 이내에 운동을 해야하는지 궁금할 수 있다. 저희 경험에 의하면, 일부 산모들은 2주 이내에 운동을 재개하였지만, 다른 산모들은 4주 또는 그 후까지 시작하지 않았다. 그것을 결정하는 요인들은 바로 통증이다. 다시 말하지만, 아프면 운동을 멈추고, 기분이 좋으면 운동하는 것은 안전하다고 할 수 있다.

가슴에 불편함을 느낌. 가슴에 불편함을 느낄 때 해답은 아주 간단하다. 산모가 충혈되어 있다면(부어 있다면), 충혈이 가라앉을 때까지 해선 안된다. 만약에 가슴이 충혈되어 있지 않다면, 가슴을 더 단단히 받쳐주는 것으로도 아마 불편함을 해소할 수 있겠지만,
어쨌든 더 심각한 것이 아닌지 확인하기 위해서 유방 검사를 받아야 한다.

운동 중 심각한 요실 또는 골반 압박. 이 시기에 약간의 요실과 압박은 정상이며, 산모들은 패드를 착용하고 소변을 보고(방광을 비운 후) 운동을 해야 한다. 하지만, 요실이

심각하거나 수주 이상 지속된다면, 의료진들은 산모가 운동을 지속하기 전에 검사를 해야 한다. 이는 골반 압력도 마찬가지이다.

출산 후 6주부터 From Six Weeks On

출산 후 6주가 되면, 운동을 하는 대부분의 산모들은 모든 것을 통제하기 시작한다. 아기는 밤시간 대부분 잠을 자고, 산모들은 직장으로 복귀를 하며 산모에게 맞는 새로운 일정들로 계획한다. 모유 수유는 이제 일상적인 일이며, 아기는 성장하고, 이 모두가 즐거움으로 가득 차 있다. 시간은 여전히 빠듯하지만, 특히 운동하는 시간을 아이와 공유할 때 스스로의 삶은 관리가 가능해진다. 달리기가 운동 프로그램의 한 부분이라면, 다양한 종류의 조깅용 유모차를 하나 구입하는 것이 아이와 함께 시간을 보내면서도 운동할 시간을 확보할 수 있는 방법이다. 산모의 자유시간이 늘어날 수록(보통 출산 후 3~4개월이 지나면), 산모는 6개월이 되면 어디 어디에 있고 싶을지 파악하기 시작할 것이다.

즉, 운동 목표를 다시 설정할 시기란 뜻이다! 이 시기에, 대부분의 산모들이 공유하고 있는 다음과 같은 세 가지 목표들이 있다.

- 임신 전 체중으로 돌아가기
- 복부 근력의 빠른 향상
- 몸매 개선

또한 많은 산모들은 지구력과 운동능력을 향상시키고 싶어하며, 몇몇은 시합을 할 수 있는 최고의 상태로 돌아가길 바란다. 산모는 근면과 규율을 결합함으로서 제 시간에 이 두 가지 목표를 모두 달성할 수 있다. 가장 큰 문제점은 산모들이 결과를 바라지만 많은 산모들은 시간이 그리 많지 않다는 것이다.

운동 처방 Exercise Prescription

성공의 열쇠는 열심히 훈련하기 위한 시간을 찾기 위해 규율을 만드는 것이다. 이렇게만 한다면, 나머지 부분들은 쉽다. 산모와 운동 전문가 모두에게 첫 번째로 해야 할 것은 운동요법이 새로운 라이프 스타일에 반드시 맞아야 하는 것을 기억하는 것이고, 그 다음 적절한 계획을 개발하는 것이다.

교육 Education

교육적인 요소는 균형 잡히고 현실적인 접근 방식(근력, 유연성, 지구력, 기술 — 시간을 두고 점진적으로 진행할 것)의 가치와 시간이 너무 부족할 때 너무 세게 밀어 붙이는 위험(오버트레이닝 증후군)에 중점을 두어야 한다. 기본적 메세지는 운동 수준과 목표를 운동 가능한 시간과 일치시키는 것이다.

운동 유형 Type of Exercise

운동 피트니스 강사와 산모는 운동효과를 쉽게 확인할 수 있는 균형잡힌 접근 방식을 지속적으로 강조하면서 개인 목표에 맞는 운동 유형을 조정하기 위해서 함께 협력해야 한다. 최고의 결과를 위해서 운동 프로그램은 근력과 유연성, 지구력과 함께 기술 요소들을 포함해야 한다. 이 시기 동안에는 특정 유형의 운동을 제한할 이유는 없지만, 주어진 여가시간이 얼마되지 않고 소중하기 때문에 편안하게 즐기면서 할 수 있는 운동에 집중하는 것이 좋다. 운동 프로그램의 일정표와 중대성에 따라 지정된 특정 인터벌을 일반적인 방식으로 운동 진행 상황을 평가하면 된다. 사소한 것들은 여전히 중요하고, 모니터링 되어야 하지만, 운동에 대한 즉각적은 반응들은 임신 동안 보다는 훨씬 덜 중요하기 때문에 더 이상 중점을 둘 필요가 없다.

모니터링 하기 Monitoring

이 시기에 모니터링은 운동 수행 진행을 평가하는데 집중해야 한다. 하지만 신체적 정서적 웰빙(건강/행복함)은 항상 중요하고, 휴식-운동 주기도 지켜야 한다. 단 하나 추가적으로 관심을 가져야 하는 것은 모유 분비이고, 이에 대한 가장 좋은 지표는 아기의 성장과 발달이다. 영아 성장 차트는 도움이 될 수 있지만, 모유 수유만 하는 아기는 체중 증가가 다소 느리다는 것을 기억해야 한다. 모유 수유만 할 때는 모유 수유 중인 아기에게 적합한 체중 차트를 사용해야 한다.

산모가 육아일기장에 체중 차트가 없을 경우, 건강 검진을 할 때마다 몇가지 질문을 통해 이를 명확이 해야 한다. 모유 분비는 아기의 성장 곡선이 정상적인 한 적절하다. 어쨌든, 엄마가 애기가 배가 고파서 배가 부를 때까지 젖을 먹일 시간이 할애한다면, 모유 분비와 성장은 알아서 해결될 것이다.

> 운동 수행 능력, 건강(웰빙), 그리고 아기의 성장과 발달을 모니터링하는데 중점을 둔다.

엄마의 입장에서 가장 어려운 부분들은 수분 섭취와 휴식-운동 주기이다. 엄마는 이 두 부분에 균형을 유지하고 있는지 확인할 필요가 있다. 아기와 함께 편안하고 여유로운 휴식을 취할 시간이 충분하지 않다면, 엄마는 운동 프로그램 같이 다른 것에 할애할 시간을 줄여야 한다. 일반적으로 수분섭취를 모니터링 한다. 이는 특히 힘든 운동 프로그램과 모유 수유를 함께 할 때 매우 중요하다. 체중과 체지방 감소율을 평가함으로써 영양 상태를 점진적으로 모니터링 한다. 일반적으로 6개월 이내에 임신 전 체중과 지방량으로 돌아간다면 음식 섭취량이 충분하지 않은 것이다. 불편함, 통증, 운동 수행, 동기 및 피로에 대한 스스로 매주 평가하여 운동이 너무 과도했는지 아니면 부족했는지에 대한 조기 징후를 발견하고, 그에 따라 운동 일정을 조정한다.

산모의 생활 방식에 결정해야 할 또 다른 중요한 것은 모유 수유를 얼마나 지속할지다. 내 경험상 딱히 정답은 없다. 출산 휴가가 끝이 나면, 모유 수유를 계속하는 것은 어려워진다. 모유 수유를 지속하고 싶은 엄마에게 있어 일반적인 해결방법은 하루 중 여유 시간이 날 때마다 유축을 해 놓고, 퇴근 전 후에 모유 수유를 하는 것이다. 마지막으로, 일부 엄마들은 유축을 하지 않고도 집에 있는 동안 효과적으로 모유 수유를 하도록 모유 분비량을 점차적으로 조정할 수 있다는 것을 알기도 한다. 이것은 근무 중 수유하는데 어려움을 피하면서도 엄마와 유아 모두에게 이익과 만족감을 줄 수 있다.

모유가 영아에게 필요한 칼로리의 50% 이상을 공급하는 한 규칙적으로 운동을 하는 엄마들은 아기의 성장률을 운동을 한 변수로서 모니터링 해야 한다. 첫해 나머지 기간 동안, 세 그룹의 산모들 아이들을 매 2~3개월마다 모니터링하는 것이 적절하다. 체중, 길이 및 머리 둘레는 측정해야 할 중요한 요소들이다. 자세한 운동 기록을 보관하면서 주기적으로 검토하여 정해진 일정대로 진행이 되어가고 있는지 확인해야 한다.

운동량, 맥박 수, 운동자각도, 장거리 운동 중 속도, 근력, 그리고 스포츠 특화 기술 사이의 관계 변화를 주시해야 한다. 이 모두가 시간이 지나면서 향상되어야 한다. 또한 나는 운동을 전문적으로 하는 산모들에겐 심폐력과 운동 능력을 향상시키기 위해서 최대 산소 소비량을 3개월마다 측정할 것을 권장한다.

해야 할 것들과 하지 말아야 할 것들 Dos and Don'ts

이 시기 동안에 생식 과정에 해야 할 것들과 하지 말아야 할 것은 임신하지 않은 여성과 다르지 않다. 유일한 예외는, 규칙적인 운동과 모유 수유를 함께 병행하는 한 아이의 성장을 모니터링 하는 것이다.

규칙적인 운동과 모유 수유를 병행하면서 아기의 성장과 상태를 관찰하라.

운동에 대한 금기 사항들 Contraindications to Exercise

이 시기에 운동에 대한 특별한 금기사항은 저희가 자세히 들여다 보았지만, 현재까진 단 하나도 찾지 못했다. 하지만, 일반적인 4가지 사항들(부상, 질병, 국소 통증 및 심각한 질 출혈)은 여전히 적용된다는 점을 기억하여야 한다. 그 점에 있어, 어떤 사항이 출산 후 더 자주 발생하는지 확인하는 것은 매우 흥미로웠다. 이론적으론, 그럴 것 같다고 생각할 수 있지만, 실제 저희가 대중을 상대로 한 연구에서는 그렇지 않았다.

출산 후 6주간 운동을 하는 데 주된 목표는 산모가 개인적인 시간을 가지고 자신의 삶에 대한 통제를 회복하는 것이다. 이를 안전하게 이루기 위해선, 다음과 같은 6가지 지침을 따라야 한다. 첫째, 천천히 시작하고 점차적으로 확대하기. 둘째, 과도한 피로와 탈수를 피하기. 셋째, 복부와 가슴을 지지하고 압박하기. 넷째, 통증이 있다면, 운동을 중지 후 검사받기. 다섯째, 기분이 좋다면, 아마 그건 괜찮은 것. 여섯째, 정상적인 생리 기간보다 과도한 선홍빛 질출혈은 발생 안 됨.

> 과도한 출혈, 통증, 그리고 감염은 운동에 있어 세 가지 금기 사항이다.

출산 후 첫해의 나머지 기간 동안 운동 프로그램의 목표는 개인의 신체 상태의 다양한 측면을 개선하는 것이다. 산모의 새로운 라이프스타일에 맞고, 근력, 유연성뿐만 아니라, 지구력 및 스포츠 특화 기술들을 발달시키기 위한 요소들을 통합할 수 있는 운동 프로그램을 개발함으로서 가장 잘 달성할 수 있다. 운동 유형이나 운동량에 있어서 시간 말고는 제한사항이 없다. 모니터링은 주로 운동 수행능력의 향상과 특정 목표들을 이루기 위한 진행에 초점을 두어야 한다. 과도한 훈련을 피하고, 산모의 웰빙(건강/행복)과 유아의 적절한 성장을 확실히 하기 위한 일반적인 예방 조치를 취하여야 한다.

9 모유 수유 및 유아 성장에 대한 운동 효과

Exercise Effects on Breastfeeding and Infant Growth

여성들은 지속적인 운동을 통해 땀으로 수분을 잃으며 시간 당 300~600킬로칼로리를 소비한다. 게다가 모유 수유 중인 여성은 유아의 빠른 성장을 충족시키기 위해 충분한 모유를 생산하면서 많은 칼로리를 소비한다(보통 생후 4개월까지 500킬로칼로리 초과). 따라서 지속적인 운동과 수유가 결합될 때 다음과 같은 몇 가지 의문점과 우려가 발생한다:

- 모유 수유 중인 여성의 운동이 아기에게 필요한 충분한 모유 생산 능력을 방해할까?
- 모유 수유 중인 여성의 운동이 모유의 단백질, 지방 및 탄수화물의 함량을 달라지게 하거나, 고정산 추가로 맛을 변화시킴으로써 모유의 질을 변화시킬까?
- 만약 그렇다면, 수유 중 규칙적인 운동이 유아 성장을 늦출까?

다음 내용은 현 시점에서의 최상의 정보를 제공한다. 운동, 모유 생산 및 유아 성장 문제를 구체적으로 조사한 최근 여러 연구 결과에 기반하여 자세하게 검토한 내용이다.

운동이 모유 생산에 미치는 영향 How Exercise Affects Milk Production

모유 수유 중의 규칙적인 운동이 모유의 양과 질을 변화시킨다는 우려는 젖소의 신체활동 증가에서 비롯된 우유 생산량 감소 내용을 다룬 낙농 과학 문헌에서 시작되었다. 이러한 우려는 1990년대 초반, 고강도 운동이 모유 내의 젖산 수치를 증가시켜 모유의 맛을 변화시키며 수유량을 감소시켰다는 사실에 의해 강조되었다.

안타깝게도 이러한 결과들이 다소 광범위하게 해석되어 '아기에게 모유 수유를 하는 여성은 출산 후 장기간 동안 운동을 줄여야 한다'는 권고가 강화되기도 하였다. 그러면서도

한편으로는 모유 생산, 육아 행동 및 유아 성장에 규칙적인 운동 프로그램이 미치는 영향을

> 중-고강도의 규칙적이고 격렬한 유산소 운동이 여성의 모유의 질이나 양을 변화시키지 않는다.
> 그러나 극도의 고강도 무산소 운동(인터벌 운동)은 때때로 모유의 맛을 변화시킨다.

정확히 규명하려는 여러 연구활동이 활발해지기도 하였다. 이 중 최고의 연구는 캘리포니아의 영양사 단체에서 실시한 일련의 상세한 연구였다. 그들은 모유 수유 중의 빈번하고 지속적인 중-고강도의 달리기가 모유의 양이나 질을 손상시키지 않는다는 것을 보여주었다.

하지만 이 연구에는 운동 요법으로 인한 모유 내 젖산 수치 증가 여부에 대한 측정이 이루어지지 않았다는 허점이 존재한다(모유 내 젖산 수치 증가는 모유의 신맛의 원인이 되기도 한다). 그럼에도 여전히 운동 요법이 육아 행동에 눈에 띄는 영향을 가져오지 않았음을 나타내며, 이때의 모유 내 젖산 구성이 신맛 또는 불쾌한 맛을 일으킬 정도가 아니라는 것을 제시한다.

내 실험실의 경우도 유사하다. 피험자들은 본인의 운동 패턴과 관련하여 유아 수용력에 어떠한 어려움도 보고하지 않았다. 이러한 결과는 높은 수준의 훈련을 지속하는 의욕적인(경쟁적인) 대부분의 여성에게 해당되는 것으로 보인다(60분 이상 힘듦에서 매우 힘듦 수준의 정기적인 운동으로 인식되는). 또한 우리 연구에 참여한 일반 여성들에게도 해당된다(일주일에 3–7회 20분에서 50분 동안 적절함에서 힘듦 수준의 운동으로 인식된). 이 케이

> 여성은 모유 수유, 운동, 다이어트를 동시에 할 수 있지만,
> 칼로리 제한과 체중 감소율을 제한해야 한다.

스의 사실 여부 확인을 위해 우리는 일상생활 조건에서 모유 내 젖산 문제 조사에 관한 일련의 전향적 연구를 시작했다. 우리가 관찰한 것은 운동 강도가 매우 높지 않은 경우(호기성 역치 이상) 모체 혈액 및 모유 내 젖산 수치에 거의 변화가 없다는 것이다.

모유 수유 중 산모 체중 감소
Maternal Weight Loss While Breast-Feeding

운동과 모유 생산에 대해 종종 제기되는 중요한 두 질문이 있다.

- 규칙적인 운동, 모유 수유, 다이어트를 동시에 실시하여 체중 감량을 해도 괜찮을까?

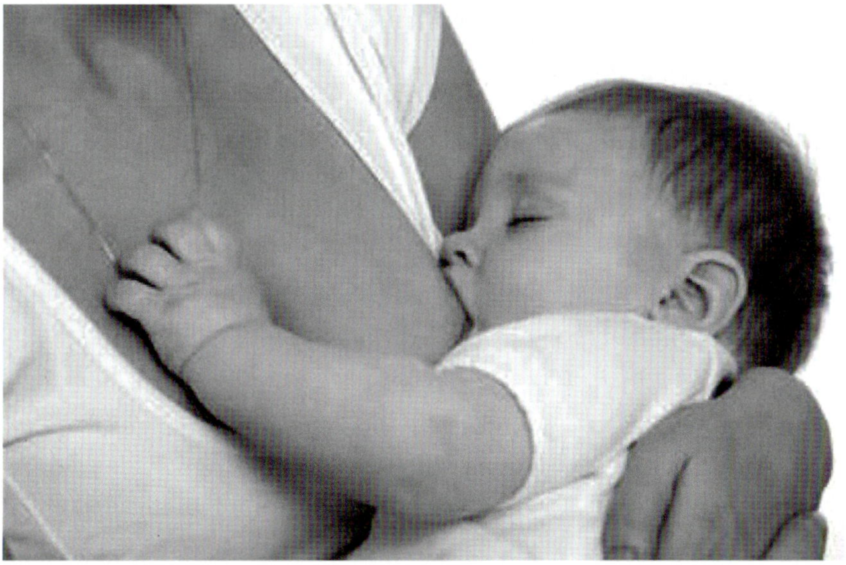

그림 9.1 유아의 체중 증가가 정상일 경우, 일주일에 3/4 파운드 이상 감량하지 않는 범위 내에서 운동, 식이 요법, 모유 수유를 해도 좋다.

- 칼로리 제한과 운동의 조합이 모유의 양이나 질을 변화시킬까?

이러한 질문은 여성, 특히 여성 운동 선수들이 임신 전 체중으로 빠르게 돌아가고 싶어한다는 점과 출산 한두 달 후 체중 감소율로 인해 종종 낙담하기 때문에 발생한다.

모유 수유 여성의 칼로리 제한 효과를 조사한 연구에서는 모유의 양과 질의 변화없이 산모의 체중 감소율이 증가하는 것으로 나타났다. 그러나 데이터를 주의 깊게 살펴보면 이는 지속적으로 하루에 1,500킬로 칼로리 이상을 섭취하는 여성에게만 해당된다. 하루 섭취량을 1,500킬로 칼로리 미만으로 줄인 여성(칼로리 섭취량의 30% 이상 감소)의 경우 모유 생산량 감소를 경험했으며 유아 체중 증가도 감소했다.

모유 수유 여성의 칼로리 섭취량이 칼로리 소비량보다 훨씬 낮을 경우 모유 생산량이 감소하고 유아의 체중이 증가할 것이다. 이 효과에 대한 임계 값은 칼로리 섭취량이 소비량에 비해 약 20~25% 낮을 경우이다. 그러나 실제 수치는 당연히 여성 개개인마다, 문화마다 다르며 모유 수유 관행의 영향을 받을 수도 있다(빈도, 기간 등).

결론적으로 일주일에 3/4파운드에서 1파운드 이상의 급격한 체중 감소가 일어나지 않는다면 아기가 계속 젖을 먹고 정상적으로 체중이 증가하는 한 운동, 다이어트 및 모유 수유를 하는 것이 합리적이라는 것이다. 한 가지 추가 주의 사항이 있다. 아기가 급성장할 때 필요한 칼로리 증가로 수유 빈도가 함께 증가하면서 모유의 추가 생산을 자극한다. 이러한 요구를 충족시키기 위해 모유 생산량이 증가하기까지 많은 아기들이 짜증을 낸다. 따라서 식이 요법을 하는 수유부는 과도한 칼로리 제한과 정상적인 급성장이 아기의 행동 양식에 끼치는 영향을 분별하는 법을 배워야 한다. 가장 좋은 단서는 전자가 영아에게 지속적인 불만과 저조한 체중 증가를 초래하는 반면 후자의 효과는 제한적이고 산발적이라는 것이다.

합리적인 칼로리 제한 프로그램이 규칙적인 운동과 모유 수유와 결합되면, 식욕에 따라 먹으며 운동만 하는 모유 수유부의 경우보다 산후 체중 감소 속도의 비율이 보통 약 3배 더 빨라진다. 이는 하루에 약 425킬로칼로리의 에너지 결핍을 나타내며, 이는 대부분의 운동 중인 수유부에게 예상되는 에너지 요구량의 15~20%이다. 이러한 유형의 요법을 따르기로 선택한 대부분의 여성은 칼로리 섭취의 질이 적절하게 유지되도록 영양사의 지도를 받아야 한다.

요약 Summary

수유기 동안 규칙적인 운동 요법을 시작하거나 계속하는 것이 처음에는 타당한 우려의 영역이었지만 지난 10년 동안의 연구는 여성이 건강하고 칼로리를 지나치게 제한하지 않는 한 그러한 운동이 모유 생산이나 유아 성장에 부정적인 영향을 미치지 않는다는 견해를 뒷받침한다. 이 견해는 주 6회 정도의 빈도로 단기간 및 장기간에 걸쳐 다양한 형태의 운동을 중간 강도 또는 고강도로 수행한 모유 수유 여성에 대해 수집된 방대한 양의 실험 결과에 의해 뒷받침된다.

열량 섭취의 적당한 감소는 여성이 잘 견딜 수 있고 유방의 기능이나 아기의 성장을 저해하지 않는 것으로 보인다. 현재 아기의 반응 변화를 제외하고 어느 정도의 칼로리 감소가 괜찮은지에 대한 가장 좋은 지침은 여성이 체중 감량 속도를 일주일에 1파운드 미만으로 유지하는 것이다.

10 개인 맞춤형 산모 건강 프로그램 개발

Developing a Personalized Maternal Fitness Program

이번 장에서는 7, 8, 9장에서 밝힌 운동 처방 정보의 적용을 위한 요약 지침을 제시한다. 이 요약 지침은 산모 건강을 위한 개별 프로그램의 개발 및 산모의 임신 과정에 따른 운동루틴 유지 수정을 위한 지침이 포함된다. 이 지침은 임신 전후 및 임신 중의 운동 루틴 개발 목적의 참고자료로 사용되며, 필요에 따라 운동 프로그램의 미세 조정을 위한 테크닉으로 사용된다.

또한 이 장에서는 산모의 근력과 유연성 운동의 단계별 설명 사진을 제공한다.

운동 처방의 네 가지 구성요소
Four Components of an Exercise Prescription

이 장에서는 임산부와 산후 여성을 위한 지침을 다룬다.
운동 처방에는 네 가지 구성요소가 있다:

- *강도.* 운동이 얼마나 힘든지
- *기간.* 운동루틴이 지속되는 시간
- *유형.* 수행 중인 활동의 종류
- *빈도.* 한 주당 운동 일 수

20	최대한의 노력
19	극도로 힘듦
17 - 18	매우 힘듦
15 - 16	힘듦
13 - 14	약간 힘듦
10 - 12	쉬움
8 - 9	약간 쉬움
7	매우 쉬움
1 - 6	전혀 힘들지 않음

그림 10.1 산모에게 Borg의 운동자각도(RPE) 13−14 이내의 운동강도로 운동하는 것을 권장.

운동강도 *Intensity*

임신 중 운동은 자가평가 가이드에 근거했을 때 중간강도~약간 힘듦이 느껴지는 강도로 유지되어야 한다. 앞서 언급했듯이 임신 중의 생리적 변화로 인해 산모의 운동 심박 수로 정확한 운동강도를 평가할 수는 없다. 최근에는 운동강도 수준을 수치로 나타내는 Borg의 운동자각도(RPE)를 출산 전 운동 지침의 기준으로 사용할 것을 권장한다. 힘은 들지만 너무 숨이 차지 않는 내에서 운동하는 것을 산모에게 권장하고 있다(Borg 척도에서 "약간 힘듦" 13−14에 해당.) 과도한 강도의 운동 수행 여부를 확인하는 간단한 방법은 "말하기 테스트"이다. 만약 숨이 차서 대화를 이어갈 수 없다면, 너무 고강도의 운동을 수행하고 있다는 신호이다. Borg 척도와 말하기 테스트를 사용하여 운동 강도를 모니터링하고, 이러한 지침을 초과하는 경우 속도나 운동 부하를 줄이거나, 휴식을 취하는 것을 권장한다.

시간 *Duration*

운동 훈련에서 운동 시간은 중요하기 때문에, 이는 산모의 체력 수준 및 운동루틴 도중이나 이후의 상태에 따라 결정되어야 한다. 최소 30분 동안의 심혈관계 유형 운동이 이상적이며, 임신의 정상적 진행 여부와 컨디션에 따라 운동 시간을 늘릴 수 있다. 일부 임산부들에게는 1일 1회 장시간의 운동루틴 보다 1일 2회로 나누어 운동하는 것을 권장한다.

유형 Type

운동 유형 선택에 있어서 산모가 즐길 수 있고 산모의 생활방식에 편하게 잘 맞는 운동을 찾는 것은 가장 중요한 부분이다. 어떤 산모들은 운동DVD를 선호하는 반면 다른 산모들은 달리기, 자전거 타기, 수영 또는 심장 강화 운동기구를 즐긴다. 운동 유형 선택 시 검토할 사항들은 아래와 같다.

- 산모나 태아에게 위험 부담이 있는 운동 자세인가?
- 안전한 운동 수행을 위한 기본적인 기술이 필요한가?
- 임신 진행 상태에 따라 쉽게 운동 방식을 수정할 수 있는가?
- 의료인이 산모의 이 운동 참여를 지지하고 있는가?
- 임신이 진행되면서 이 운동을 계속해서 편안하고 안전하다고 느끼고 있는가?

이전 장에서 논의했듯이, 연구는 산모와 태아에게 있어 운동의 가장 큰 이점은 체중부하 운동을 통해 이루어진다는 것을 나타내고 있다. 보통 임신 중 걷기, 달리기, 스텝 에어로빅이나 댄스 에어로빅은 잘 지속되며, 자전거나 수영과 같은 체중부하가 없는 운동과 결합될 수 있다.

임신 중 안전하지 않은 운동은 아래와 같다.

- 활강 스키
- 고지대 스포츠
- 하키
- 체조
- 승마
- 고강도 또는 극도의 지구력 스포츠
- 스쿠버 다이빙
- 수상스키

산모의 운동기술 수준과 건강 상태는 운동 활동의 안전 여부를 결정하는데 큰 역할을 한다는 것을 명심해야 한다. 상당한 수준의 활강스키 운동 능력을 가진 산모는 의사의 허용 조건 내에서 안전하게 스키 타기를 지속할 수 있지만, 저산소증(산소결핍)을 유발하는 고산지대로 가는 것은 피해야 한다. 한편 임신 중에 산모가 활강 스키를 시작하는 것은 안전하지 않다. 모든 임신한 여성에게 스쿠버 다이빙이나 수상스키와 같은 활동은 매우 위험하므로 피해야만 한다.

가장 안전한 접근법은 의료진과 함께 임신 중 안전한 운동을 결정하고 산모의 운동루틴에 대해 논의하는 것이다.

빈도 Frequency

임산부의 안전한 운동을 위한 한 주간 운동 일수는 여러 요인에 따라 결정된다.

- 체력수준
- 임신 진행 수준
- 활동유형 및 강도

일부 산모의 건강 유지를 위해 필요한 강도, 기간, 유형을 조절했을 때 주 6일까지는 편안하게 운동할 수 있는 것을 요구한다. 체력 향상을 위해 최소 주 3회 운동이 필요하다. 과훈련 증상(과도한 피로, 증가된 질병, 만성 근육통)이 있다면, 운동 빈도를 줄이고 운동 세션 사이에 휴일을 늘려야 한다.

근력 트레이닝 Strength Training

근력 운동은 피트니스 프로그램의 중요한 구성 요소이므로 임산부의 근력 및 지구력 구축을 위해 계속하거나 새롭게 시작해야 한다. 웨이트 트레이닝 또는 저항성 트레이닝은 임신과 함께 발생하는 자세 변화와 체중 증가 보상에 필요한 근력을 제공하고, 아기를 돌볼 때 반복되는 리프팅 동작을 준비한다.

다음의 일반 지침을 따르는 조건 내에서 근력 트레이닝은 안전하고 효과적인 피트니스의 일부가 될 수 있다.

- 산모의 임신 진행에 따른 신체적 부하 증가를 보상하기 위해 점차적인 체중 부하 감소가 요구된다.
- 중량 증가로 불편을 느낄 경우, 더 낮은 중량의 운동을 여러 번 자주 하는 것으로 바꾸어 선택할 수 있다.
- 임신 시 발생하는 자세 변화를 교정하기 위해 거울을 이용한 관찰이나 트레이너의

피드백을 통해 운동 기술을 주의 깊게 모니터한다.

- 부적절한 리프팅 기술은 허리 문제를 악화시키고 부상으로 이어질 수 있음을 명심한다.
- 들어 올릴 때 숨을 참지 않도록 한다. 들어 올릴 때 숨을 내쉬고 시작 위치로 돌아갈 때 숨을 들이마시면서 호흡을 활용하여 동작을 돕는다.
- 임신 첫 3개월 후에는 윗몸 일으키기 또는 벤치 프레스와 같은 앙와위자세(바로 누운 자세)를 피하는 것이 좋다.
- 임신 중에 웨이트 트레이닝 요법을 시작하는 사람들의 근력 향상을 위해 10~12회 반복의 한 세트가 충분하다.
- 근력 강화 운동은 일주일에 2~3회 수행한다.
- 웨이트나 장비를 사용할 수 없는 경우, 저항 밴드는 근력 트레이닝을 위한 저렴하고 편리한 도구이다.
- 근육 회복을 위해 근력 트레이닝 훈련 사이에 휴식일을 가진다.
- 만약 특정 운동이 통증이나 불편함을 유발하는 경우, 저항, 무게, 또는 자세를 수정한다. 만약 불편함이 지속되면 운동 루틴에서 해당 운동을 제외한다.

골반저 운동 Pelvic Floor Exercises

골반저의 근육들은 치골에서 천골까지 뻗어 있으며 요도, 질 및 항문의 개구부 주위에 8자 모양을 형성한다. 이 근육들은 골반 내 장기 지지 및 기능에 중요한 역할을 하여 요실금 및 골반 장기 탈출 등을 예방하는 데 중요한 요소가 된다.

골반저를 대상으로 하는 운동은 처음 개발한 의사의 이름을 따서 “케겔” 운동으로도 불린다.

이 운동은 어렵지 않지만 먼저 골반저 수축 시 사용되는 근육을 식별해야 한다. 간단한 방법은 소변의 흐름을 멈추려 할 때 힘을 주게되는 근육을 관찰하는 것이다. 배뇨를 멈추려 할 때 수축하는 근육이 바로 골반저 근육이다. 배뇨 조절 연습 후 동일한 근육 수축을 운동 중 자체적으로 시작할 수 있다(배뇨 중이 아님).

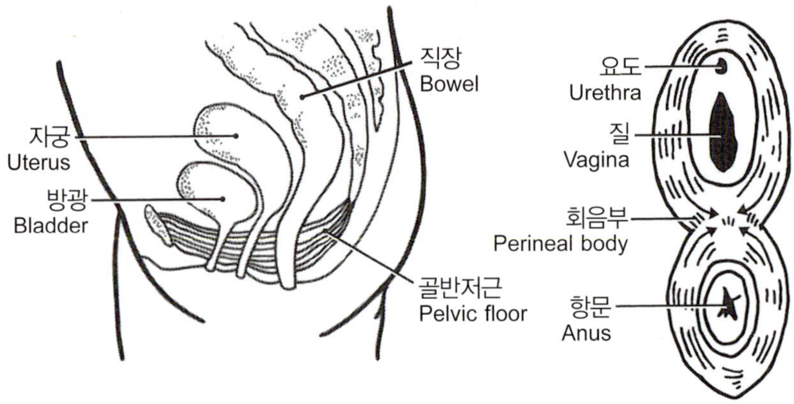

그림 10.2 왼쪽 그림은 골반저 주변 영역을 보여준다. 오른쪽 그림은 회음부 주위에 8자 모양의 근육이 형성되어 있음을 보여준다.

- *빠른 수축.* 골반저 근육을 수축시키고 3~5초 동안 유지한 다음 이완한다. 하루에 여러 번 최대 10~20회 반복한다.
- *강도 설정.* 숫자 5를 세면서 근육을 천천히 수축시킨 후 5~10초 동안 유지했다가 또 다시 숫자 5를 세면서 천천히 이완한다. 수축할 때 골반저를 들어 올리고 이완할 때 내린다고 생각하면서 매일 최대 5~10회 반복한다.
- *골반저 운동과 함께 특정 활동을 시도한다.* 양치질, 샤워, 또는 TV 시청과 같은 일상활동과 골반저 운동을 쉽게 결합할 수 있다.

유연성 운동 Flexibility Exercises

임신 중 체형 변화와 무게 중심 이동으로 인해 근육 긴장이 일어날 수 있다. 유연성 운동은 근육통을 예방하고 관절에 가해지는 스트레스를 줄이는 데 도움이 된다.

효과적인 유연성 운동 수행을 위해 다음 사항을 염두한다.

- 스트레칭은 느리고 부드럽게 진행한다.
- 스트레칭을 하는 동안 발가락 끝을 너무 뻗으면 다리와 발에 쥐가 날 수 있으므로 피한다.

- 20초 이상 스트레칭 자세를 유지하면서 근육을 부드럽게 이완시킨다.
- 스트레칭 시 편안한 가동 범위를 지나는 반동이나 미는 동작은 피한다.
- 불편함이나 통증을 유발하는 스트레칭은 하지 않는다.
- 유연성 운동은 매일 할 수 있다.

다음 운동은 산전 및 산후 프로그램에서 활용할 수 있다. 임신 첫 3개월 이후에 누운 자세(등을 대고 눕는 자세)의 운동을 수행 할 시에는 웨지, 베개로 상체를 높여주거나 운동 공에 기대어 자세를 수정해야 한다. 누운 자세를 취할 때 성장하는 태아의 체중이 산모의 복부 혈관에 압력을 가할 수 있으므로 상체를 높여주면 압력이 완화되어 안전하게 운동을 할 수 있다.

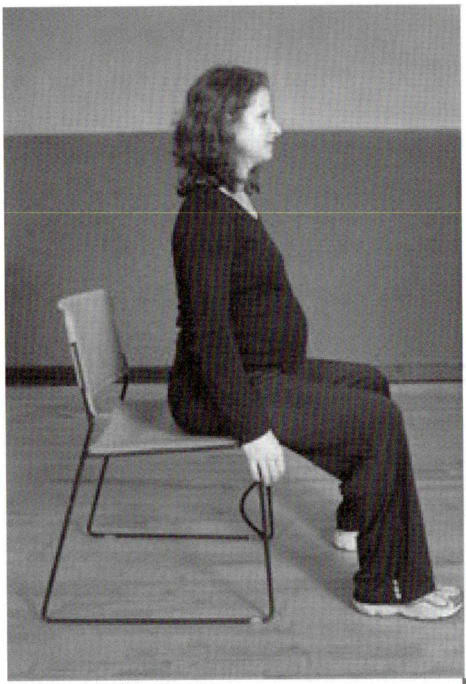

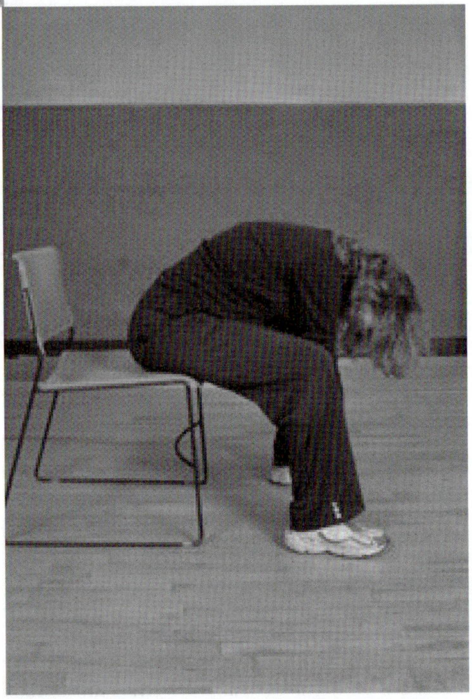

포워드 체어 스트레칭: 바닥에 발을 대고 의자 가장자리에 앉는다. 엉덩이를 뒤로 빼면서 상체를 앞으로 구부려 팔을 바닥을 향해 내린다. 몇 초 동안 유지한 다음 팔을 위로 올리면서 천천히 몸을 다시 들어 올린다.

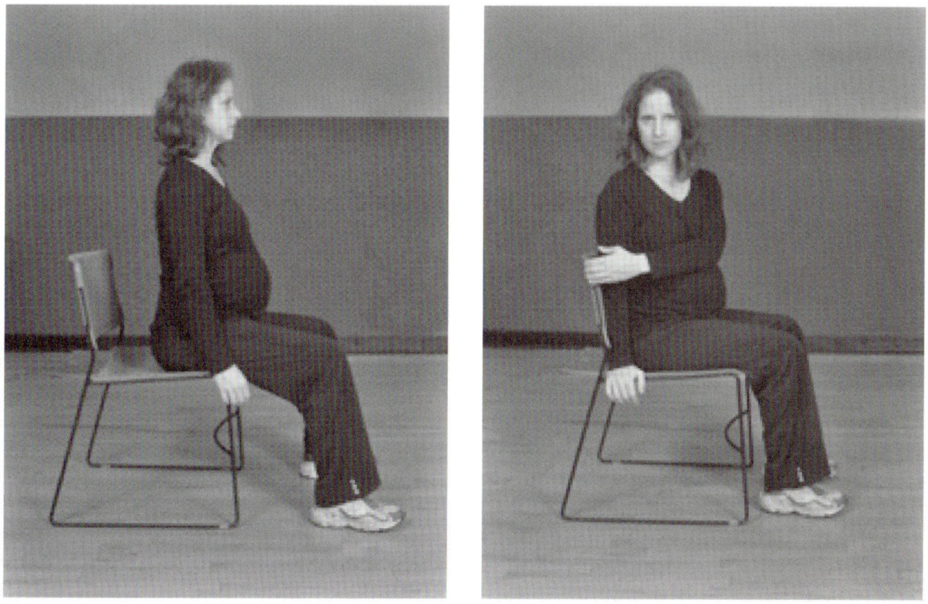

사이드 체어 스트레칭: 발을 바닥에 놓고 엉덩이는 의자 중앙에 두고 앉는다. 천천히 오른손을 뻗으면서 몸을 왼쪽으로 돌려 의자의 왼쪽을 잡는다. 몇 초 동안 유지한 후 시작 위치로 돌아온다. 반대쪽도 반복한다.

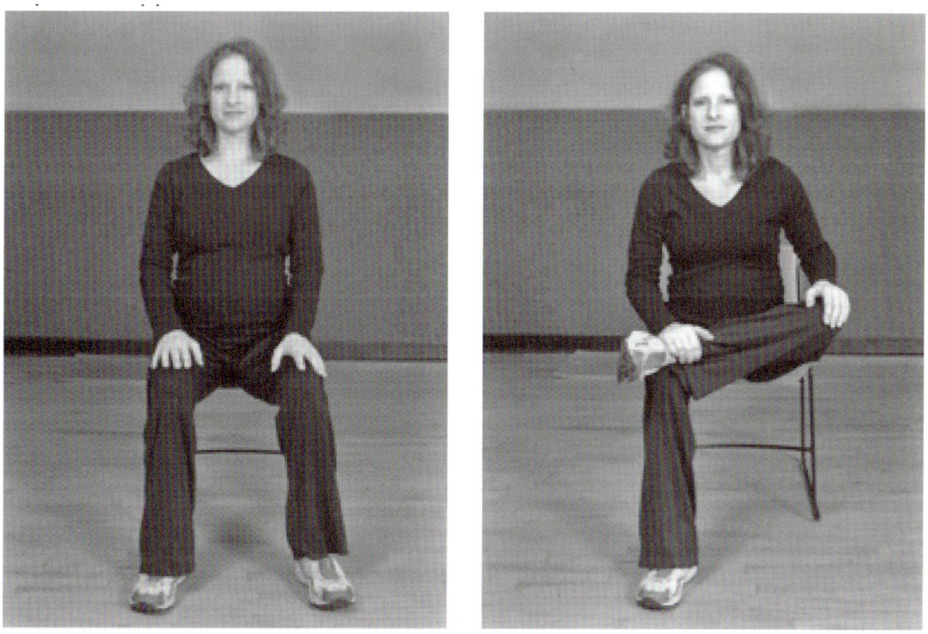

체어 그로인 스트레칭: 발을 바닥에 놓고 엉덩이는 의자 중앙에 두고 앉는다. 왼쪽 다리를 들어 올려 오른쪽 허벅지 위로 발을 교차시킨다. 발을 엉덩이 쪽으로 부드럽게 당기고 5초 동안 유지한다. 반대쪽 다리도 반복한다.

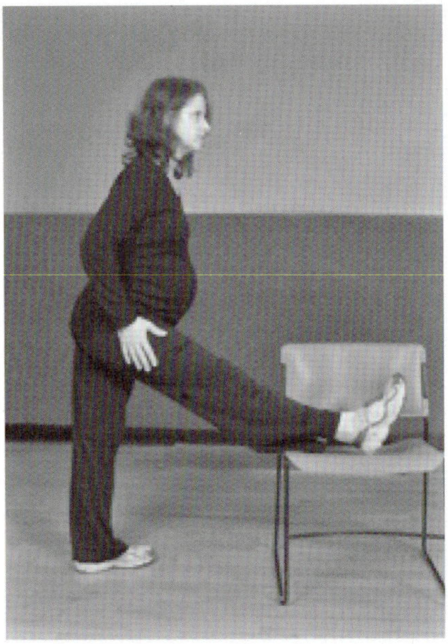
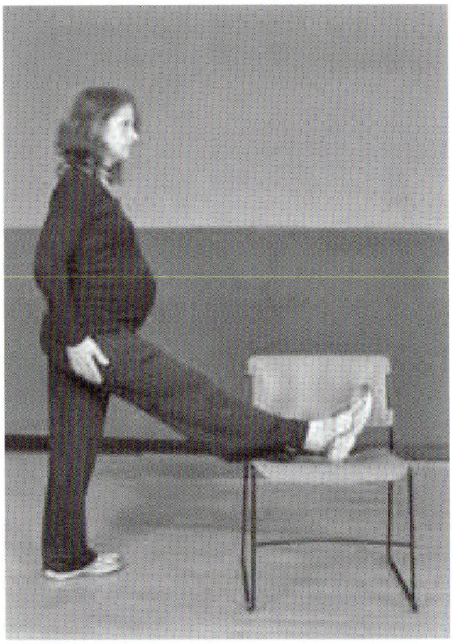

체어 햄스트링 스트레칭: 의자 앞에 서서 왼쪽 다리를 천천히 들어 올려 의자에 얹는다. 등을 똑바로 유지하면서 엉덩이를 뒤로 빼면서 상체를 약간 앞으로 기울인다. 5초간 유지하고 반대쪽 다리도 반복한다.

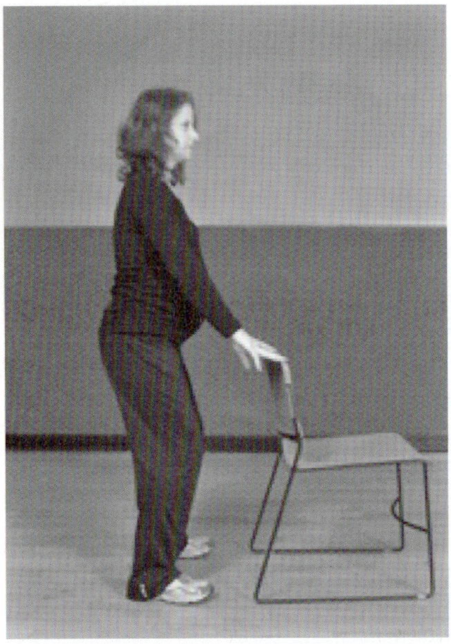
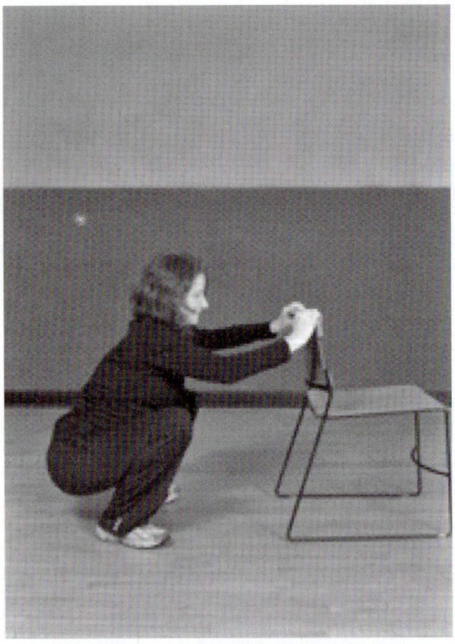

체어 스쿼트: 의자 뒷면을 마주보고 양손으로 의자 양쪽을 잡는다. 양발을 엉덩이보다 약간 바깥쪽에 놓고 발끝을 약간 바깥쪽으로 벌린다. 천천히 몸을 낮추고 발뒤꿈치를 바닥에 평평하게 유지시킨다. 몇 초 동안 유지한 다음 팔을 사용하여 시작 위치로 몸을 다시 당긴다.

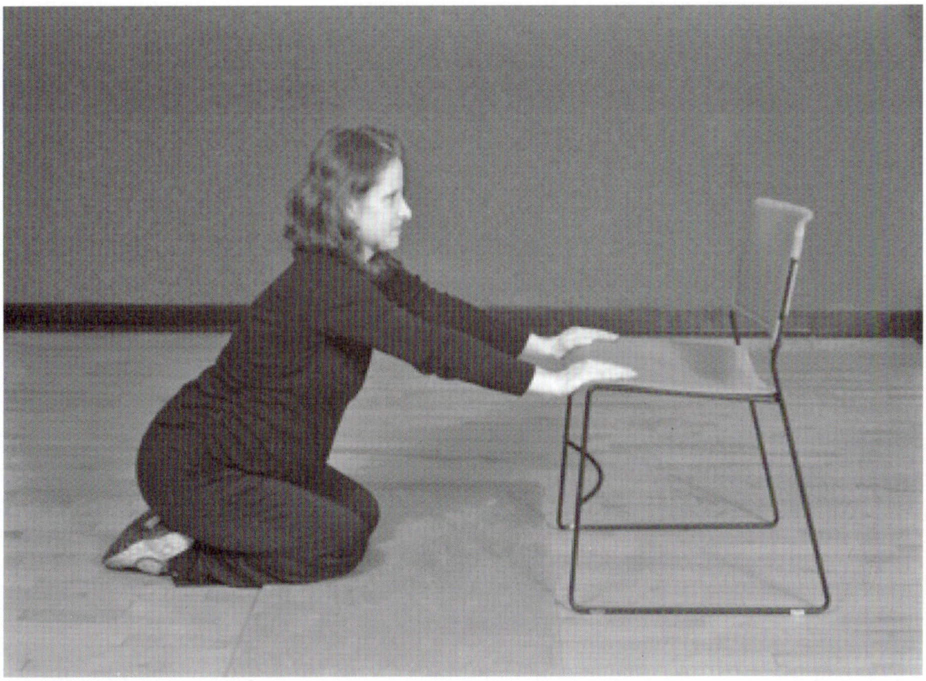

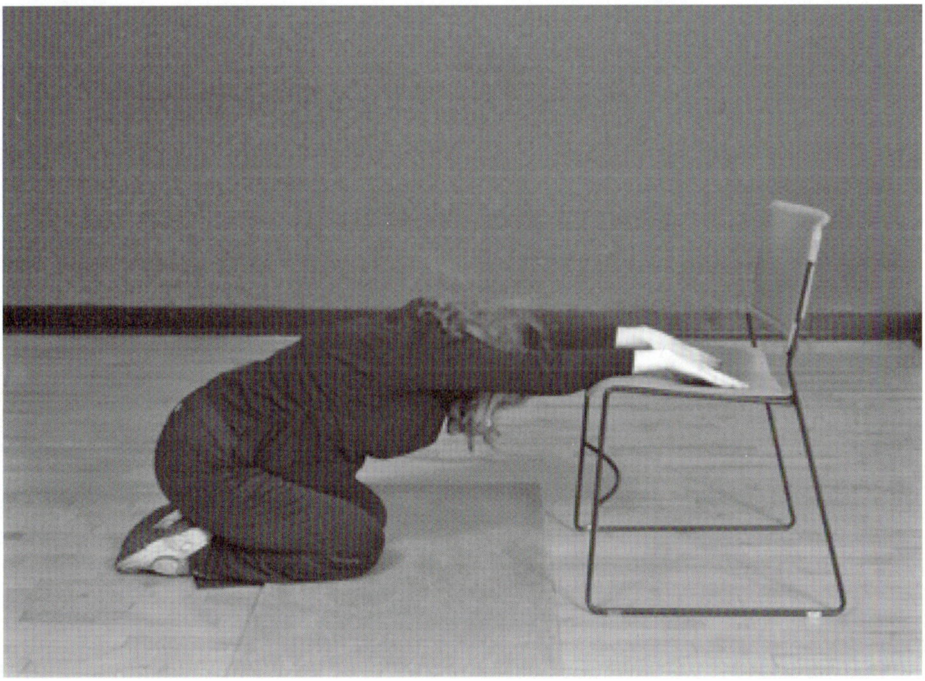

의자를 이용한 어린이 자세: 의자 앞에 무릎을 꿇고 의자 가장자리에 손을 얹는다. 머리를 팔 사이로 떨어뜨리면서 천천히 앞으로 기울인다. 5초간 스트레칭 하면서 점진적으로 누르면서 유지한다.

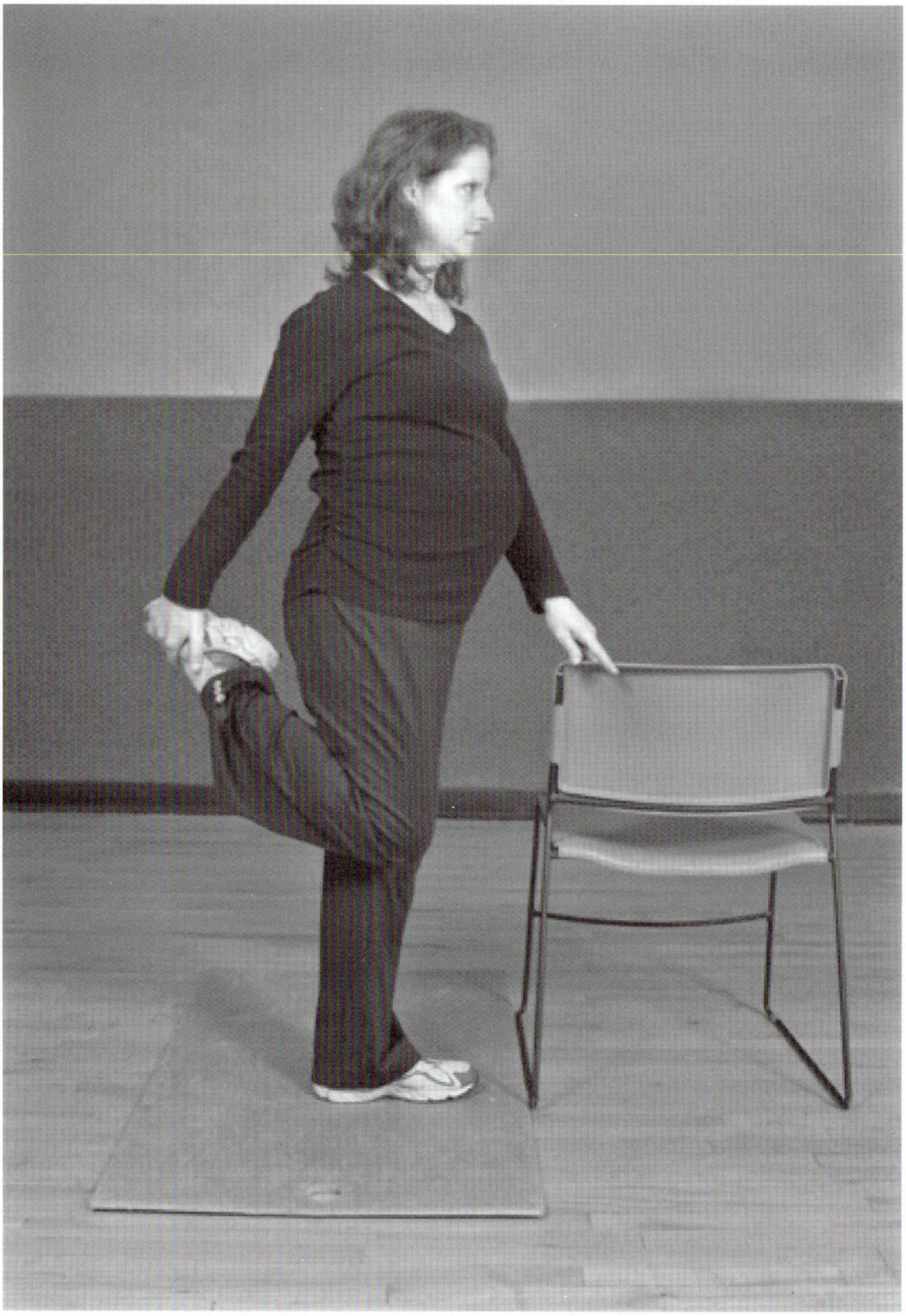

의자를 이용한 쿼드 스트레칭: 의자 뒤에 서서 오른손으로 의자 등을 잡는다. 왼쪽 다리를 뒤로 당기면서 왼손으로 발목을 잡는다. 다리 앞쪽이 당기는 느낌이 들 때까지 다리를 천천히 위로 당기고 뒤쪽으로 당긴다. 몇 초 동안 유지한 후 시작 위치로 돌아간다. 손을 바꾸면서 오른쪽 다리도 반복한다.

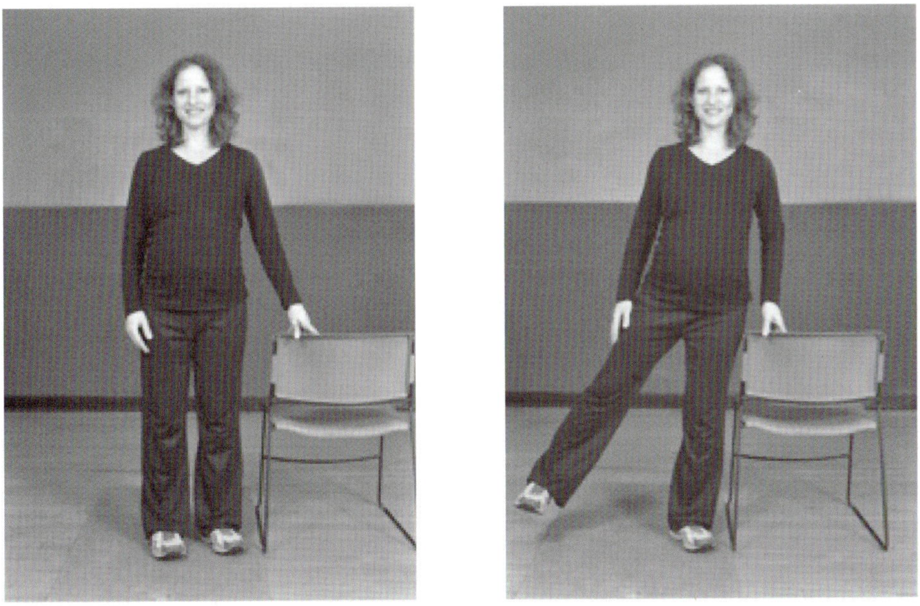

벌림근 강화: 균형을 위해 의자 등받이에 한 손을 놓고 선다. 왼쪽 다리를 옆으로 천천히 들어 올렸다가 다시 시작 위치로 내려놓는다. 10~12회 반복한 후 오른쪽 다리도 반복한다.

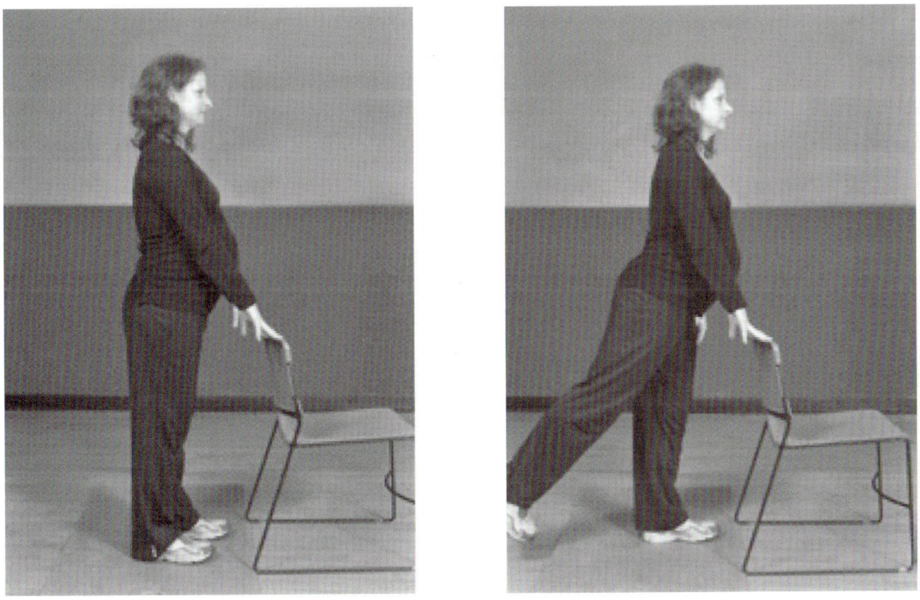

둔근 강화: 의자 뒷면을 마주보고 서서 의자 등받이를 잡는다. 오른쪽 다리를 뒤로 들어 올린 다음 시작 위치로 돌아간다. 10~12회 반복한 다음 왼쪽 다리도 반복한다.

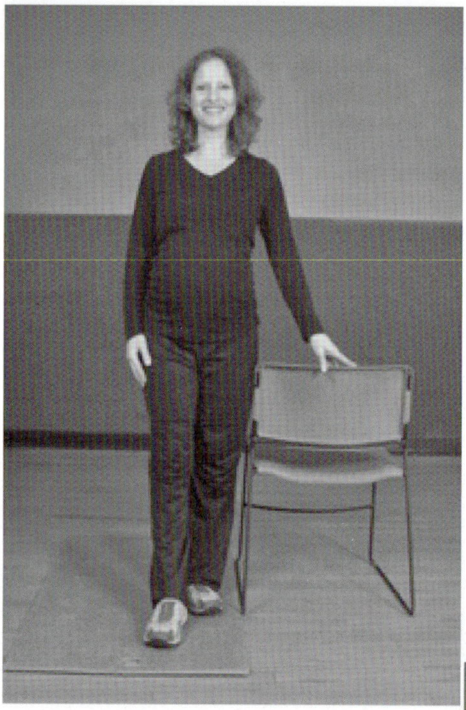

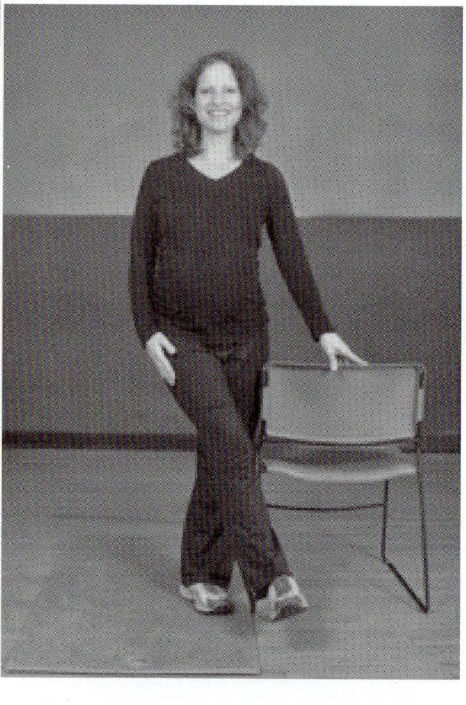

모음근 강화: 오른쪽 다리를 의자에 가장 가깝게 놓고 왼쪽 손을 의자에 올려 균형을 잡고 의자 옆에 선다. 오른쪽 다리를 바닥에서 몇 인치 앞으로 들어 올리고 왼쪽 다리 쪽으로 스윙한다. 10~12회 반복한 다음 의자를 반대쪽으로 바꿔 왼쪽 다리도 반복한다.

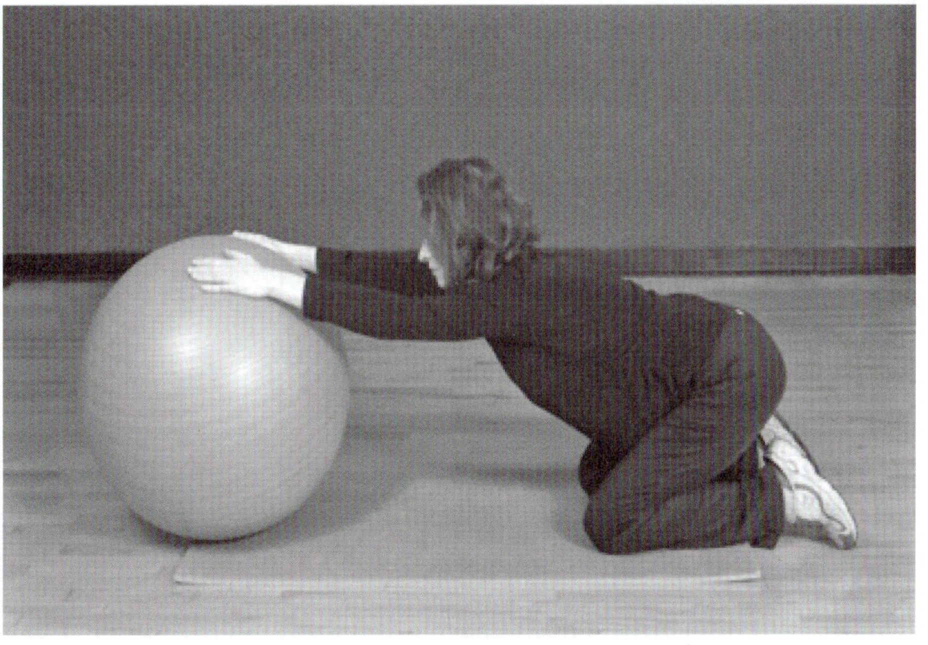

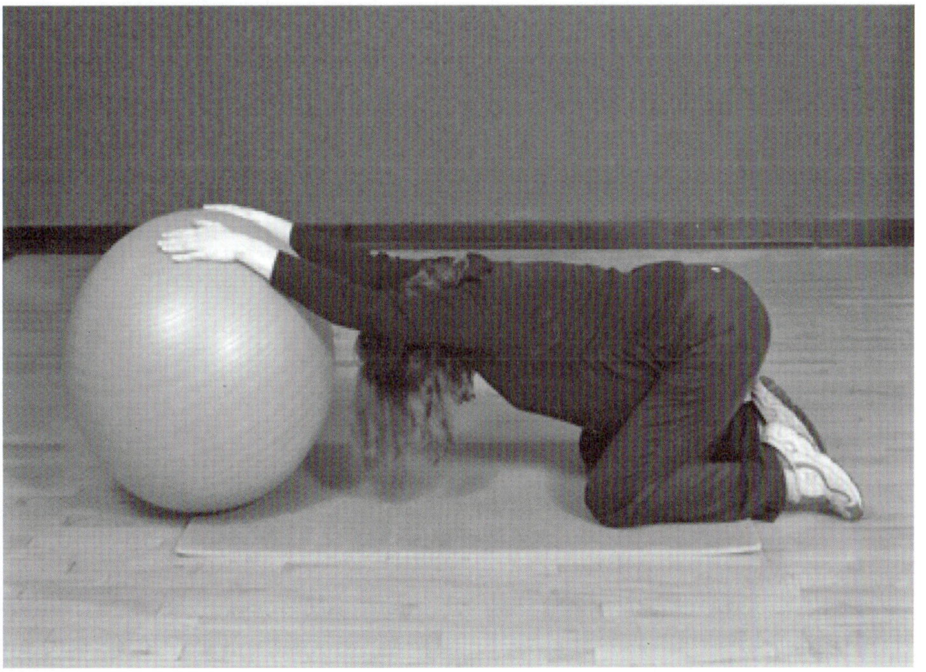

공을 이용한 바닥 스트레칭: 무릎을 꿇은 자세에서 손을 맨 위에 놓고 볼을 앞쪽에 놓는다. 천천히 공을 앞으로 굴리고 스트레칭 하면서 몸을 아래로 누른다. 5초 동안 유지하고 공을 시작 위치로 다시 굴린다.

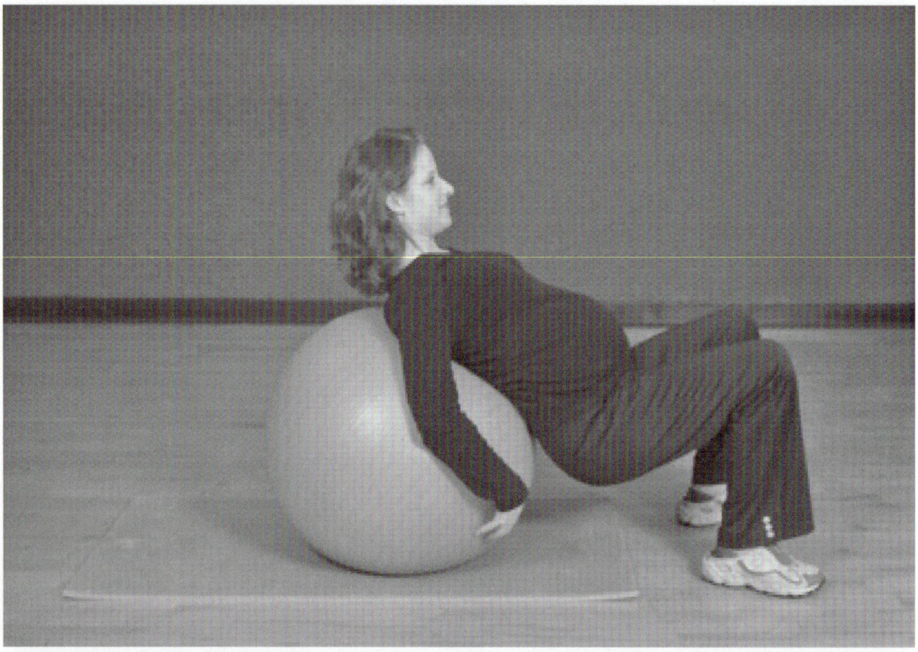

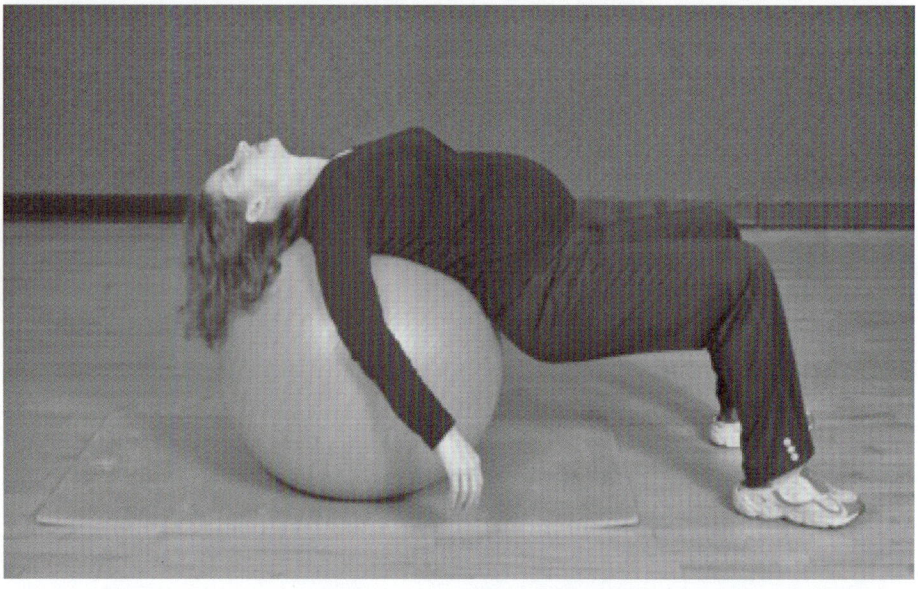

공을 이용한 등 신전 운동: 임신 첫 3개월이 지난 경우 운동할 때 파트너의 도움을 받는 것이 좋다. 팔을 옆구리에 놓고 등을 공에 대고 스쿼트 자세를 취한다. 팔이 공의 양쪽으로 내려오게 한 다음 천천히 몸을 뒤로 굴린다. 다리를 사용하여 등이 스트레칭이 되는 느낌이 들도록 머리를 공 위에 올려놓는다. 몇 초 동안 유지한 후 시작 위치로 돌아온다.

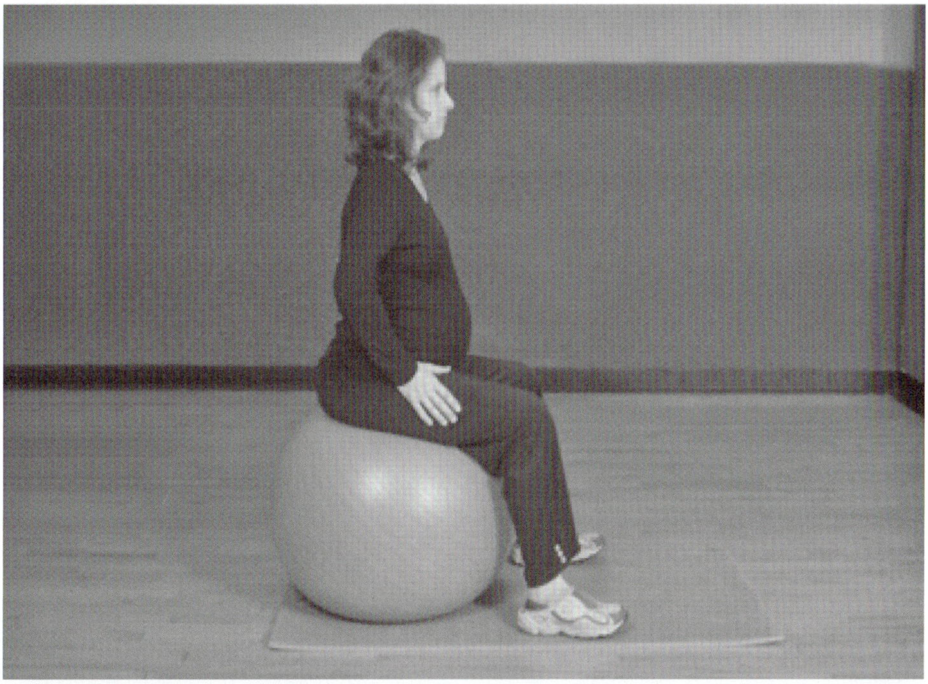

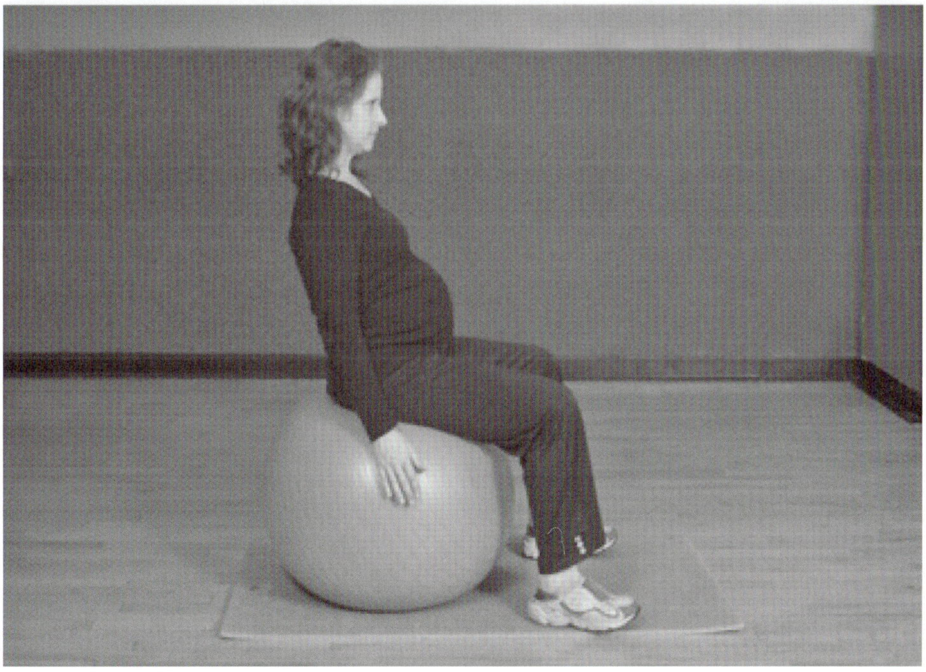

공을 이용한 골반 기울기 운동: 바닥에 발을 놓고 공위에 앉는다. 천천히 엉덩이를 앞으로 돌렸다가 뒤로 돌린다. 5번 반복한다. 스트레칭을 강화하기 위해 양쪽으로 굴릴 수도 있다.

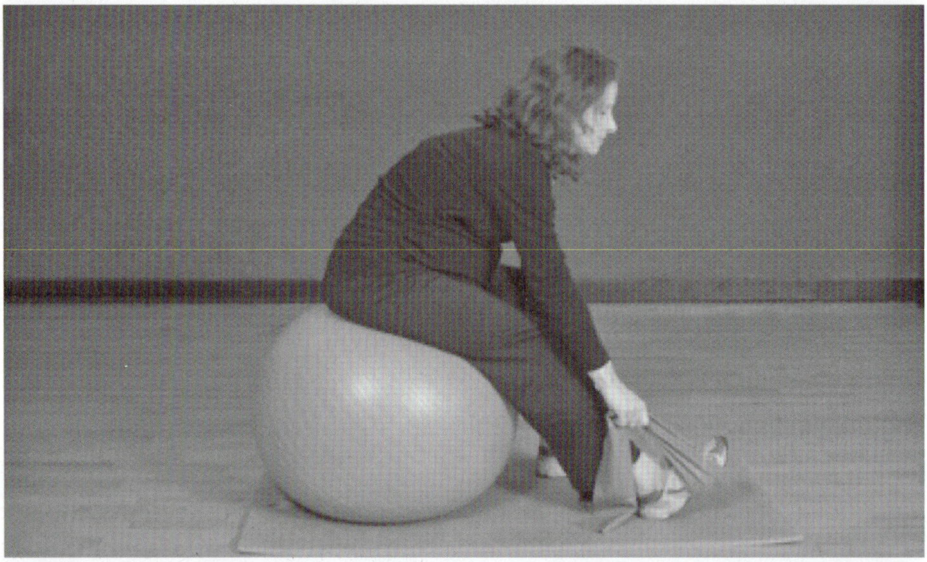

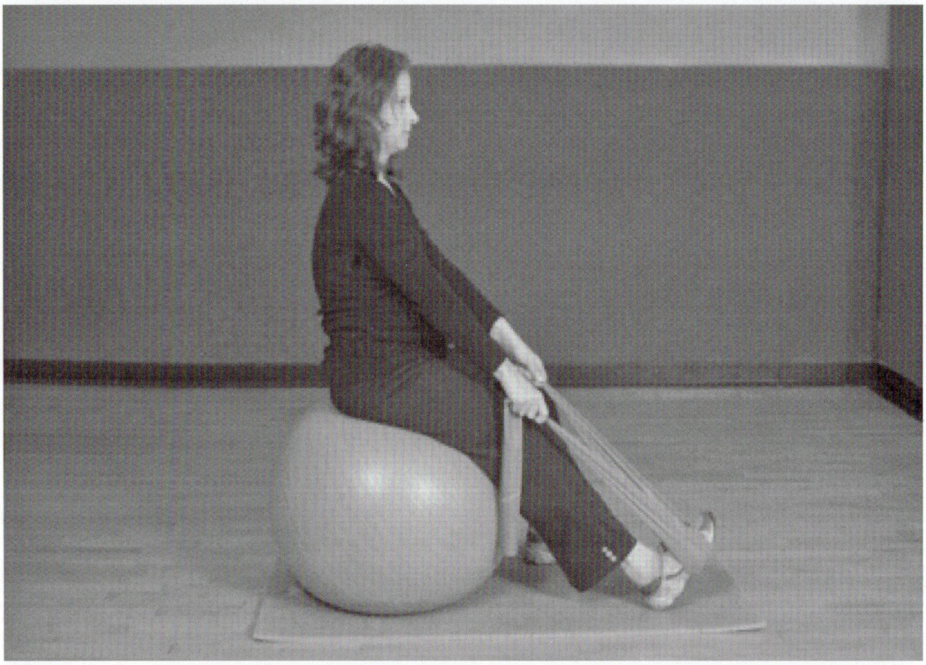

밴드/공을 이용한 복부 운동: 공 위에 앉아 발 아래 저항 밴드를 놓는다. 발에서 5인치 위쪽으로 밴드를 잡는다. 허리를 곧게 편 후 허리를 구부리면서 천천히 뒤로 밴드를 당긴다. 복부 근육이 팽팽해지는 느낌이 들 때까지 뒤로 구부려 5초 동안 유치한다. 10~12회 반복한다. 뒤로 구부리기 전에 밴드를 발에 더 가깝게 잡아 이 운동의 난이도를 높일 수 있다.

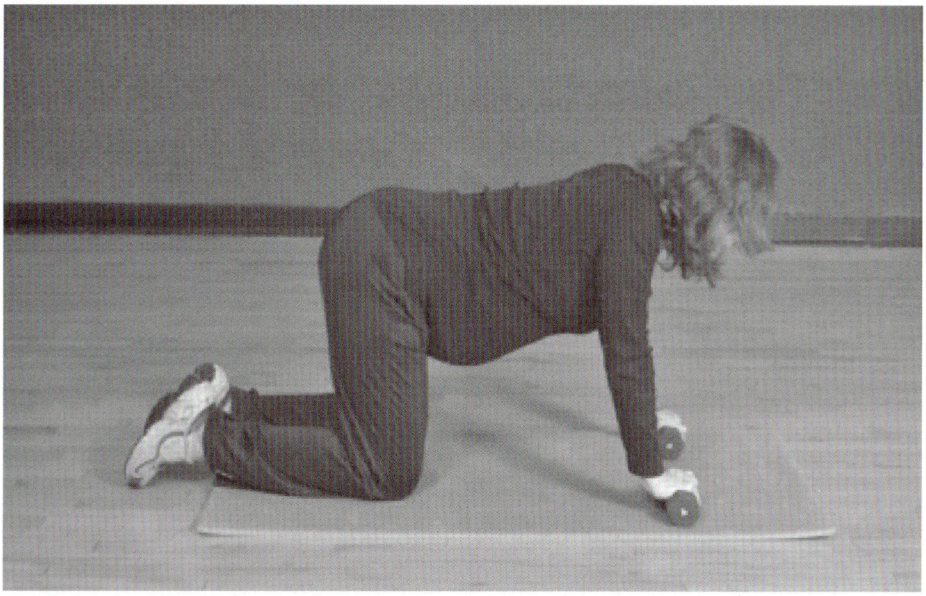

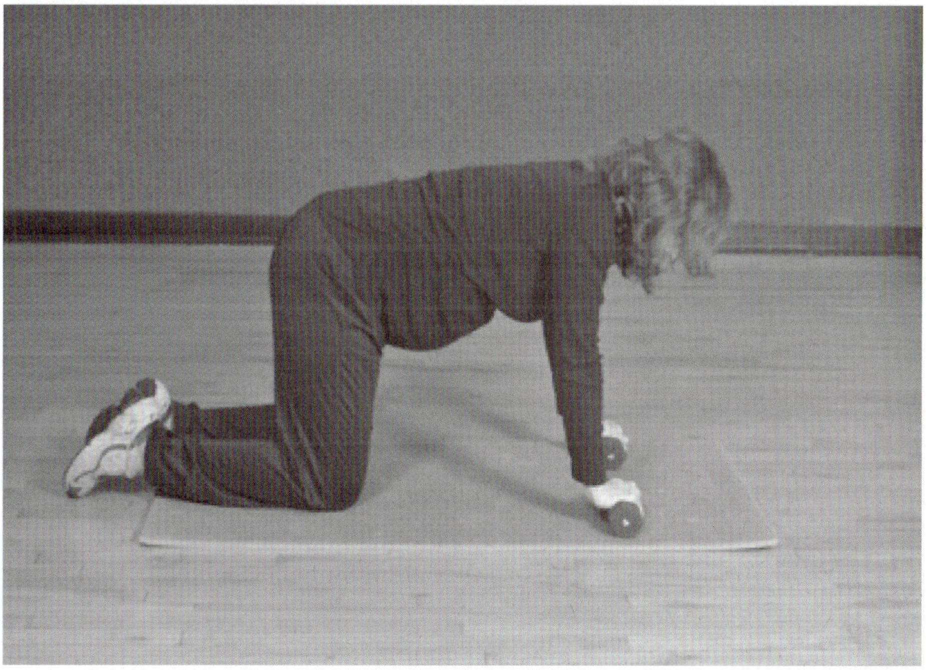

손목 지지를 통한 복부 넣기: 매트에 네 발로 엎드려 위치한다. 손가락 관절이 아래를 향하게 하거나 손목이 약간 기울어진 상태에서 가장 편안하게 느껴지는 방향으로 아령을 잡는다. 숨을 깊게 들이마시고 내쉬면서 허리를 굽히지 않고 천천히 복부 근육을 조인다. 5초 동안 유지하면서 10~12회 반복한다.

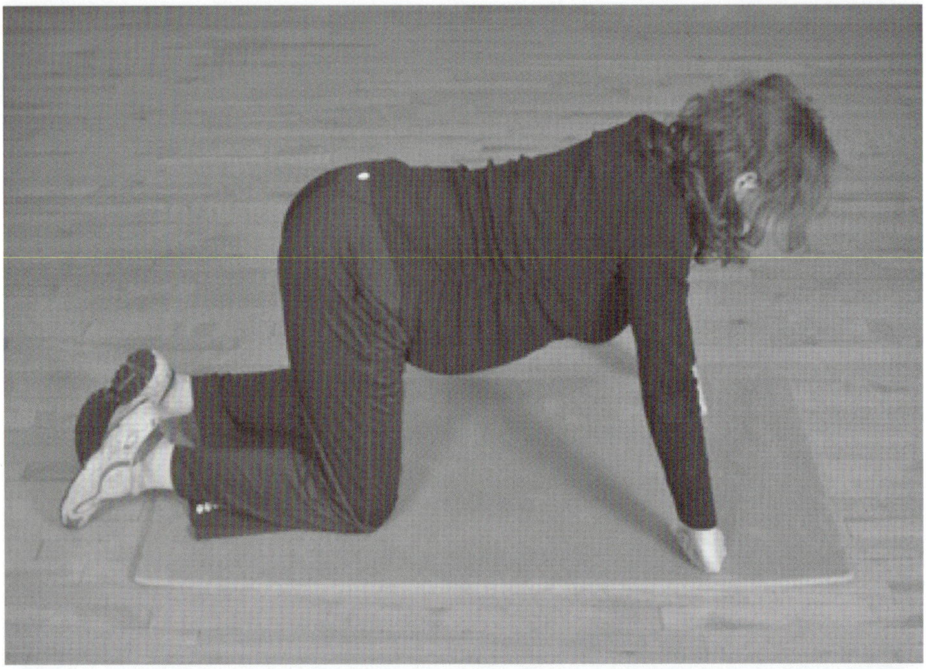

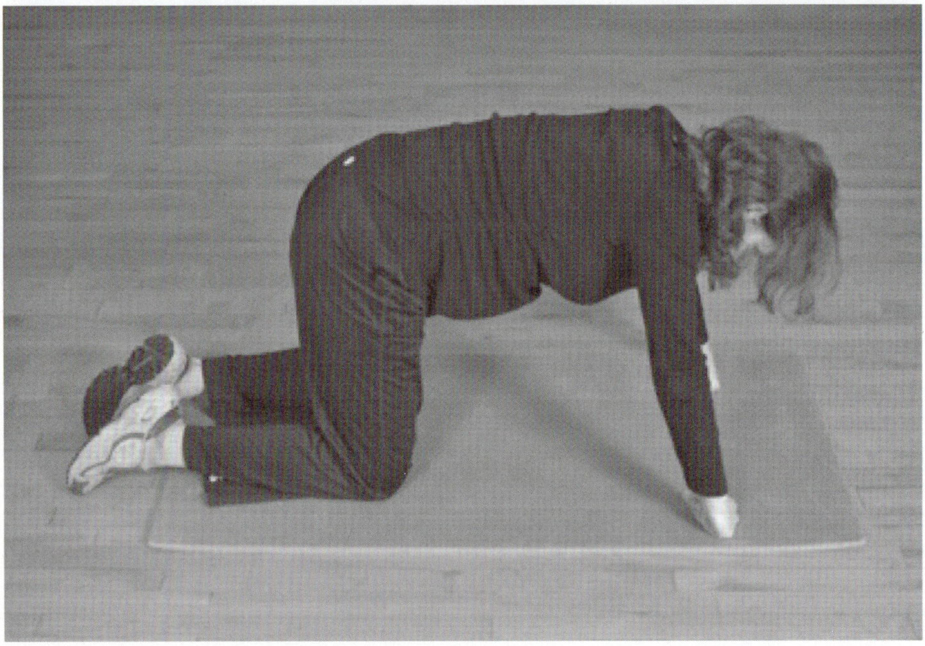

주먹 쥐고 복부 넣기: 매트에 네 발로 엎드려 위치한다. 손으로 주먹을 쥐고 손가락관절이 아래를 향하고 손목이 일직선이 되도록 한다. 숨을 깊게 들이마시고 내쉬면서 허리를 굽히지 않고 천천히 복부 근육을 조인다. 5초 동안 유지하면서 10~12회 반복한다.

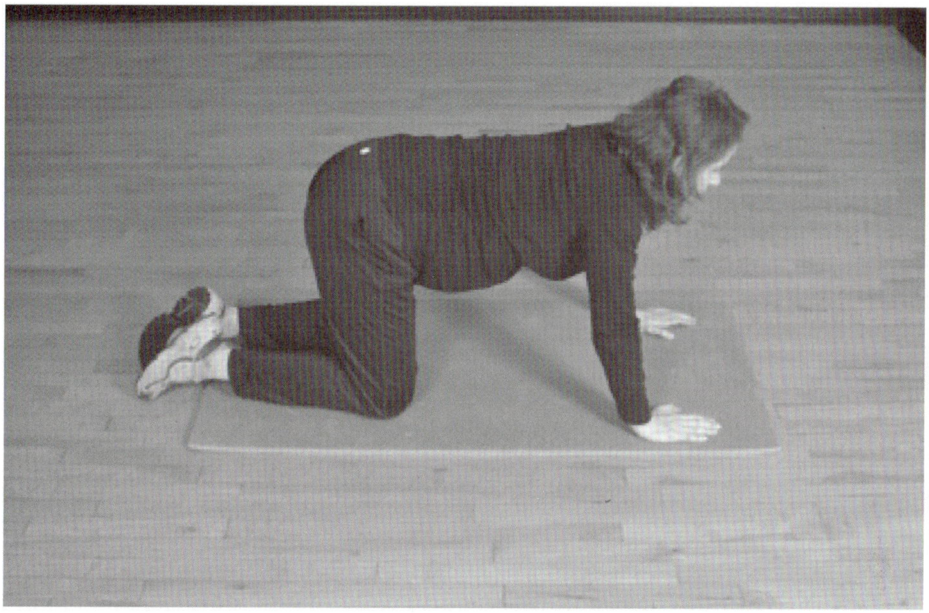

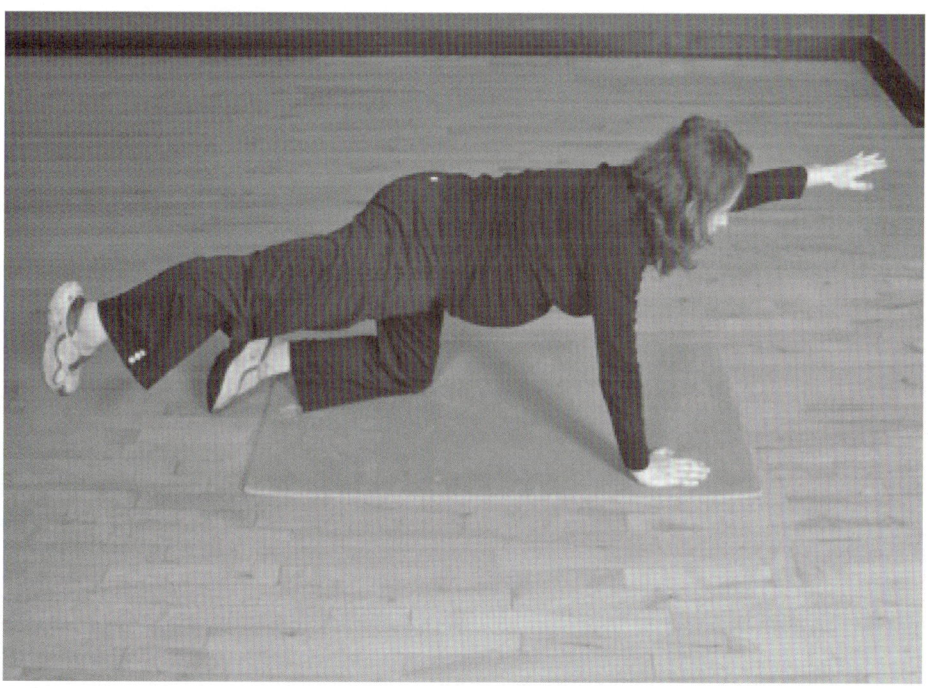

4점 균형 운동: 네 발로 엎드려 어깨 아래에 손을, 엉덩이 아래에 무릎을 놓는다. 오른쪽 다리를 뻗는 동시에 왼쪽 팔을 천천히 바깥쪽으로 뻗는다. 팔과 다리가 수평이 될 때까지 올린다. 5초 동안 유지하고 시작 위치로 돌아온다. 오른팔과 왼다리도 뻗으면서 반복한다.

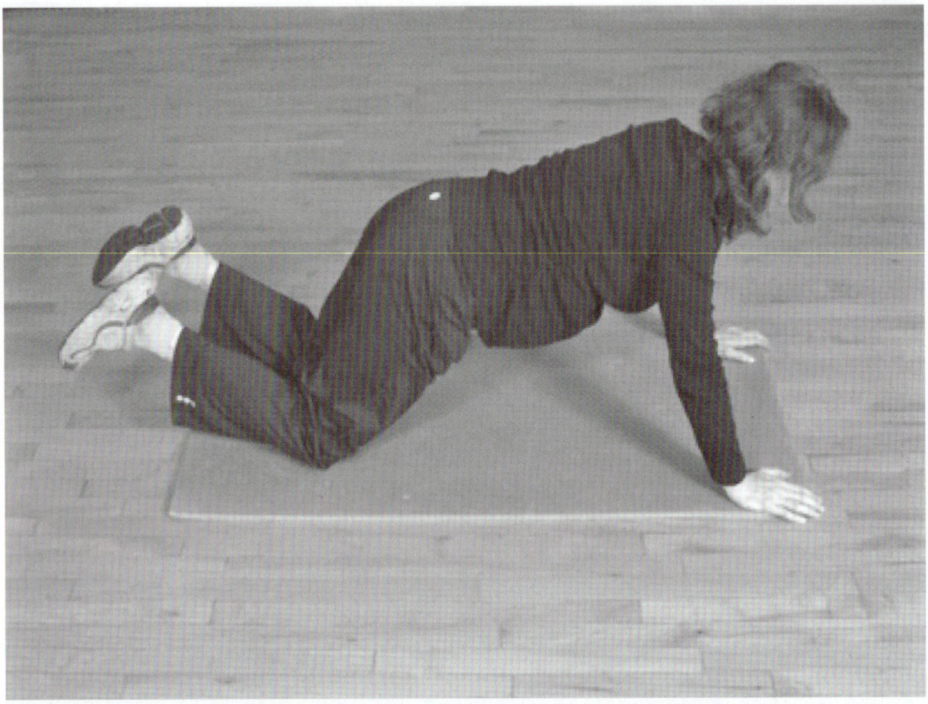

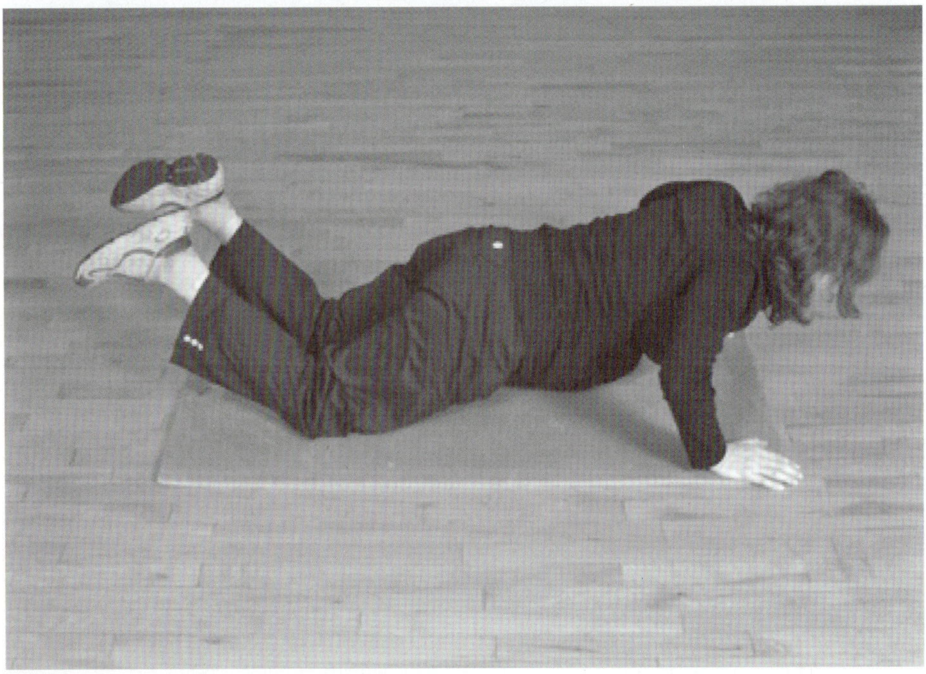

수정된 팔 굽혀 펴기: 손과 무릎을 바닥에 위치한다. 손을 어깨 앞쪽으로 살짝 넓어 내려갔다가 다시 올라온다. 10~12회 반복한다.

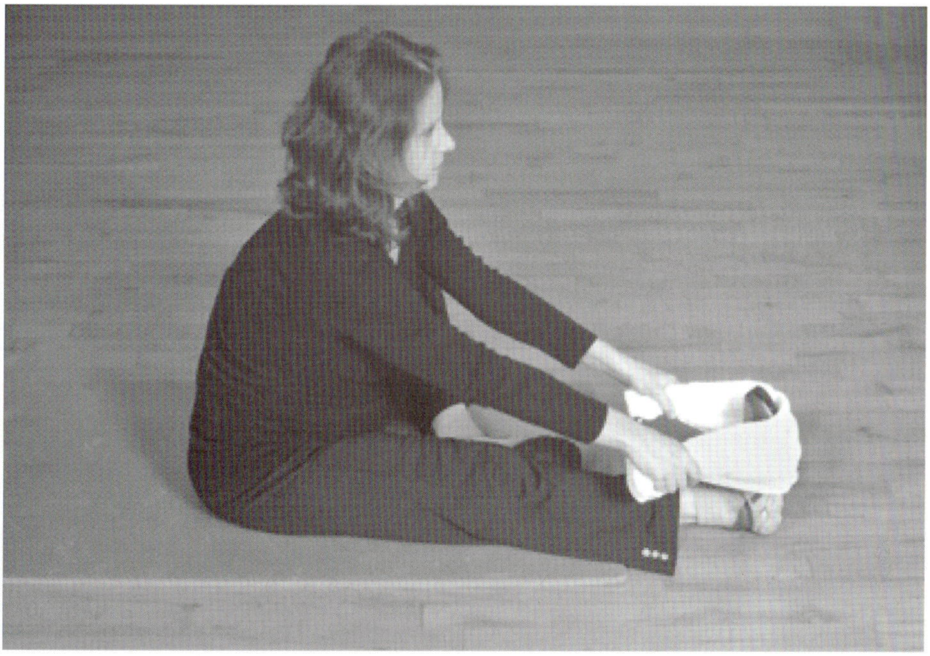

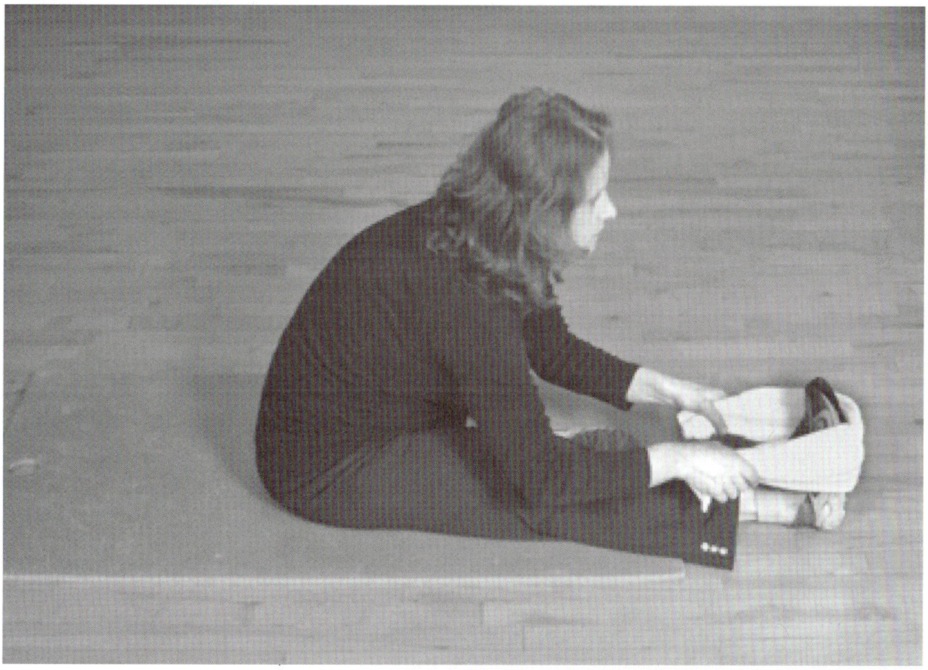

수건을 이용한 포워드 스트레칭: 바닥에 앉아 한쪽 다리는 곧게 펴고 반대쪽 다리는 뻗은 다리에 발을 대고 구부린다. 뻗은 발 주위에 수건을 놓고 손으로 끝을 잡는다. 엉덩이를 뒤로 빼면서 앞으로 구부리고 등을 똑바로 유지한 후 수건을 사용하여 상체를 부드럽게 앞으로 당긴다. 몇 초 동안 유지한 후 시작위치로 돌아간다.

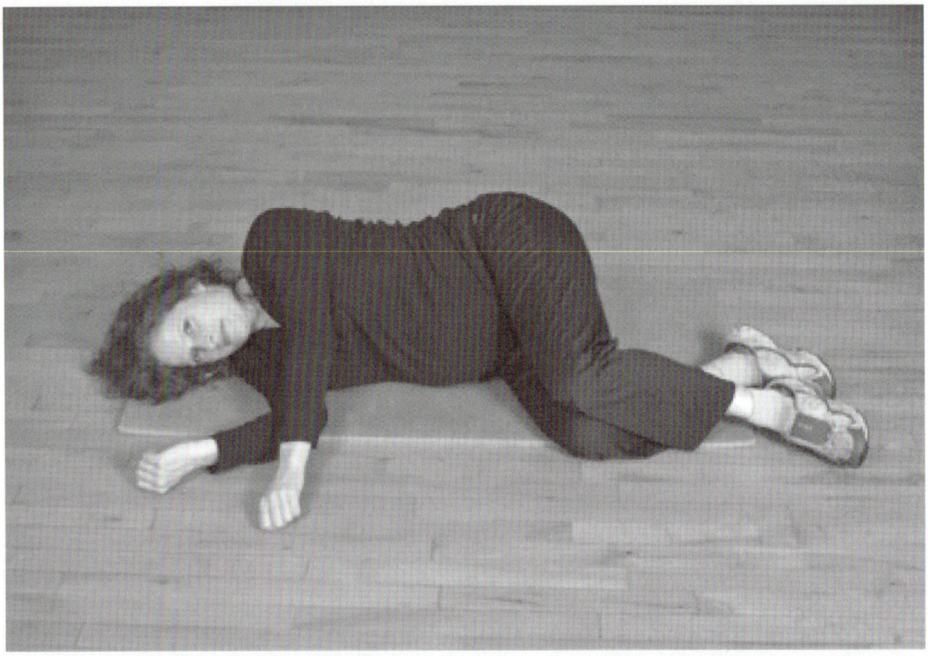

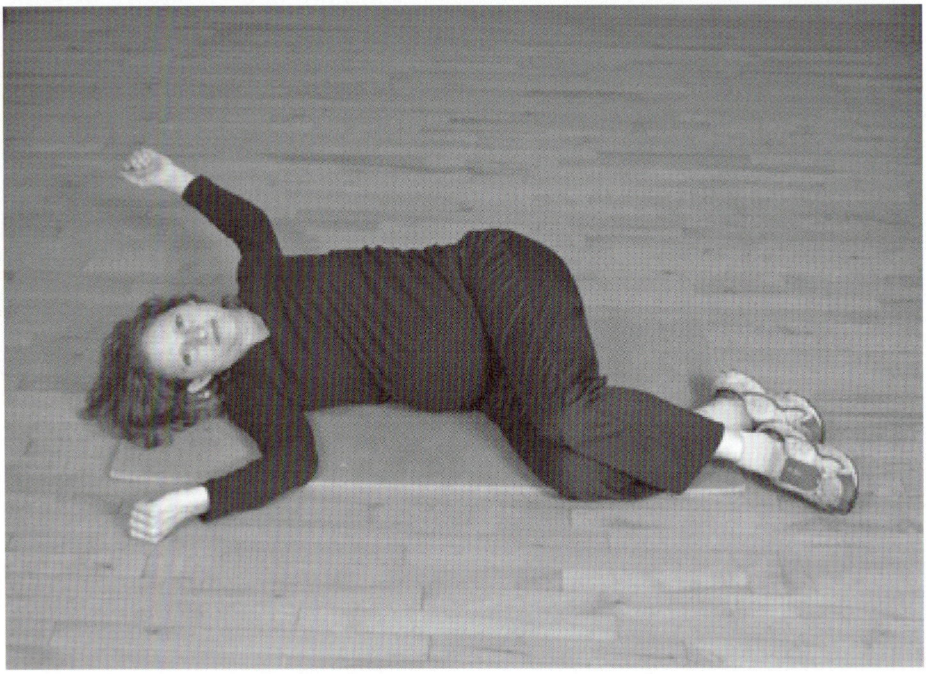

옆으로 누워 체스트(가슴) 스트레칭: 왼쪽으로 누워 팔을 몸 앞에 두고 무릎을 구부려 바닥에 둔다. 오른팔을 몸 위로 들어 올려 뒤쪽 바닥을 향해 천천히 이완한다. 10~30초 동안 유지한다. 오른쪽으로 돌아 왼팔로 반복한다. 이 운동에서 베개를 사용하여 머리를 지지할 수도 있다.

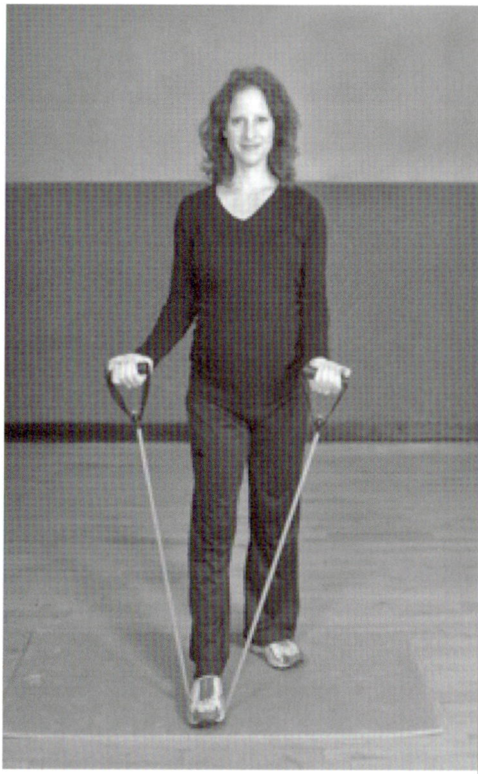

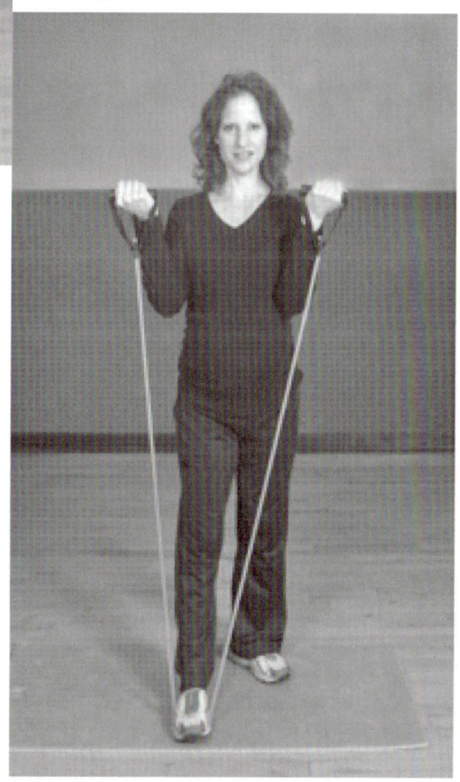

바이셉 컬: 다리는 어깨너비로 벌리고 양팔은 손바닥이 위로 향하게 하여 선다. 발 아래에 밴드를 놓고 양쪽 손으로 끝을 잡는다. 가슴에 닿을 때까지 밴드를 천천히 들어 올리고 낮추기를 반복한다.

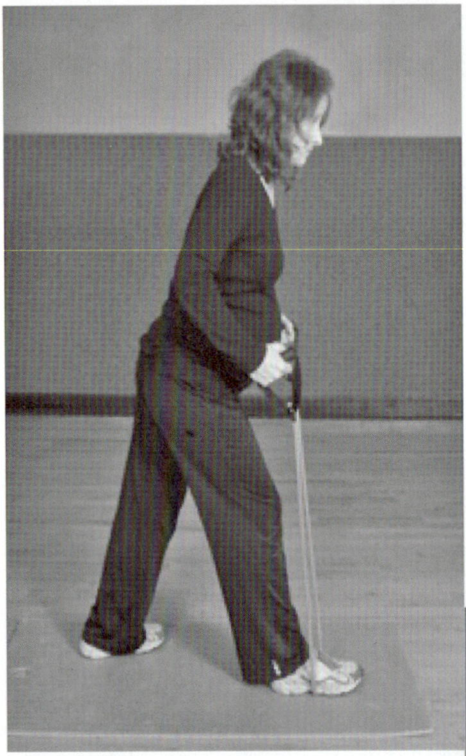

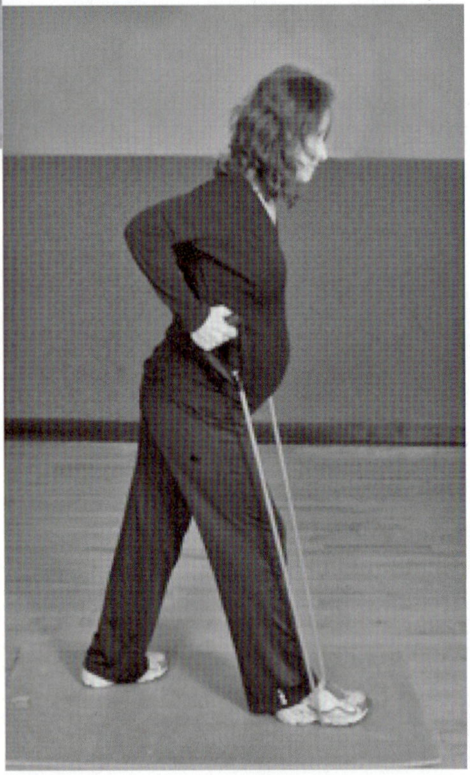

업라이트 로우: 한쪽 다리를 엉덩이 뒤쪽에 살짝 대고 서서 다른 쪽 다리를 앞으로 내밀고 무릎을 구부린다. 저항밴드를 앞다리 아래에 놓고 팔꿈치가 등 뒤로 뻗을 때까지 밴드를 뒤로 당긴다. 10~12회 반복하고 반대쪽 다리도 바꿔서 반복한다.

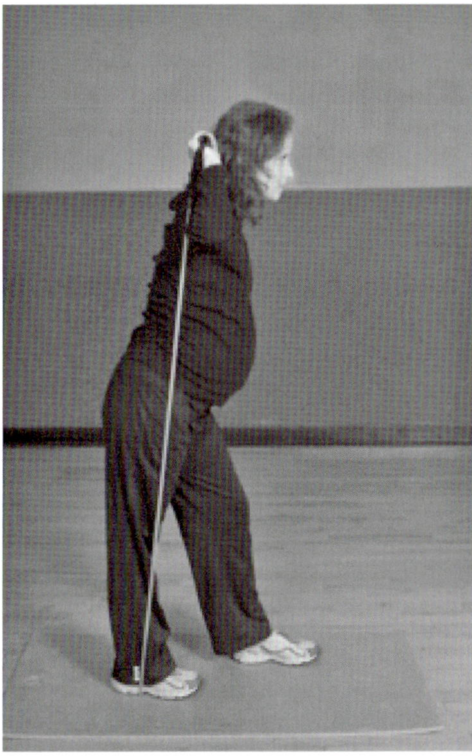

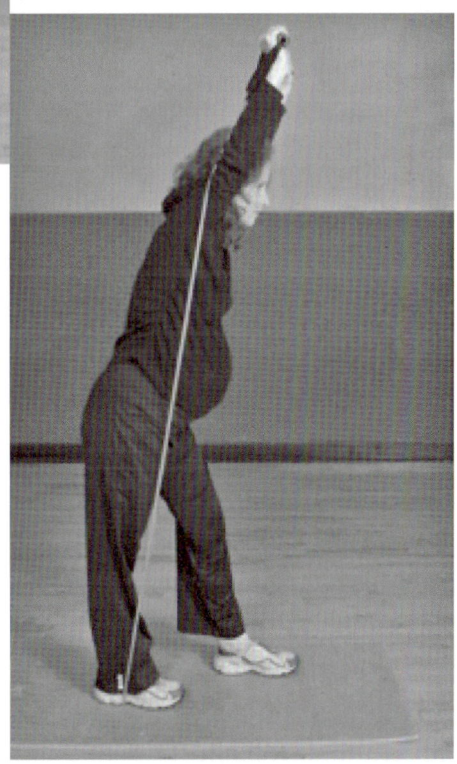

트라이셉 익스텐션: 오른발 아래에 밴드를 고정한 상태로 선다. 오른손으로 밴드를 잡고 몸 뒤로 밴드를 사용하여 팔꿈치를 귀 높이까지 들어 올린다. 밴드를 당기면서 팔을 천천히 들어 올려 시작 위치로 돌아간다. 10~12회 반복하고 양쪽을 바꿔 반대쪽 팔도 반복한다.

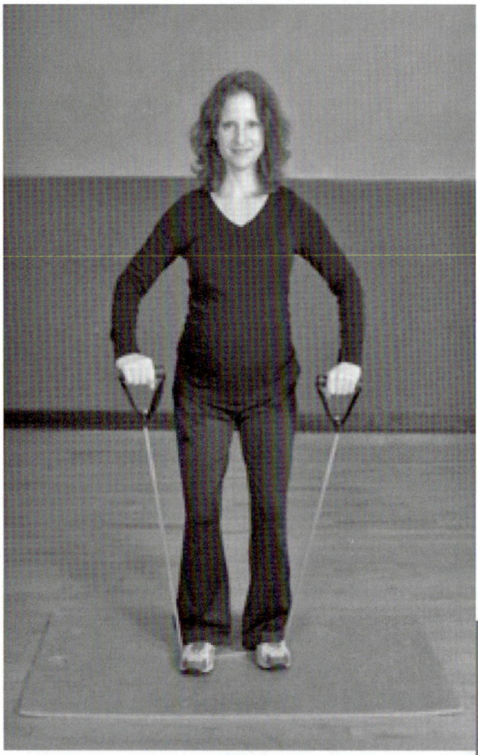

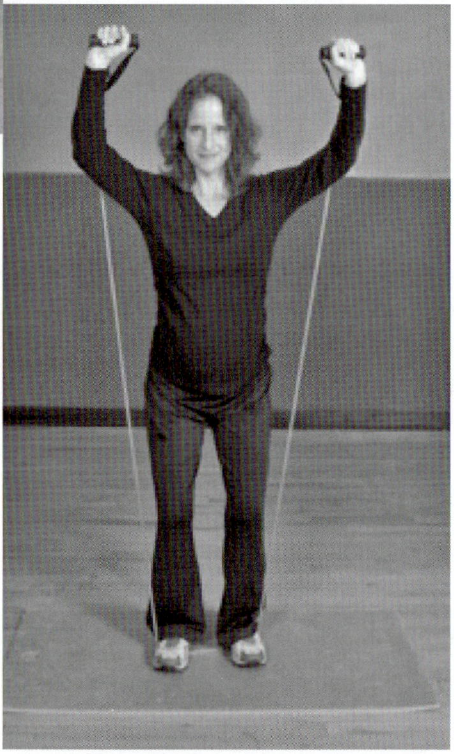

솔더(어깨) 프레스: 발을 어깨 너비로 벌리고 서서 밴드를 어깨 아래에 놓는다. 손바닥이 아래를 향하도록 손으로 양 끝을 잡는다. 천천히 손바닥이 앞을 향하도록 회전하면서 팔을 머리 위로 들어 올린 후 시작 위치로 돌아간다. 10~12회 반복한다.

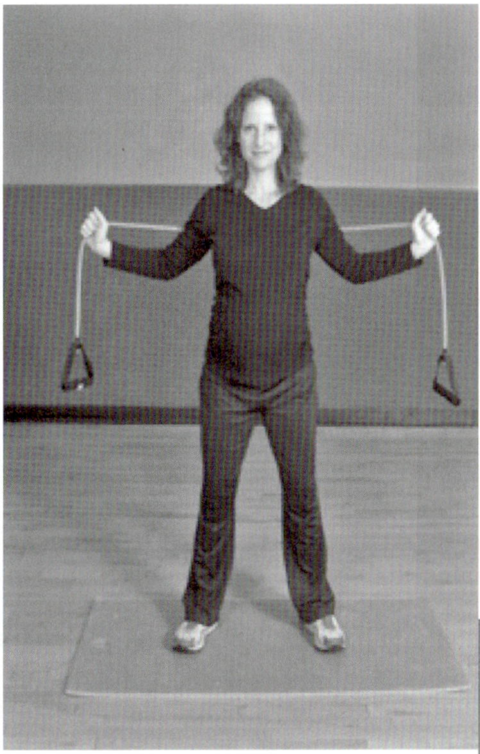

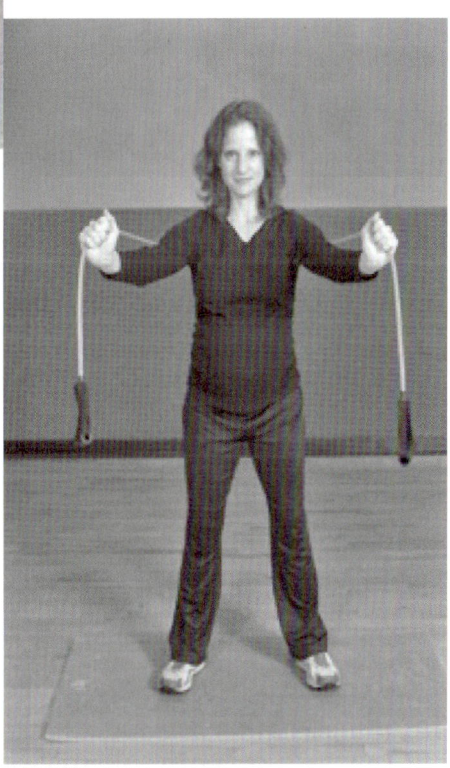

펙 스쿼즈: 발을 어깨 너비로 벌리고 서서 어깨 높이에서 양 끝을 손으로 잡고 저항 밴드를 등 뒤에 놓는다. 팔을 몸 앞으로 내밀면서 천천히 반원을 만든 다음 모은다. 시작 자세로 돌아가 10~12회 반복한다.

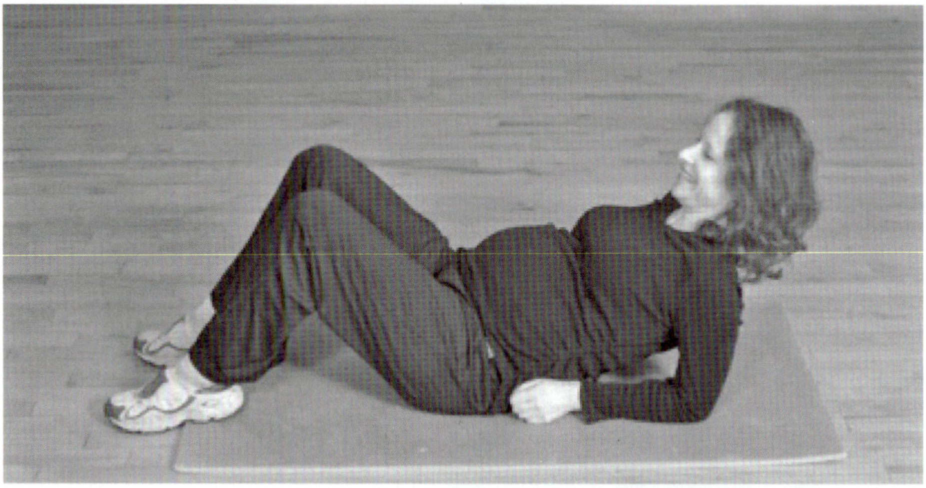

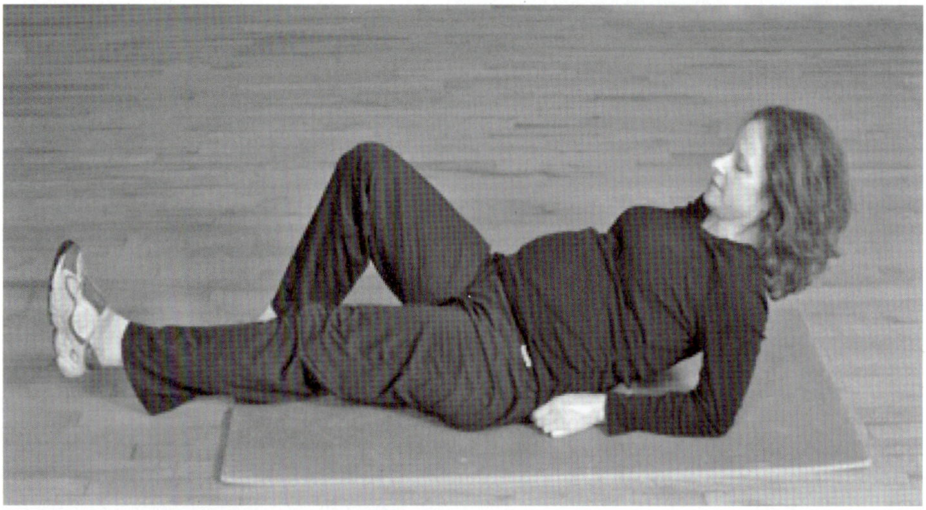

Modified 셜먼의 레벨 1: 셜먼의 모든 운동은 반복 중에 "기본 호흡"을 수행해야 한다. 기본 호흡은 깊게 숨을 들이쉬고 내쉴 때 복부를 조이고 수축을 유지하는 것이다. 각 운동마다 기본 호흡을 하면서 복근 수축을 유지한다. 동작 반복 시 운동 수행 전에 숨을 들이쉬고 운동을 수행하면서 숨을 내쉰다.

구부린 팔꿈치에 상체를 얹고 매트에 앉는다. 벽에 기대어 있는 운동 공에 대고 자세를 취하거나 쐐기를 사용하여 상체를 들어 올릴 수 있다.

양 무릎을 구부린 상태에서 시작하여 왼쪽 다리를 곧게 펴질 때까지 천천히 바깥쪽으로 민 다음 다시 시작 위치로 돌아온다. 10~12회 반복한 후 반대쪽 다리로 바꿔 반복한다.

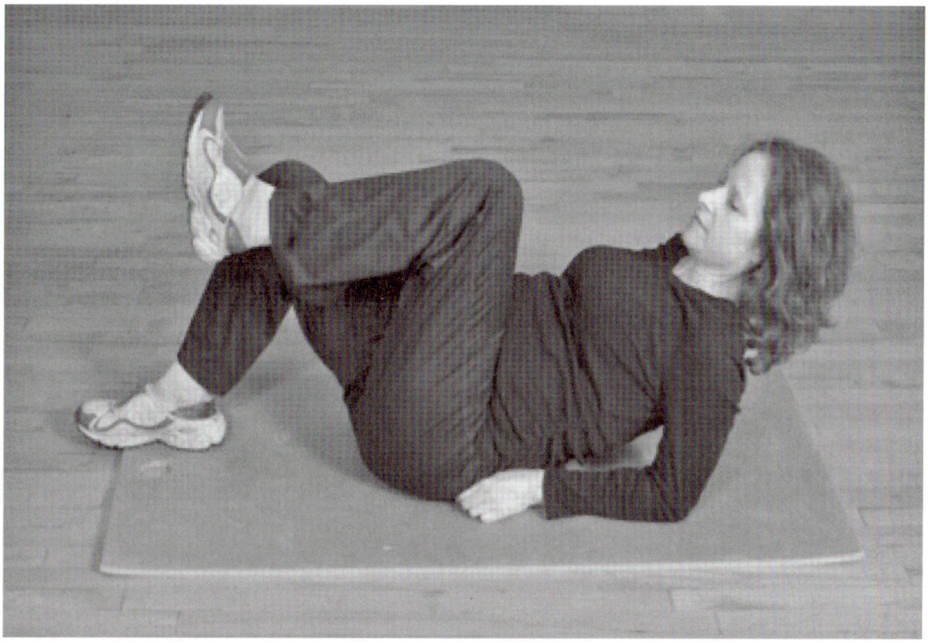

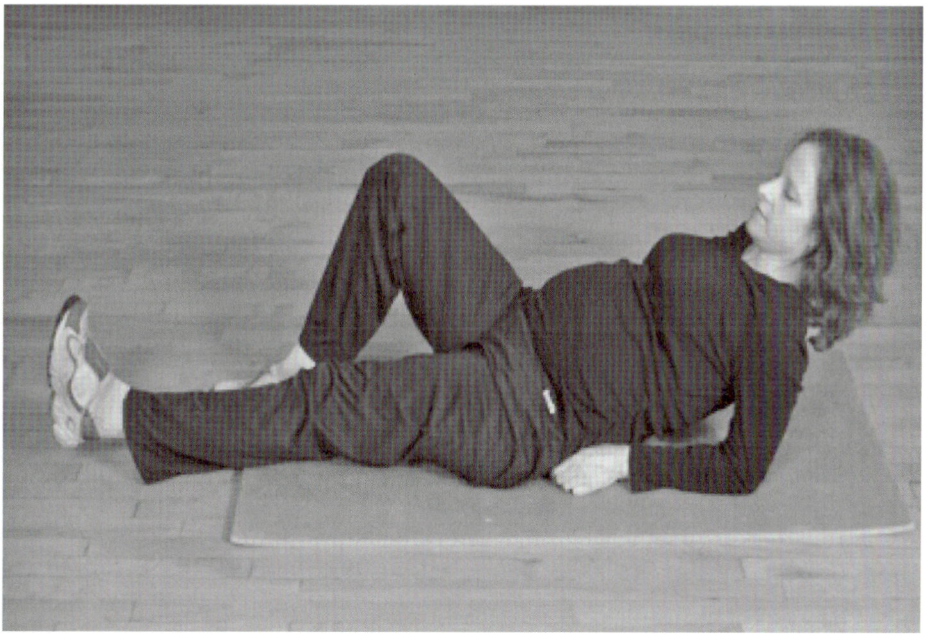

Modified 셜먼의 레벨 2: 1단계와 같은 자세에서 왼쪽 다리를 구부려 몸쪽으로 가져와 바닥에 닿지 않도록 다리를 똑바로 뻗은 후 천천히 시작 위치로 돌아간다. 10~12회 반복한 후 반대쪽 다리로 바꿔서 반복한다.

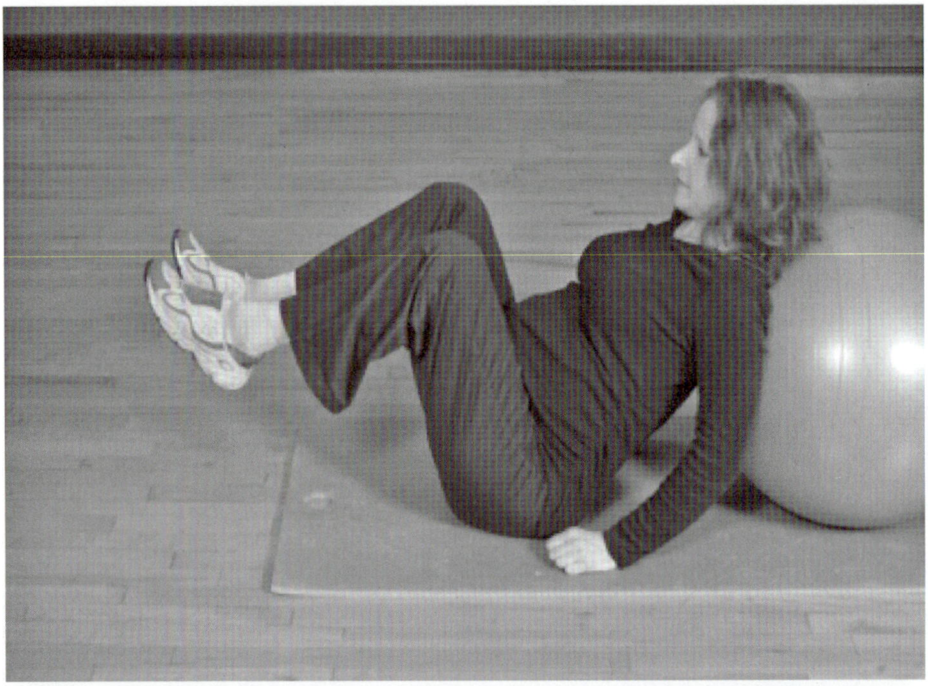

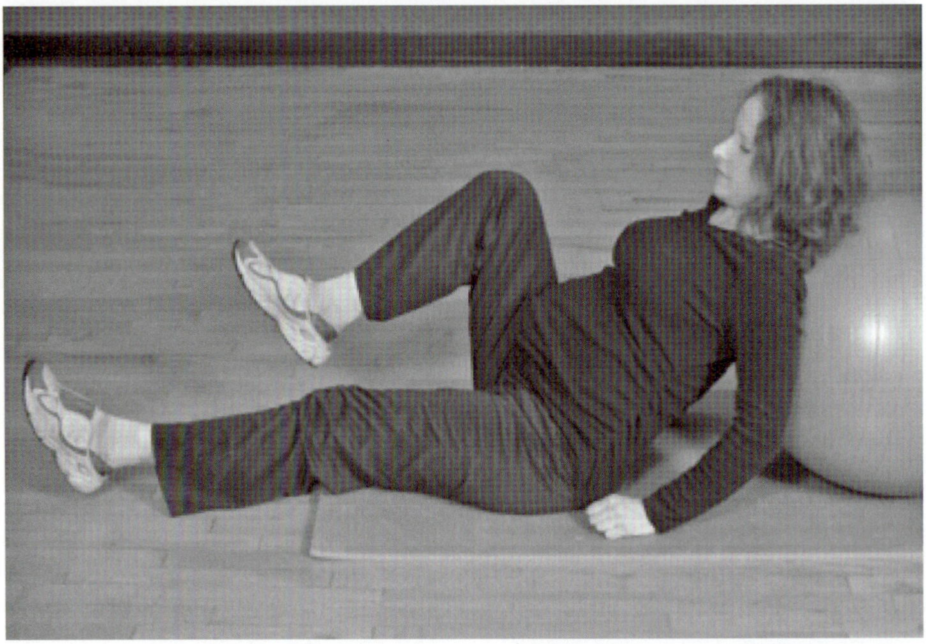

Modified 셜먼의 레벨 3: 2단계와 같은 자세로 양 무릎을 구부려 들어 올린 후 왼쪽 다리를 90° 각도로 유지한 상태에서 오른쪽 다리를 바닥에 닿지 않고 곧게 펴질 때까지 천천히 쭉 뻗은 후 시작 자세로 돌아온다. 10~12회 반복한 후 반대쪽 다리로 바꿔 반복한다.

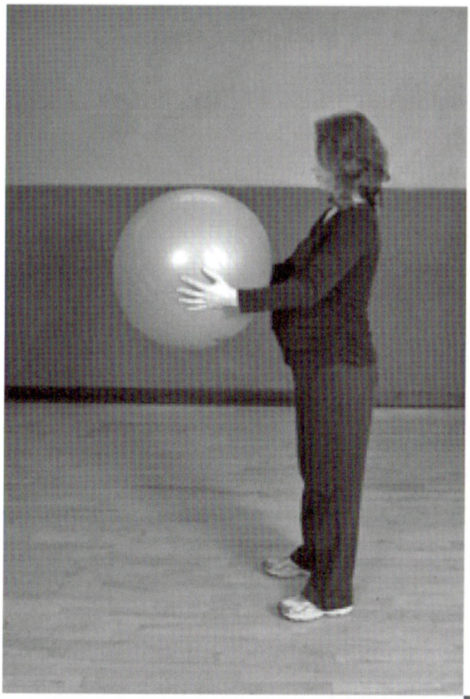

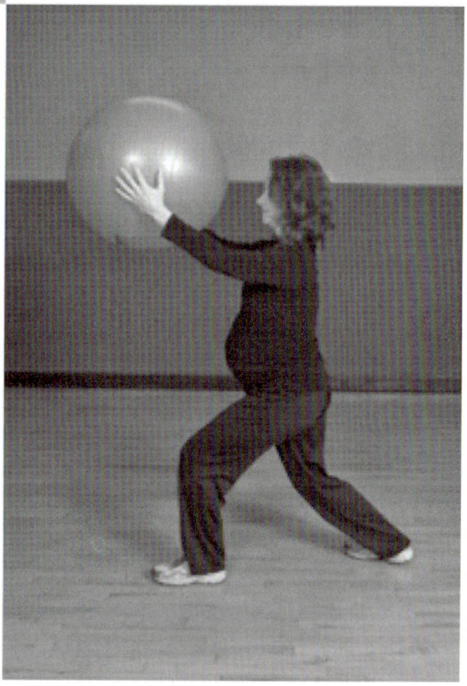

공을 이용한 포워드 런지: 양발을 어깨너비로 벌리고 서서 운동 공을 몸 앞으로 내민다. 공을 머리 위로 들어 올리면서 한쪽 다리를 앞으로 내민다. 시작 위치로 돌아가서 반대쪽 다리로 런지를 전환한다. 10~12회 반복한다.

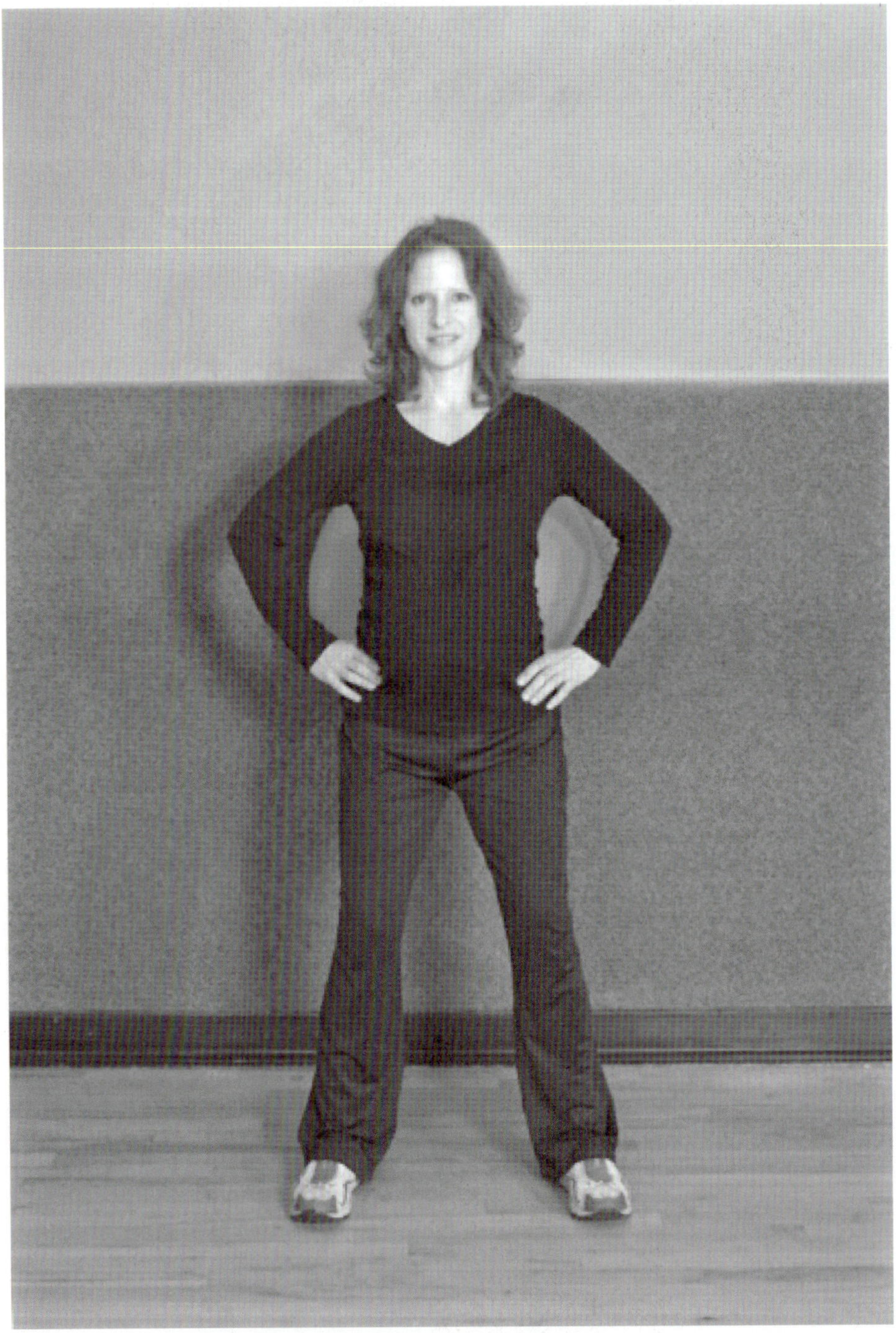

백 볼 롤: 벽에 등을 대고 서서 공을 등과 벽 사이에 놓는다. 무릎을 구부렸다가 뒤로 젖혀서 공을 벽 위아래로 굴린다. 상체 스트레칭을 위해 이 스트레칭을 하면서 팔을 들어 올릴 수 있다. 5번 반복한다.

운동 모니터링 및 수정 Monitoring and Modifying Exercise

자가 평가는 임산부가 자신의 운동 프로그램이 적절하고 효과적인지 판단하는 데 사용할 수 있는 가장 정확한 방법이다. 다음 질문 목록은 산전 운동 프로그램이 당신과 아기에게 안전한지 여부를 측정하는 데 도움이 된다.

질문 Questions:

1. 당신의 담당 의사는 당신이 건강한 임신을 위해 충분한 체중을 얻고 있다고 생각하는가?
2. 대부분 기분이 좋으며 질병이 증가하지는 않았는가?
3. 운동 후 극심한 근육통이나 관절통이 있는가?
4. 만성 또는 심한 피로를 겪고 있는가?
5. 태아의 정상적인 태동량에 변화가 생겼나?(대부분의 임산부는 임신 22주에서 22주 경에 태아의 움직임을 느끼기 시작한다.)
6. 당신의 담당 의사는 매 측정 시 당신의 아기가 정상적으로 성장하고 있다고 생각하는가?
7. 당신 또는 당신의 담당 의사가 당신의 임신에 대해 우려하는 사항이 있는가?

수정사항 Modifications:

담당 의사의 권장 사항 내에서 체중이 증가하지 않으면 식단을 검토하고 일일 섭취량에 영양 밀도가 높은 칼로리를 추가해야 한다. 3일 간의 음식 기록은 일일 칼로리 섭취량을 제공하는 데 도움이 되며 영양 상태에 대한 정보를 제공한다. 체중이 정상적으로 증가하지 않는 경우 의료인에게 상담/진료를 한다.

- 더 자주 아프거나 질병 앓은 후에 회복할 수 없는 경우, 운동 루틴에 휴식일을 더 추가해야 할 수도 있다. 몸이 아플 때는 몸이 정상으로 돌아올 때까지 운동을 삼가한다.
- 통증, 지속적인 근육통 및 기타 신체적 불편함은 적당한 운동으로 인한 정상적인 반응이 아니다. 이러한 문제가 발생하면 휴식 시간을 늘리고 운동 강도를 편안

하게 느낄 수 있는 수준으로 줄이도록 한다.

- 운동은 에너지와 활발함이 느껴지도록 해야 한다. 따라서 운동 후에 피곤함을 느낀다면 너무 높은 강도 또는 지나친 시간 동안 운동을 하고 있다는 신호이므로 운동 후 피곤하지 않고 기분이 좋을 정도의 강도와 시간으로 줄이도록 한다. 만성적인 낮은 에너지 수준은 오버트레이닝의 증상일 수 있다. 임신은 그 자체로 훈련 상태이므로 피트니스 루틴을 진행하는 동안 수정해야 한다.
- 만약 태아의 움직임이 느려지거나 멈춘 것을 느끼게 된다면 운동을 중단하고 즉시 의료인에게 진료를 받아야 한다.
- 임신 중 아기의 성장은 임신 건강의 좋은 지표이다. 만약 의료인이 태아 성장 저하나 임신(잉태) 연령에 맞지 않는 측정을 우려하는 경우, 운동 프로그램을 계속하는 것이 안전한지 논의해야 한다.
- 산모 또는 담당의사가 임신 건강에 대해 우려 사항이 있는 경우 산모 운동의 적합 여부를 논의해야 한다. 피트니스 프로그램의 유형, 강도, 기간 및 빈도에 대해 항상 의사에게 알리고 우려 사항이 있는 경우 의사에게 상담/진료를 받도록 한다.

결론 Conclusion

임신 중 및 임신 후의 운동은 건강한 임신을 위한 중요한 요소이다. 그리고 이 책의 내용에서 배웠듯이 운동은 엄마와 아기 모두에게 엄청난 이점을 제공한다. 임신 중 건강을 유지하기 위해 운동을 하면 임신에 대한 요구 사항을 충족하는 아기의 건강과 신체 능력에 긍정적인 영향을 미칠 뿐만 아니라 산후 회복 기간을 단축시킬 수도 있다. 추가 정보는 이 장의 첨부자료를 확인하도록 한다. 이러한 자료에는 산모의 운동과 건강에 대한 추가 정보를 제공하는 기관, 웹 사이트 및 교육 자료가 포함된다.

자료

Resources

American College of Nurse-Midwives
8403 Colesville Road, Suite 1550
Silver Spring, MD 20910
(240) 485-1800
www.midwife.org/

American College of Obstetricians and Gynecologists (ACOG)
409 12th St. SW
PO Box 96920
Washington, DC 20090-6920
(800) 673-8444
www.acog.org
To obtain the ACOG Committee Opinion Number 267, January 2002, reaffirmed in 2009, "Exercise During Pregnancy and the Postpartum Period." http://mail.ny.acog.org/website/SMIPodcast/Exercise.pdf

American College of Sports Medicine (ACSM)
401 West Michigan Street
Indianapolis, IN 46202-3233
(317) 637-9200
www.acsm.org/

American Physical Therapy Association (APTA)
111 North Fairfax Street
Alexandria, VA 22314-1488
(800) 999-2782
www.apta.org

Babyfit.com
Prenatal and postpartum fitness and nutrition information.
www.babyfit.com

Dona International (DONA)
Information on Doula support
1582 South Parker Road, Suite 201
Denver, CO 80231
(888) 788-DONA
www.dona.org

International Childbirth Education Association (ICEA)
1500 Sunday Drive, Suite 102
Raleigh, NC 27607
(800) 624-4934
www.icea.org/
For information on obtaining ICEA Prenatal Fitness Educator certification.
www.icea.org/content/prenatal-fitness-educator

La Leche League International
957 North Plum Grove Road
Schaumburg, IL 60173
(800) 525-3243
www.llli.org/

National Association for Continence (NAFC)
P.O. Box 1019
Charleston, SC 29402-1019
(800) BLADDER
www.nafc.org

Postpartum Support International
6706 Southwest 54th Avenue
Portland, OR 97219
(800) 944-4773
www.postpartum.net

Prenatal and Postpartum Fitness Consulting
Offers prenatal/postpartum fitness certificate training for health and fitness providers.
7116 Spring Hill Drive
Middleton, WI 53562
(877) 582-2227
www.ppfconsulting.com

Womenshealth.gov
(800) 994-9662
www.womenshealth.gov

참고문헌
References

Abramson, D., S.J.V.L. Robert, and P.D. Wilson. 1934. Relaxation of the pelvic joints in pregnancy. *Surgery Gynecology and Obstetrics* 58: 595-613.

American College of Obstetricians and Gynecologists. 1985. Exercise during pregnancy and the postpartum period. *Technical Bulletin* 58. Washington, DC: ACOG Press.

——. 1994. Exercise during pregnancy and the postpartum period. *Technical Bulletin* 189. Washington, DC: ACOG Press.

American College of Sports Medicine. 1994. *Guidelines for exercise testing and prescription*. Philadelphia: Lea & Febiger.

Artal, R. 1996. Exercise: An alternative therapy for gestational diabetes. *The Physician and Sports Medicine* 24(3): 54-65.

Artal, R., and R.J. Buckenmeyer. 1995. Exercise during pregnancy and postpartum. *Contemporary Obstetrics and Gynecology* 40(5): 62-90.

Artal, R., V. Fortunate, A. Welton, N. Constantino, N. Khodiguian, L. Villalobos, and R. Wiswell. 1995. A comparison of cardiopulmonary adaptations to exercise in pregnancy at sea level and altitude. *American Journal of Obstetrics and Gynecology* 12: 1170-1178.

Artal, R., S. Rutherford, T. Romen, R.K. Kammula, F.J. Dorey, and R.A. Wiswell. 1986. Fetal heart rate responses to maternal exercise. *American Journal of Obstetrics and Gynecology* 155: 729-733.

Artal, R., and R.A. Wiswell. 1986. *Exercise in pregnancy*. Baltimore: Williams & Wilkins.

Ayers, J.W.T., Y. Komesu, T. Romani, and R. Ansbacher. 1985. Anthropomorphic, hormonal and psychologic correlates of semen quality in endurance-trained male athletes. *Fertility and Sterility* 43: 917-921.

Barakat R., J.R. Ruiz, G. Rodríguez-Romo, R. Montejo-Rodríguez, and A. Lucia. 2010. Does exercise training during pregnancy influence fetal cardiovascular responses to an exercise stimulus? Insights from a randomised, controlled trial. *British Journal of Sports Medicine* Aug; 44(10) :762-764.

Barakat R, Pelaez M, Montejo R, Luaces M, Zakynthinaki M. 2010. Exercise during pregnancy improves maternal health perception: A randomized controlled trial. *American Journal of Obstetrics and Gynecology* May; 204(5): 402.e1-7.

Beckmann, C.R.B., and C.A. Beckmann. 1990. Effect of a structured antepartum exercise program on pregnancy and labor outcome in primiparas. *Journal of Reproductive Medicine* 35: 704-709.

Berg, G., M. Hammer, J. Moller-Neison, U. Linden, and J. Thorblad. 1988. Low back pain during pregnancy. *Obstetrics and Gynecology* 71: 71-74.

Berkowitz, G.S., J.L. Kelsey, T.R. Holford, and R.L. Berkowitz. 1983. Physical activity and the risk of spontaneous premature delivery. *Journal of Reproductive Medicine* 28: 581-588.

Blackwell, S.C., and G. Olson. Optimization of gestational weight gain in the obese gravida: a review. *Obstetrics and Gynecology* Clinics of North America. 2011 Jun; 38(2): 397-407, xii.

Borg, G.A.V. 1998. *Borg's perceived exertion and pain scales.* Champaign, IL: Human Kinetics.

Bullen, B. A., G.S. Skrinar, L.Z. Beitins, G. "VonMering, B.A. Turnbull, and J. W. MacArthur. 1985. Induction of menstrual disorders by strenuous exercise in untrained women. *New England Journal of Medicine* 312: 1349-1353.

Burt, C. 1949. Peripheral skin temperature in normal pregnancy. *Lancet* 2: 787-790.

Butte, N.E, C. Garza, E. O'Brien-Smith, and B.L. Nichols. 1984. Human milk intake and growth in exclusively breast-fed infants. *Pediatrics* 104: 187-195.

Calganeri, M., H.A. Bird, and V. Wright. 1982. Changes in joint laxity occurring during pregnancy. *Annals of Rheumatic Disease* 41: 126-128.

Capeless, E.L., and J.F. Clapp III. 1989. Cardiovascular changes in early phase of pregnancy. *American Journal of Obstetrics and Gynecology* 161: 1449-1453.

Carpenter, M.W., S.P. Sady, B. Hoegsberg, M.A. Sady, B. Haydon, E.M. Cullinane, D.R. Coustan, and R.D. Thompson. 1988. Fetal heart rate response to maternal exertion. *Journal of the American Medical Association* 259: 3000-3009.

Carpenter, M.W., S.P. Sady, M.A. Sady, B. Haydon, D.R. Coustan, and P.D. Thompson. 1990. Effect of maternal weight gain during pregnancy on exercise performance. *Journal of Applied Physiology* 68: 1173-1176.

Clapp III, J.F. 1980. Acute exercise stress in the pregnant ewe. *American Journal of Obstetrics and Gynecology* 136: 489-494.

——. 1985a. Fetal heart rate response to running in mid-pregnancy and late pregnancy. *American Journal of Obstetrics and Gynecology* 153: 251-252.

——. 1985b. Maternal heart rate in pregnancy. *American Journal of Obstetrics and Gynecology* 152: 659-660.

——. 1987. The effects of exercise on uterine blood flow. In *Uterine blood flow*, ed. C.R. Rosenfeld, 300-310. Ithaca: Perinatology Press.

——. 1989a. The effects of maternal exercise on early pregnancy outcome. *American Journal of Obstetrics and Gynecology* 161: 1453-1457.

——. 1989b. Oxygen consumption during treadmill exercise before, during, and after pregnancy. *American Journal of Obstetrics and Gynecology* 161: 1458-1464.

——. 1991. The changing thermal response to endurance exercise during pregnancy. *American Journal of Obstetrics and Gynecology* 165: 1684-1689.

——. 1994a. A clinical approach to exercise during pregnancy. *Clinics in Sports Medicine* 13: 443-457.

——. 1994b. Physiological adaptation to intrauterine growth retardation. *In Early fetal growth and development*, ed. R.N.T. Ward, S.K. Smith, and D. Donnai, 371-382. London: RCOG Press.

——. 1996a. Exercise during pregnancy. In Perspectives in exercise science and sports medicine. *Exercise and the female—A lifespan approach* (vol. 9), ed. O. Bar-Or, D. Lamb, and P. Clarkson, 413-451. Carmel, IN: Cooper.

——. 1996b. The morphometric and neurodevelopmental outcome at five years of age of the offspring of women who continued to exercise throughout pregnancy. *Journal of Pediatrics* 129: 856-863.

——. 1996c. Pregnancy outcome: Physical activities inside versus outside the workplace *American Journal of Perinatology* 20: 70-76.

——. 1997. Diet, exercise, and fetoplacental growth. *Archives Gynecologic and Obstetrics* 261: 101-107.

——. 2008 Long-term outcome after exercising throughout pregnancy: Fitness and cardiovascular risk. *American Journal of Obstetrics and Gynecology.* Nov; 199(5): 489.e1-6.

——. 2009. Does exercise training during pregnancy affect gestational age? *Clinical Journal of Sports Medicine.* May; 19(3): 241-243.

Clapp III, J.F., and E.L. Capeless. 1990. Neonatal morphometrics following endurance exercise during pregnancy. *American Journal of Obstetrics and Gynecology* 163:1805-1811.

——. 1991a. The changing glycemic response to exercise during pregnancy. *American Journal of Obstetrics and Gynecology* 165: 1678-1683.

——. 1991b. The VO_2max of recreational athletes before and after pregnancy. *Medicine and Science in Sports and Exercise* 23: 1128-1133.

Clapp III, J.F., E.L. Capeless, K.H. Rizk, and S. Appleby-Wineberg. 1995. The vascular remodeling of pregnancy persists one year postpartum. *Journal of the Society for Gynecologic Investigation* 2: 292.

Clapp III, J.F., and S. Dickstein. 1984. Endurance exercise and pregnancy outcome. *Medicine and Science in Sports and Exercise* 16: 556-562.

Clapp III, J.F., and K.D. Little. 1995. The effect of endurance exercise on pregnancy weight gain and subcutaneous fat deposition. *Medicine and Science in Sports and Exercise* 21: 170-177.

Clapp III, J.F., K.D. Little, S.K. Appleby-Wineberg, and J.A. Widness. 1995. The effect of regular maternal exercise on erythropoietin in cord blood and amniotic fluid. *American Journal of Obstetrics and Gynecology* 172: 1445-1450.

Clapp III, J.F., K.D. Little, and E.L. Capeless. 1993. Fetal heart rate response to various intensities of recreational exercise during mid and late pregnancy. *American Journal of Obstetrics and Gynecology* 168: 198-206.

Clapp III, J.F., and K.H. Rizk. 1992. Effect of recreational exercise on mid-trimester placental growth. *American Journal of Obstetrics and Gynecology* 167:1518-1521.

Clapp III, J.F., B.L. Seaward, R.H. Sleamaker, and J. Hiser. 1988. Maternal physiologic adaptations to early human pregnancy.

American Journal of Obstetrics and Gynecology 159: 1456-1460.

Clapp III, J.F., S.J. Simonian, R.A. Harcar-Sevcik, B. Lopez, and S. Appleby-Wineberg. 1995. Morphometric and neurodevelopmental outcome after exercise during pregnancy. *Medicine and Science in Sports and Exercise* 27: S74.

Clapp III, J.F., J. Tomaselli, S. Appleby-Wineberg, S.E. Ridzon, B. Lopez, C. Cowap, and K.D. Little. 1996. Training volume during pregnancy—Effect on fetal heart rate response, maternal weight gain, and fat deposition. *Medicine and Science in Sports and Exercise* 28: S60.

Clapp III, J.F., J. Tomaselli, S. Rizdon, M. Kortan, B. Lopez, and K.D. Little. 1997. Pregnancy training volume—Effect on placental growth and size at birth. *Medicine and Science in Sports and Exercise* 29: S4.

Clapp III, J.F, M. Wesley, and R.H. Sleamaker. 1987. Thermoregulatory and metabolic responses to jogging prior to and during pregnancy. *Medicine and Science in Sports and Exercise* 19: 124-130.

Coggan, A.R., W.M. Kohrt, R.J. Sina, D.M. Bier, and J.O. Holloszy. 1990. Endurance training decreases glucose turnover and oxidation during moderate intensity exercise in men. *Journal of Applied Physiology* 68: 990-996.

Cohen, G.C., J.C. Prior, Y. Vigna, and S.M. Pride. 1989. Intense exercise during the first two trimesters of unapparent pregnancy. *The Physician and Sports Medicine* 17: 87-94.

Collings, C.A., L.B. Curet, and J.P. Mullen. 1983. Maternal and fetal responses to a maternal aerobic exercise program. *American Journal of Obstetrics and Gynecology* 146: 702-707.

Cunningham, E.G., P.C. MacDonald, N.E. Gant, L.C. Gilstrap, G.D.V. Hankins, and S.L. Clark, eds. 1997. Williams *Obstetrics* (20th edition.), 533-546. Stamford, CT: Appelton and Lange.

Dale, E., K.M. Mullinax, and D.H. Bryan. 1982. Exercise during pregnancy: Effects on the fetus. *Canadian Journal of Applied Sports Science* 7: 98-102.

Davis, K., and F. Doran. 2011. Factors that influence physical activity for pregnant and postpartum women and implications for primary care. *Australian Journal of Primary Health*. 17(1): 79-85.

Dempsey, J.A., and R. Fregosi. 1985. Adaptability of the pulmonary system to changing metabolic requirements. *American Journal of Cardiology* 55: 59D-67D.

DeMaio M, and E.F. Magann. 2009. Exercise and pregnancy.

Journal of the American Academy of Orthopaedic Surgeons. Aug; 17(8): 504-514.

DeSwiet, M. 1991. The respiratory system. *In Clinical physiology in obstetrics*, ed. F. E. Hytten and G. Chamberlain, 83-100. London: Blackwell Scientific.

Dewey, K.G., M.J. Heinig, L.A. Nommsen, J.M. Peerson, and B. Lonnerdal. 1991. Adequacy of energy intake among breast-fed infants in the DARLING study: Relationships to growth velocity, morbidity, and activity levels. *Journal of Pediatrics* 119: 538-547.

——. 1992. Growth of breast-fed and formula fed infants from 0 to 18 months: The DARLING study. *Pediatrics* 89: 1035-1041.

——. 1993. Breast-fed infants are leaner than formula-fed infants at 1 year of age: The DARLING study. *American Journal of Clinical Nutrition* 57: 140-145.

Dewey, K.G., R.J. Cohen, L.L. Rivera, J. Canahuati, and K.H. Brown. 1996. Do exclusively fed breast-fed infants require extra protein? *Pediatric Research* 39: 303-307.

Dewey, K.G., and C.A. Lovelady. 1993. Exercise and breast-feeding: A different experience. *Pediatrics* 91: 514-515.

Dewey, K.G., C.A. Lovelady, L.A. Nommsen-Rivers, M.A. McCrory, and B. Lonnerdal. 1994. A randomized study of the effects of aerobic exercise by lactating women on breast-milk volume and composition. *New England Journal of Medicine* 330: 449-453.

Dewey, K.G., and M.A. McCrory. 1994. Effects of dieting and physical activity on pregnancy and lactation. *American Journal of Clinical Nutrition* 59: 446S-453S.

Dewey, K.G., J.M. Peerson, K.H. Brown, N.F. Krebs, K.E Michaelsen, L.A. Peerson, L. Salmenpera, R.G. Whitehead, and D.L. Yeung. 1995. Growth of breast-fed infants deviates from current reference data: A pooled analysis of US, Canadian, and European data sets. *Pediatrics* 96: 495-503.

Drinkwater, B.L., and C.H. Chestnut 1991. Bone density changes during pregnancy and lactation in active women. *Bone Mineral* 14: 153-160.

Drinkwater, B.L., K. Milson, C.H. Chestnut, W.J. Bremner, S. Shainholtz, and M.B. Southworth. 1984. Bone mineral content of amenorrheic and eumenorrheic runners. *New England Journal of Medicine* 311: 277-281.

Duvekot, J.J., E.G. Cheriex, F.A. Pieters, P.P. Menheere, and L.H. Peeters. 1993. Early pregnancy changes in hemodynamics and volume homeostasis are consecutive adjustments triggered by a primary fall in vascular tone. *American Journal of Obstetrics and Gynecology* 169: 1382-1392.

Eichner, E.R. 1992. Exercise and testicular function. *Sports Science Exchange* 5(38).

Ellis, M.I., B.B. Seedhom, and V. Wright. 1985. Forces in women 36 weeks pregnant and four weeks after delivery. *Engineering Medicine* 14: 95-99.

Erdelyi, G.J. 1962. Gynecological survey of female athletes. *Journal of Sports Medicine and Physical Fitness* 2: 174-179.

Falk, L.J. 1983. Intermediate sojourners in high altitude: Selection and clinical observations. In *Adjustment to High Altitude.* NIH Publication, No. 83-2496, 13-18. Washington, DC: U.S. Department of Health and Human Services.

Fleten C, H. Stigum, P. Magnus, W. Nystad. 2010. Exercise during pregnancy, maternal pre-pregnancy body mass index, and birth weight. *Obstetrics and Gynecology* Feb; 115 (2 PT 1) :3331-3337.

Frisch, R.E., and J.W. MacArthur. 1974. Menstrual cycles: Fatness as a determinant of minimum weight for height necessary for their maintenance or onset. *Science* 185: 949-951.

Gavard J.A., and R. Artal. 2008. Effect of exercise on pregnancy outcome. *Obstetrics and Gynecology*. Jun; 51(2): 467-480.

Gollnick, P.D. 1985. Metabolism of substrates: Energy substrate metabolism during exercise and as modified by training. *Federation Proceedings* 44: 353-357.

Gollnick, P.D., B.F. Timson, R.L. Moore, and M. Riedy. 1981. Muscular enlargement and number of fibers in skeletal muscles of rat. *Journal of Applied Physiology* 50: 936-943.

Grimby, G. 1965. Renal clearances during prolonged supine exercise at different exercise loads. *Journal of Applied Physiology* 20: 1294-1298.

Hagberg, J.M., J.E. Yerg II, and D.R. Seals. 1988. Pulmonary function in younger and older athletes and untrained men. *Journal of Applied Physiology* 65: 101-105.

Hall, D.C., and D.A. Kaufmann. 1987. Effects of aerobic strength and conditioning on pregnancy outcomes. *American Journal of Obstetrics and Gynecology* 157:1199-1203.

Hart, M.V, M.J. Morton, J.D. Hosenpud, and J. Metcalfe. 1986. Aortic function during normal human pregnancy. *American Journal of Obstetrics and Gynecology* 154: 887-891.

Hatch, C.M., X.O. Shu, D.E. McLean, B. Levin, M. Begg, L. Reuss, and M. Susser. 1993. Maternal exercise during pregnancy, physical fitness, and fetal growth. *American Journal of Epidemiology* 137:1105-1114.

Hatoum, N., J.F. Clapp III, M.R. Neuman, N. Dajani, and S.B. Amini. 1997. Effects of maternal exercise on fetal activity in late gestation. *The Journal of Maternal-Fetal Medicine* 6: 134-139.

Heaney, R.P., and T.G. Skillman. 1971. Calcium metabolism in normal human pregnancy. *Journal of Clinical Endocrinology and Metabolism* 3-3 (4): 661-676.

Henriksson, J. 1977. Training induced adaptation of skeletal muscle and metabolism during submaximal exercise. *Journal of Physiology* 270: 661-675.

Higdon, H. 1981. Running through pregnancy. *The Runner* 4(3): 46-51.

Hopkins SA, J.C. Baldi, W.S. Cutfield, L. McCowan, P.L. Hofman. 2010. Exercise training in pregnancy reduces offspring size without changes in maternal insulin sensitivity. *Journal of Clinical Endocrinology and Metabolism.* May; 95(5): 2080-2088.

Huel, G., S. Gueguen, R.C. Bouyer, E. Papiernik, N. Mamelle, B. Laumon, E. Munoz, and D. Collin. 1989. Effective prevention of preterm birth: The French experience measured at Haguenau. *Birth Defects: Original Article Series* 25: 1-234.

Hunscher, H.A., and W.T. Tompkins. 1970. The influence of maternal nutrition on the immediate and long-term outcome of pregnancy. *Clinics in Obstetrics and Gynecology* 13: 130-144.

Hytten, F.E. 1991. The alimentary system. In *Clinical physiology in obstetrics*, ed. F.E. Hytten and G. Chamberlain, 137-149. London: Blackwell Scientific.

Jackson, M.A., P. Gott, S.J. Lye, J.W. Knox Ritchie, and J.F. Clapp III. 1995. The effect of maternal aerobic exercise on human placental development: Placental volumetric composition and surface areas. *Placenta* 16: 179-191.

Jarrett, J.C., and W.N. Spellacy. 1984. Jogging during pregnancy: An improved outcome? *Obstetrics and Gynecology* 61: 705-709.

Juhl M, P.K. Andersen, J. Olsen, M. Madsen, T. Jørgensen, E.A.Nøhr, A.M. Andersen 2008. Physical exercise during pregnancy and the risk of preterm birth: A study within the Danish National Birth Cohort. *American Journal of Epidemiology.* Apr 1; 167(7): 859-866.

Juhl M., J. Olsen, P.K. Andersen, E.A. Nøhr, A.M. Andersen.

2008. Physical exercise during pregnancy and fetal growth measures: a study within the Danish National Birth Cohort. *American Journal of Obstetrics and Gynecology*. Jan; 202(1): 63.e1-8.

Karzel, R.P., and M.C. Friedman. 1991. Orthopedic injuries in pregnancy. *Exercise in Pregnancy*, ed. R.A. Artal, R.A. Wiswell, and B.L. Drinkwater, 123-132. Baltimore: Williams & Wilkins.

Katz, M., and M.M. Sokal. 1980. Skin perfusion in pregnancy. *American Journal of Obstetrics and Gynecology* 137: 30-33.

King, J.C., N.F. Butte, M.N. Bronstein, L.E. Kopp, and S.A. Lindquist. 1994. Energy metabolism during pregnancy: Influence of maternal energy status. *American Journal of Clinical Nutrition* 59 (Supplement): 439-445.

Klebanoff, M.A., P.H. Shiono, and J.C. Carey. 1990. The effect of physical activity during pregnancy on preterm delivery and birth weight. *American Journal of Obstetrics and Gynecology* 163: 1450-1456.

Kulpa, P.J., B.M. White, and R. Visscher. 1987. Aerobic exercise in pregnancy. *American Journal of Obstetrics and Gynecology* 156: 1395-1403.

Lamb, R., M. Anderson, and J. Walters. 1979. The effects of forced exercise on two-year-old Holstein heifers. *Journal of Dairy Science* 62: 1791-1797.

Little, K.D., J.F. Clapp III, and P.D. Gott. 1993. Bone density changes during pregnancy and lactation in exercising women. *Medicine and Science in Sports and Exercise* 25 (Supplement 1): 154.

Little, K.D., J.F. Clapp III, and S.E. Ridzon. 1994. Effect of exercise on postpartum weight and subcutaneous fat loss. *Medicine and Science in Sports and Exercise* 26 (Supplement): 15.

——. 1995. Effect of exercise on body composition changes from pre-pregnancy to three months post partum. *Medicine and Science in Sports and Exercise* 27 (Supplement): 170.

Lokey, E.A., Z.V. Tran, C.L. Wells, B.C. Myers, and A.C. Tran. 1991. Effect of physical exercise on pregnancy outcomes: A meta-analytic review. *Medicine and Science in Sports and Exercise* 23: 1234-1239.

Lotgering, F.K., R.D. Gilbert, and L.D. Longo. 1983a. Exercise responses in pregnant sheep: Blood gases, temperatures and fetal cardiovascular system. *Journal of Applied Physiology* 55: 842-850.

——. 1983b. Exercise responses in pregnant sheep: Oxygen consumption, uterine blood flow and blood volume. *Journal of*

Applied Physiology 55: 834-841.

——. 1985. Maternal and fetal responses to exercise during pregnancy. *Physiological Reviews* 65: 1-36.

Lotgering, F.K., M.B. Van Dorn, P.C. Struijk, J. Pool, and H.C.S. Wallenburg. 1991. Maximal aerobic exercise in pregnant women: Heart rate, O_2 consumption, CO_2 production and ventilation. *Journal of Applied Physiology* 70: 1016-1023.

Loucks, A.B. 1996. The reproductive system. In *Perspectives in exercise science and sports medicine: Exercise and the female—A lifespan approach* vol. 9 ed. O. Bar-Or, D. Lamb, and P. Clarkson, 41-72. Carmel, IN: Cooper.

Loucks, A.B., G.A. Laughlin, J.F. Mortola, L. Girton, and S.S.C. Yen. 1992. Hypothalamic-pituitary-thyroidal function in eumenorrheic and amenorrheic athletes. *Journal of Clinical Endocrinology and Metabolism* 75:514-518.

Loucks, A.B., J.F. Mortola, L. Girton, and S.S.C. Yen. 1989. Alterations in the hypothalamic-pituitary-ovarian and the hypothalamic-pituitary-adrenal axes in athletic women. *Journal of Clinical Endocrinology and Metabolism* 68: 402-411.

Lovelady, C.A., B. Lonnerdal, and K.D. Dewey. 1990. Lactation performance of exercising women. *American Journal of Clinical Nutrition* 52: 103-109.

Luke, B., M. Mamelle, L. Keith, E Munoz, J. Minogue, E. Papiernik, and T.R.B. Johnson. 1995. The association between occupational factors and preterm birth: A United States study. *American Journal of Obstetrics and Gynecology* 173: 849-862.

Mackinnon, L.T. 1992. *Exercise and Immunology.* Champaign, EL: Human Kinetics.

Mamelle, M., B. Laumon, and P. Lazar. 1984. Prematurity and occupational activity during pregnancy. *American Journal of Epidemiology* 119: 309-322.

Marshall, L.A. 1994. Clinical evaluation of amenorrhea in active and athletic women. *Clinics in Sports Medicine* 13(2): 371-387.

McGinnis, J.M. 1992. The public health burden of a sedentary lifestyle. *Medicine and Science in Sports and Exercise* 24: S196-S200.

Melzer K., Y. Schutz, M. Boulvain, 2010. Physical activity and pregnancy: Cardiovascular adaptations, recommendations and pregnancy outcomes. Kayser B. S*ports Medicine.* Jun 1; 40(6): 493-507.

Melzer K., Y. Schutz, N. Soehnchen, V. Othenin-Girard, B.

Martinez de Tejada, O. Irion, M. Boulvain, B. Kayser. 2010. Effects of recommended levels of physical activity on pregnancy outcomes. *American Journal of Obstetrics and Gynecology*. Mar; 202(3): 266.e1-6.

Mudd L.M., S. Nechuta, J.M. Pivarnik, N. Paneth. 2009 Factors associated with women's perceptions of physical activity safety during pregnancy. *Preventive Medicine*. Aug-Sep; 49(2-3): 194-199.

Naeye, R.L., and E.C. Peters. 1982. Work during pregnancy: Effects on the fetus. *Pediatrics* 69: 724-727.

Nisell, H., P. Hjemdahl, and B. Linde. 1985. Cardiovascular responses to circulating catecholamines in normal pregnancy and in pregnancy-induced hypertension. *Clinical Physiology* 5: 479-493.

O'Connor P.J., M.S. Poudevigne, M.E. Cress, R.W. Motl, and J.F. Clapp III. 2011. 3rd. Safety and efficacy of supervised strength training adopted in pregnancy. *Journal Physical Activity and Health*. 2011 Mar; 8(3): 309-320.

Oshida, Y, K. Yamanouchi, S. Hayamizu, and Y. Sato. 1989. Long-term mild jogging increases insulin action despite no influence on body mass index or VO_2max. *Journal of Applied Physiology* 66: 2206-2210.

Ostgaard, H.C., G. Zetherstrom, E. Roos-Hansson, and B. Svanberg. 1994. Reduction of back and posterior pelvic pain in pregnancy. *Spine* 19: 894-900.

Pernoll, M.L., J. Metcalfe, T.L. Schlenker, J.E. Welch, and J.A. Matsumoto. 1975. Oxygen consumption at rest and during exercise in pregnancy. *Respiratory Physiology* 25: 285-294.

Pivarnik, J.M., N.A. Ayers, M.B. Mauer, D.B. Cotton, B. Kirshon, and G.A. Dildy. 1993. Effects of maternal aerobic fitness on cardiorespiratory responses to exercise. *Medicine and Science in Sports and Exercise* 25: 993-998.

Pivarnik, J.M., W. Lee, T. Spillman, S.L. Clark, D.B. Cotton, and J.E. Miller. 1992. Maternal respiration and blood gasses during aerobic exercise performed at moderate altitude. *Medicine and Science in Sports and Exercise* 24: 868-872.

Pivarnik, J.M., M.B. Mauer, N.A. Ayres, B. Kirshon, G.A. Dildy, and D.B. Cotton. 1994. Effect of chronic exercise on blood volume expansion and hematologic indices during pregnancy. *Obstetrics and Gynecology* 83: 265-269.

Quinn, TJ., and G.B. Carey. 1997. Is breast milk composition in lactating women altered by exercise intensity or diet? *Medicine and Science in Sports and Exercise* 29: S4.

Rabkin, C.S., H.R. Anderson, J.M. Bland, O.G. Brooke, G. Chamberlain, and J.L. Peacock. 1990. Maternal activity and birth weight: A prospective population-based study. *American Journal of Epidemiology* 131: 522-531.

Reuschlien, P.L., W.G. Reddan, J.F. Burpee, J.B.L. Gee, and J. Rankin. 1968. The effect of physical training on the pulmonary diffusing capacity during sub-maximal work. *Journal of Applied Physiology* 24: 152-158.

Roberts, M.F., C.B. Wenger, J.AJ. Stolwijk, and E.R. Nadel. 1977. Skin blood flow and sweating changes following exercise training and heat acclimation. *Journal of Applied Physiology* 43: 133-137.

Roberts, S.B., T.J. Cole, and W.A. Coward. 1985. Lactational performance in relation to energy intake in the baboon. *American Journal of Clinical Nutrition* 41: 1270-1276.

Robson, S.C., S. Hunter, R.J. Boys, and W. Dunlop. 1989. Serial study of factors influencing changes in cardiac output during human pregnancy. *American Journal of Physiology* 256: H1060-H1065.

Rowell, L.B. 1974. Human cardiovascular adjustments to exercise and thermal stress. *Physiological Reviews* 54: 75-159.

Ryan, E.A., M.J. O'Sullivan, and J.S. Skyler. 1985. Insulin action during pregnancy: Studies with the euglycemic clamp technique. *Diabetes* 34: 380-389.

Saltin, B., G. Blomqvist, J.H. Mitchell, R.L. Johnson Jr., K. Wildenthal, and C.B. Chapman. 1968. Response to exercise after bed rest and after training: A longitudinal study of adaptive changes in oxygen transport and body composition. *Circulation* 38 (Supplement 7): 1-78.

Saltin, B., and L. Hermansen. 1966. Esophageal, rectal and muscle temperature during exercise. *Journal of Applied Physiology* 21: 1757-1762.

Saltin, B., and L.B. Rowell. 1980. Functional adaptations to physical activity and inactivity. *Federation Proceedings* 39: 1506-1513.

Salvesen K.A., E. Hem. 2011. Fetal well-being may be compromised during strenuous exercise among pregnant elite athletes. *British Journal of Sports Medicine*. Mar 10.

Sanborn, C.E., B.H. Albrecht, and W.W. Wagner. 1987. Athletic amenorrhea: Lack of association with body fat. *Medicine and Science in Sports and Exercise* 19: 207-212.

Schauberger, C.W., B.L. Rooney, L. Goldsmith, D. Shenton, P.D. Silva, and A. Schaper. 1996. Peripheral joint laxity increases in pregnancy but does not correlate with serum relaxin levels. *American Journal of Obstetrics and Gynecology* 174: 667-671.

Schultz, L.O., A.I. Harper, J.H. Wilmore, and E. Ravussin. 1992. Energy expenditure of elite female runners measured by respiratory chamber and doubly labeled water. *Journal of Applied Physiology* 72: 23-28.

Sherer, D.M., and J.G. Schenker. 1989. Accidental injury during pregnancy. *Obstetrical and Gynecological Survey* 44: 330-338.

Sibley, L., R.O. Ruhling, J. Cameron-Foster, C. Christensen, and T. Bolen. 1981. Swimming and physical fitness during pregnancy. *Journal of Nurse Midwifery* 26: 3-12.

Snellen, J.W. 1969. Body temperature during exercise. *Medicine and Science in Sports and Exercise* 1: 39-44.

South-Paul, J.E., K.R. Rajagopal, and T.E Tenholder. 1988. The effect of participation in a regular exercise program upon aerobic capacity during pregnancy. *Obstetrics and Gynecology* 71: 175-178.

Sowers, M., M. Crutchfield, M. Jannausch, S. Updike, and G. Gorton. 1991. A prospective evaluation of bone mineral change in pregnancy. *Obstetrics and Gynecology* 77: 841-845.

Stephanick, M.L. 1993. Exercise and weight control. *Exercise and Sports Science Reviews* 21: 363-396.

Stephenson, L.A., and M.A. Kolka. 1985. Menstrual cycle phase and time of day alter reference signal controlling arm blood flow and sweating. *American Journal of Physiology* 249: R186-R191.

Streuling I., A. Beyerlein, E. Rosenfeld, H. Hofmann, T. Schulz, R. von Kries. 2011 Physical activity and gestational weight gain: a meta-analysis of intervention trials. *British Journal of Obstetrics and Gynecology.* Feb; 118(3): 278-284.

Strode, M.A., K.G. Dewey, and B. Lonnerdal. 1986. Effects of short-term caloric restriction on lactational performance of well-nourished women. *Acta Paediatrica Scandinavia* 75: 222-229.

Tankersley, C.G., W.C. Nicholas, D.R. Deaver, D. Mitka, and W.L. Kenney. 1992. Estrogen replacement in middle-aged women: Thermoregulatory responses to exercise in the heat. *Journal of Applied Physiology* 73: 1238-1245.

Tipton, C.M., A.C. Vailas, and R.D. Matthes. 1986. Experimental studies on the influences of physical activity on ligaments, tendons, and joints: A brief review. *Acta Medica Scandinavia* (Supplement 711): 157-168.

Tobias D.K., C. Zhang, R.M. van Dam, K. Bowers, F.B. Hu. 2011.

Physical activity before and during pregnancy and risk of gestational diabetes mellitus: A meta-analysis. *Diabetes Care.* 2011 Jan; 34(1): 223-229.

van Raaij, J.M.A., C.M. Schonk, S.H. Vermaat-Miedema, M.E.M. Peek, and J.G.A.J. Hautvast. 1990. Energy cost of walking at a fixed pace before, during and after pregnancy. *American Journal of Clinical Nutrition* 51: 158-161.

Wallace, A.M., D.B. Boyer, A. Dan, and K. Holm. 1986. Aerobic exercise, maternal self-esteem, and physical discomforts during pregnancy. *Journal of Nurse Midwifery* 31: 255-262.

Wallace, J.P., G. Inbar, and K. Ernsthausen. 1992. Infant acceptance of post-exercise breast milk. *Pediatrics* 89: 1245-1247.

——. 1994. Lactate concentrations in breast milk following maximal exercise and a typical workout. *Journal Of Women's Health* 3: 91-96.

Warren, M.P. 1980. The effect of exercise on pubertal progression and reproductive function in girls. *Journal of Clinical Endocrinology and Metabolism* 51: 1150-1157.

Wolfe, L.A., and M.F. Mottola. 1993. Aerobic exercise in pregnancy: An update. *Canadian Journal of Applied Physiology* 18: 119-147.

Wolfe, L.A., R.M.C. Walker, A. Bonen, and M.J. McGrath. 1994. Respiratory adaptations to acute and chronic exercise in pregnancy. *Journal of Applied Physiology* 76: 1928-1936.

Wong, S.C., and D.C. McKenzie. 1987. Cardiorespiratory fitness during pregnancy and its effects on outcome. *International Journal of Sports Medicine* 8: 79-83.

Zaharieva, E. 1972. Olympic participation by women. *Journal of the American Medical Association* 221: 92-95.

Zavorsky G.S., L.D. Longo. 2011. Adding strength training, exercise intensity, and caloric expenditure to exercise guidelines in pregnancy. *Obstetrics and Gynecology.* Jun; 117(6): 1399-156b402.

찾아보기
Index

| 국문색인 |

ㅌ

ㅍ

ㅎ

기타

| 영문색인 |

B

M

저자 소개
About the Authors

제임스 F. 클랩 박사(James F. Clapp, M.D.)는 임신 중 운동의 효과에 관한 국제적 권위자로서 Case Western Reserve 대학의 생식 생물학과 명예교수직과 University of Vermont 의과대학의 산부인과 연구 교수직을 역임했다. 그의 주요 연구 주제로는 1) 임신 18~20년 전부터 임신 기간 동안 달리기, 크로스컨트리 스키, 또는 에어로빅을 수행한 여성과 그의 자녀들의 대한 후속 연구들, 2) 수영, 회전운동 및 웨이트 트레이닝과 같은 다른 형태의 운동효과에 대한 연구들, 3) 임신 후기 동안 격렬한 운동이 높은 고도에서 끼치는 연구들이 있다.

그는 University of Vermont 의과대학에서 의학 학위를 마쳤다. 동대학에서 병리학 연구 훈련을, University of Florida 의과대학과 Yale 의과대학에서 생식 생리학 연구 훈련을 받았다. 1970년대 초에 Clapp박사는 University of Vermont 의과대학 교수로 합류하면서 산모의 생활방식 요인들이 태아의 성장과 발달에 어떠한 영향을 미치는지에 대해 일련의 연구 프로젝트를 시작했다. 1980년대 초반에 그는 임신 과정과 출산에 대한 산모의 운동효과에 대한 포괄적인 일련의 연구들을 시작하였다. 1990년에 그는 버몬트에서 오하이오주 클리블랜드로 이사하여 Metro Health Medical Center에서 산부인과 연구 책임자로 근무하였다.

Catherine Cram, MS는 산전 및 산후 건강 전문 운동 생리학자이다. 그녀는 건강 관리 및 피트니스 전문가들을 대상으로 산전 및 산후 피트니스 인증서 교육 및 관련 자료를 제공하기 위해 Comprehensive Fitness Consulting, LLC라는 회사를 설립하였다. 그녀는 물리치료를 통한 여성 건강 관리: 재활 전문가를 위한 원칙 및 치료(*Women's Health Care in Physical Therapy: Principles and Practices for Rehabilitation Specialists*, Lippincott Williams & Wilkins, 2009) 책의 산전 건강 챕터의 저자이다.

Catherine Cram은 미국 스포츠 의학회(American College of Sports Medicine)와 협력하여 "산전 및 산후 운동 프로그램 개발" 및 "산후 회복법과 운동"과 같은 건강학습법 DVD 시리즈를 개발하고 제작하였다.

그녀는 www.babyfit.com에서 산모 운동 전문가로 활동하고 있으며, www.sparkpeople.com에서 월간 여성 건강 블로그를 기고하고 있다. Catherine Cram은 San Diego State University에서 운동생리학 석사 학위를 받았다.